Anne Simons

Die Gesundheitsbibel

Anne Simons

Die Gesundheitsbibel

Bausteine des Lebens und
erfolgreiche Rezepturen von A bis Z

MayaMedia

Verlag Dr. Andreas Gößling

Die Informationen, die in diesem Buch vermittelt werden, wurden nach bestem Wissen und Gewissen aufgezeichnet. Sie sollen nicht den ärztlichen Rat oder ärztliche Hilfe ersetzen. Eine Haftung der Autorin und des Verlags für etwaige Schäden, die sich auf den Gebrauch oder Missbrauch des in diesem Buch präsentierten Materials ergeben, ist ausgeschlossen.

Danksagung
Mein besonderer Dank gilt Dr. med. Gerhard Brand, Facharzt für Allgemeinmedizin, Homöopathie und Naturheilverfahren, für fachkundige Durchsicht der orthomolekularmedizinischen Kapitel dieses Buches.

MayaMedia im Internet:
www.mayamedia.de

1. Auflage 2000
Veröffentlicht im MayaMedia Verlag, München

Herstellung und Druck: J. P. Himmer GmbH & Co. KG
Printed in Germany
ISBN 3-9806746-5-7

Inhalt

Einleitung

Seit der amerikanische Nobelpreisträger und Vitaminforscher Linus Pauling 1968 den Begriff »orthomolekulare Medizin« prägte, hat dieses Naturheilverfahren einen ständig wachsenden Stellenwert im Bereich der Medizin wie auch im Denken der Menschen gewonnen. Das griechisch-lateinische »orthomolekular« bedeutet soviel wie »richtige Moleküle«. Paulings Definition lautet: »Orthomolekulare Medizin ist die Erhaltung guter Gesundheit und die Behandlung von Krankheiten durch Veränderung der Konzentration von Substanzen im menschlichen Körper, die normalerweise im Körper vorhanden und für die Gesundheit erforderlich sind.«
Optimale Gesundheit erhalten wir demzufolge, wenn wir dem Körper die richtigen Moleküle in der richtigen Konzentration zuführen. Gemeint sind all jene Substanzen, die der Körper sich aus der Nahrung durch die Magen-Darm-Schranke herausfiltert und im Stoffwechselprozess in ihre Grundbestandteile aufspaltet:

- Vitamine
- Mineralstoffe
- Spurenelemente
- Aminosäuren und
- Fettsäuren

Der orthomolekulare Ansatz geht davon aus, dass die Ursachen vieler Krankheiten in einem Mangel oder einem Ungleichgewicht dieser Substanzen liegen. Erkennt man sie und führt dem Körper alle Nährstoffe zu, die er braucht, lässt sich der Zustand des Unwohlseins beziehungsweise der Krankheit beheben.
Nicht zufällig entwickelte sich dieser heilkundliche Zweig in der zweiten Hälfte des 20. Jahrhunderts in den USA, wo die Massenproduktion von Lebensmitteln zu immensen Nährstoffverlusten führte. Und nicht zufällig gehört ein Teil der

amerikanischen Bevölkerung zu den am mangelhaftesten ernährten Menschen der Welt. Die sogenannten »Zivilisationskrankheiten«, unter denen auch viele junge Menschen leiden, stellen dort heute ein riesiges ökonomisches Problem dar, ganz zu schweigen von dem Leiden der einzelnen Betroffenen.

Die Gesundheitsbibel hat zum Ziel, den Zusammenhang zwischen Nährstoffmangel und Krankheit aufzuzeigen und praktische Hinweise auf die Behandlung bestimmter Mangelkrankheiten mit den entsprechenden Vitalstoffen zu geben. Dies geschieht auf zwei Ebenen.

Im ersten Teil werden die **Funktionen der Nährstoffe im Körper** dargestellt:

- Wie werden die Nährstoffe aufgenommen und vom Körper integriert?
- Wie wirken sie an den speziellen Einsatzorten im Organismus?
- In welchen Nahrungsmitteln sind sie enthalten?
- Durch welche Verfahren der Lebensmittelindustrie werden sie zerstört?
- Welche Gefahren drohen bei Unterversorgung?

Zusätzlich zu den Mikronährstoffen werden dort wichtige Pflanzen- und tierische Extrakte vorgestellt, die wegen ihrer extrem heilenden Schutzstoffe in der pharmazeutischen Anwendung ebenso bedeutsam sind wie im Bereich der Nahrungsergänzung. Die Aufmerksamkeit, mit der die Naturwissenschaft sich der sogenannten »**Phytochemie**« und den »**Pflanzenchemikalien**« zuwendet, zeigt die immense Bedeutung der Heilkraft von Pflanzen, die aufgrund ihrer spezifischen Zusammensetzungen und Strukturen ein enormes chemisch wirksames Potenzial enthalten. Hierzu gehören einheimische Heilpflanzen wie Bärentraube, Fenchelsamen oder Petersilie ebenso wie die Pflanzenheilmittel anderer Volksmedizinen, z.B. asiatische Ginsengwurzel, afrikanische Yohimberinde oder peruanische Cat's-Claw-Ranke.

Besondere Aufmerksamkeit gilt den Fragen:

- Welche Inhaltsstoffe enthalten diese Pflanzen?
- Welche Wirkung entfalten sie?

Der zweite Teil des Buches geht von den **Mangelerscheinungen** aus und stellt eine praktisch handhabbare **»Behandlungsliste«** dar. Die durch Nährstoffmangel hervorgerufenen Krankheiten werden hier in alphabetischer Reihenfolge beschrieben, fehlende Substanzen als mögliche Ursachen untersucht und konkrete Anwendungsvorschläge präsentiert. Auf diese Weise kann sich auch der medizinische Laie Gedanken darüber machen, welche Stoffe er seinem Körper zuführen sollte, um seine Gesundheit wiederzuerlangen. Das Spektrum reicht von »Antialterung« bis »Zellschutz«.

Teil 1:
Basiswissen
Gesundheit und Ernährung

Was bedeutet Gesundheit?

Gesundheit ist definiert als ein Zustand, in dem der Körper so funktioniert, dass der Mensch sich physisch und psychisch wohl fühlt und über eine optimale Lebenskraft und Lebenslust verfügt.
Lebenskraft und Lebenslust lassen sich auch als Energie begreifen, die dem Organismus in Form der Ernährung zugeführt wird. Ein gesunder Körper kann aus der Nahrung die vielfältigen Vitalstoffe, die er benötigt, herauslösen und an die entsprechenden Zielorte transportieren, sodass jede Zelle mit den Substanzen versorgt wird, die sie braucht.

Wie der Körper auch die kleinste Zelle versorgt: Stoffwechsel

Dieser Vorgang heißt Stoffwechsel oder Metabolismus. Stoffwechselprozesse laufen im Körper ununterbrochen ab. Jede einzelne Zelle muss in einem bestimmten chemischen Zustand erhalten werden, weswegen ständig Stoffe im Organismus auf- und abgebaut und durch den Körper transportiert werden. Der andauernde Wechsel von Aufbauphase (Anabolismus) und Abbauphase (Katabolismus) setzt Energien frei und erfordert Energie, und die wiederum erhält der Körper im Wesentlichen aus Kohlenhydraten, Fetten und Eiweißen.
Für viele chemischen Reaktionen sind darüber hinaus andere Wirksubstanzen erforderlich, wie **Mineralstoffe, Vitamine, Spurenelemente** und **Enzyme. Wasser** ist als Lösungsmittel eine wichtige Voraussetzung für einen gelingenden Stoffwechsel. Es dient zur Ausscheidung von Gift- und Abfallstoffen und zum Stofftransport. Die Nährstoffe werden vor allem über die wässrigen Systeme Blut und Lymphe durch den Körper geleitet.

Wie Nährstoffe in die Blutbahn gelangen: Resorption

Die physische und psychische Gesundheit bleibt erhalten, wenn es dem Körper gelingt, die in all seinen Zellen erforderlichen vielfältigen Substanzen zur richtigen Zeit an genau den richtigen Ort zu befördern. Sein Ziel ist die Stoffaufnahme. Damit ist nicht die orale Zufuhr von Nahrungsmitteln gemeint, sondern die Aufnahme im Sinne von Resorption. Die im Verdauungstrakt angelangte Nahrung befindet sich eigentlich immer noch nicht *im* Körper. Erst wenn sie in ihre Teile zerlegt und in diesem zerkleinerten und aufgespalteten Zustand durch die Schleimhäute von Magen oder Darm in die Blutbahn gelangt ist, hat sie medizinisch gesehen das Innere des Körpers erreicht. Substanzen, die der Körper gut resorbieren kann, zeichnen sich durch eine hohe Bioverfügbarkeit aus. Daneben gibt es auch solche Substanzen, die biologisch nicht verfügbar sind, da sie ungenutzt den Verdauungstrakt passieren und den Körper durch den Darm wieder verlassen.
Vitamine und Mineralien müssen zwar nicht mehr zerlegt werden, aber auch sie können nur unter bestimmten Voraussetzungen resorbiert werden.

Wie der Körper sich Nährstoffe verfügbar macht: Stoffanpassung

Nach der Resorption ist der Stoffwechselvorgang noch lange nicht abgeschlossen, denn nun erfolgt die Arbeit der Stoffanpassung. Die Nährstoffe, die wir aufnehmen, stammen von Lebewesen (Pflanzen und Tieren), die vom Menschen sehr verschieden sind. Bevor der menschliche Organismus diese Stoffe verwerten kann, muss er ihre Strukturen so weit umbauen, dass sie seinen körpereigenen Strukturen angepasst sind. Angesichts der hochkomplizierten millionenfachen Abläufe, die ununterbrochen gleichzeitig im Körper stattfinden, ist Gesundheit eigentlich ein Wunder.

Gesundheit – eigentlich ein »Wunder«

Aber es gibt noch einen ganz anderen Grund, weswegen unsere Gesundheit längst keine Selbstverständlichkeit mehr ist, nämlich **die sich dramatisch verschlechternden Ernährungsbedingungen** des modernen westlichen Menschen. Gentechnische Manipulationen, künstlicher Dünger, Pestizide, radioaktive Bestrahlung zur Keimbekämpfung, mit Antibiotika oder Hormonen behandelte Tiere, chemische Haltbarkeitsverfahren, bei denen die »Lebensmittel« denaturiert und somit die vitalen Substanzen zerstört werden – mit solchen Methoden sind unsere Nahrungsmittel behandelt und deshalb vielfach »leer« an den Vitalstoffen, die der Körper benötigt. Bei einer solchen Ernährung »verhungert« er, auch wenn man es ihm äußerlich zunächst nicht ansieht. Auf Dauer aber gelingt es ihm immer weniger, die Vitalfunktionen zu erfüllen. Fehlfunktionen aufgrund von Mangelzufuhr führen allmählich zu Degeneration und Krankheit. Einige dieser **Mangelerscheinungen** lassen sich kurzfristig durch Einnahme der benötigten Substanzen beheben, bei anderen hingegen ist ein eingetretener Schaden kaum noch rückgängig zu machen.

In den USA – und zunehmend in Europa – hat sich ein **neues Gesundheitsbewusstsein** entwickelt, das sich in einem blühenden Markt an Nahrungsergänzungsmitteln und den lauter werdenden Forderungen nach Bioprodukten äußert, deren Herstellung strengen Regeln unterworfen ist. War in den USA 1990 »organic food« im Wert von einer Milliarde Dollar verkauft worden, so gaben die Verbraucher 1999 bereits 6,46 Milliarden Dollar dafür aus. Rund 12 000 US-Farmer produzierten um die Jahrtausendwende Bioprodukte. Heftige Proteste seitens der Verbraucher führten übrigens dazu, dass ein recht laxer Gesetzesvorschlag der Clinton-Regierung aus dem Jahr 1997 durch einen strengeren im Jahr 2000 ersetzt wurde. Bioprodukte sollen in den USA echt sein. Die Verbraucher wollen genau wissen, welche Bestandteile sie enthalten.

Und doch ist es in der modernen Gesellschaft kaum möglich, sich konsequent mit biologischen Produkten zu ernähren. Nicht nur gibt es nicht genug für alle davon, sondern auch unser Lebensalltag ist einem schnellen Rhythmus unterworfen, der die manchmal aufwendige Zubereitung von frischen Gemüsegerichten nicht immer ermöglicht. Trotzdem aber müssen wir nicht »verhungern«. Die für einen funktionierenden Stoffwechsel erforderlichen Substanzen aus der Nahrung sind mittlerweile analysiert und extrahiert, und wir können sie durch die Einnahme von Tabletten oder andere komprimierte Formen substituieren. Gesundheit ist auch heute möglich.

Betrachten wir zunächst die Grundbausteine unserer Ernährung, bevor wir uns den einzelnen Substanzen zuwenden.

Die Grundbausteine der Ernährung

Die Eiweiße (Proteine)

Mit »Eiweiß« ist hier nicht das Eiklar gemeint, sondern eine für den Körper wichtige Stoffklasse, die auch »Proteine« genannt wird.
Ihre wichtigsten **Aufgaben** im Körper:

- Die weitaus meisten Enzyme im Körper bestehen aus Proteinen, die alle körperlichen Vorgänge steuern und daher eine überlebenswichtige Rolle spielen.
- Proteine fungieren als Antikörper und sind für die Erfüllung der Aufgaben des Immunsystems unerlässlich.
- Proteine sind Bestandteil einer jeden Zellmembran und regeln den Austausch zwischen den einzelnen Zellen und ihrer Umgebung.
- Proteine sind ein entscheidender Baustein für bestimmte Gewebearten, wie z.B. Muskeln.

Proteinbausteine Aminosäuren

Proteine sind aus Aminosäuren aufgebaut. Es gibt 22 verschiedene, teils **fettlösliche** (lipophile), teils **wasserlösliche** (hydrophile) Aminosäuren, die Bausteine von Proteinen darstellen. Acht dieser Aminosäuren sind essenziell: Isoleucin, Leucin, Lysin, Methionin, Phenylalanin, Threonin, Tryptophan und Valin. Diese braucht der Körper unbedingt, kann sie aber nicht selbst herstellen und ist auf ihre Zufuhr mit der Nahrung angewiesen.
Auch **nichtessenziellen** Aminosäuren oder deren Derivaten kommt eine besondere Bedeutung zu: Arginin etwa besitzt immunstärkende Wirkung und beschleunigt die Wundheilung, Glutamin hat in der Therapie von Alkoholismus Erfolge gezeigt, bei Bluthochdruck und Herzrhythmusstörungen hat sich u.a. Cystein bewährt.

Während Aminosäuren als Proteinbausteine in der Regel miteinander Ketten bilden, gibt es – selten – auch freie Aminosäuren, z.B. in der Rolle als Neurotransmitter, wie Tryptophan.

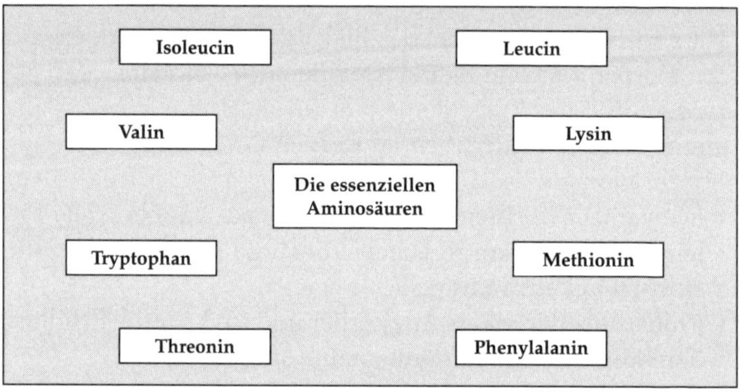

Abbildung 1: Die acht essenziellen Aminosäuren

Bedeutung der Proteine im Verdauungsprozess

Im Verdauungsprozess werden die Proteine aufgeschlossen und in ihre Bestandteile, die Aminosäuren, zerlegt. Im sauren Magenmilieu, das einen pH-Wert von ca. 1,5 hat, beginnt dieser Aufspaltungsprozess unter der Wirkung des Enzyms Pepsin. Die in Dipeptide, d.h. Verbindungen aus zwei Aminosäuren, zerlegten Proteine werden im Dünndarm unter der Einwirkung anderer Enzyme in einzelne Aminosäuren zerlegt, die dann über die Darmwand resorbiert werden. Es ist weniger von Bedeutung, welche Proteinarten wir mit der Nahrung aufnehmen, als vielmehr, welche Aminosäuren sie in welcher Menge enthalten.

Biologische Wertigkeit von Proteinen

Je mehr körpereigenes Eiweiß aus einem Protein gewonnen werden kann, desto höher ist dessen biologische Wertigkeit.

Denn das Protein, das wir aufnehmen, unterscheidet sich in seiner Struktur von dem Eiweiß, das unserem Körper zueigen ist, und muss in solches umgebaut werden. Die Aminosäure-Zusammensetzung eines Nahrungsmittels ist für diesen Umbau umso ergiebiger, je ähnlicher der Organismus, dem das Nahrungsmittel entstammt, dem menschlichen Organismus ist. In einem Fall großer Ähnlichkeit kann folglich viel körpereigenes Eiweiß aus dem Nahrungsmitteleiweiß gewonnen werden. Tierisches Eiweiß hat aus diesem Grund für uns eine höhere biologische Wertigkeit als pflanzliches Eiweiß. Damit die unterschiedlichen Eiweißwertigkeiten von Nahrungsmitteln miteinander vergleichbar sind, wurde dem Eiweiß vom Eidotter willkürlich eine Wertigkeit von 100 Prozent zugewiesen. Die meisten tierischen Eiweiße liegen bei über 70 Prozent, während etwa Hülsenfrüchte eine biologische Wertigkeit von 20 bis 30 Prozent aufweisen.

Kohlenhydrate

Zucker und zuckerartige Stoffe, aber auch Stärke und die meisten Ballaststoffe gehören zu den Kohlenhydraten. Je nach der Anzahl der Bausteine, aus denen die Kohlenhydrate zusammengesetzt sind, unterscheidet man zwischen drei Gruppen:

- Die Einfachzucker (Monosaccharide) bestehen aus einem einzigen Baustein. Beispiele: Traubenzucker, Fruchtzucker
- Mehrfachzucker (Oligosaccharide) sind aus zwei bis acht Bausteinen aufgebaut. Beispiele: Haushaltszucker (Saccharose), Malzzucker (Maltose)
- Vielfachzucker (Polysaccharide) bestehen aus mehr als acht Bausteinen. Beispiele: Stärke, Glycogen, Zellulose (ein Ballaststoff)

Die **Einfachzucker (Traubenzucker)** nehmen eine zentrale Stellung ein, da sie die einzigen Transportmittel von Kohlen-

hydraten im Blut sind. Nach jeder kohlenhydrathaltigen Mahlzeit steigt der Blutzuckerspiegel an, der genaugenommen ein »Traubenzuckerspiegel« ist. Traubenzucker gewährleistet auch die Energieversorgung des Gehirns.
Zweifachzucker, z.B. der normale Haushaltszucker (Saccharose), besteht aus je einem Baustein Fruchtzucker (Fructose) und einem Baustein Traubenzucker (Glucose).
Vielfachzucker, z.B. die Stärke, stellt die wichtigste Speicherform für Kohlenhydrate bei Pflanzen und zugleich die Hauptquelle der Kohlenhydrate für den Menschen dar. Die Stärke besteht ausschließlich aus Traubenzuckerbausteinen. Im Gegensatz zur Stärke ist Glycogen die tierische (und auch die menschliche) Speicherform von Kohlenhydraten. Es wird in der Leber und in den Muskeln gespeichert, von wo aus es zur Energieversorgung ins Blut abgegeben werden kann.
Bei der Verdauung werden die tierischen Kohlenhydrate Glycogen ebenso wie Stärke durch Enzyme gespalten. Dies geschieht im Mund und vor allem im Darm, bis letztlich Traubenzucker übrig bleibt.
Der Vielfachzucker **Zellulose** kommt vor allem in den Pflanzenzellwänden vor und bildet einen wichtigen Ballaststoff. Ballaststoffe können von Enzymen nicht aufgeschlossen, jedoch von Darmbakterien zersetzt werden. Sie spielen eine bedeutende Rolle bei der Verdauung. Im Darm quellen sie auf, fördern und beschleunigen die Passage des Stuhlgangs und ziehen dabei Schlacken und Giftstoffe mit sich, die auf diese Weise aus dem Körper ausgeschieden werden. Enthalten sind Ballaststoffe vor allem in Obst und Gemüse.

Fette (Lipide)

Fette lösen sich in ölartigen oder öllöslichen Substanzen auf, sind also lipophil. Gleichzeitig stoßen sie Wasser ab, d.h. sie sind hydrophob. Im Körper erfüllen sie vier zentrale Funktionen (siehe folgenden Kasten).

Die vier zentralen biologischen Funktionen der Fette

1. Fett ist ein wichtiger Energiespeicher. Erhält der Körper mehr Nahrung als nötig, so speichert er die überschüssige Energie in Form von Fett, das ein langfristiges Energiereservoir darstellt. Wenn nun die Nahrung nicht genug Energie liefert, baut der Körper das Fett ab und erhält dadurch die benötigte Energie. (Allerdings kann gespeichertes Depotfett zu Übergewicht führen.)
2. Die Zellmembranen bestehen aus Fetten beziehungsweise fettartigen Substanzen.
3. Fette schützen den Körper vor Unterkühlung. Das unter der Haut befindliche Fettgewebe dient als Wärme-Isolator.
4. Fettgewebe schützt wirkungsvoll vor mechanischen Stößen und Erschütterungen.

Fette bestehen aus Glycerin und aus **Fettsäuren,** wobei man zwischen gesättigten und ungesättigten Fettsäuren unterscheidet. Zu den (mit Wasserstoffatomen) **gesättigten Fettsäuren** gehören z.B. die Myristin-, die Palmitin- und die Stearinsäure. Die wichtigsten **ungesättigten Fettsäuren** sind die Linol- und die Alpha-Linolensäure, die wiederum die Ausgangsfettsäuren für die Omega-6- und die Omega-3-Fettsäuren bilden. Die Omega-6-Fettsäuren sind vor allem in pflanzlichen Ölen vorhanden. Sie sind an der Synthese von Prostaglandinen (hormonähnlichen Substanzen mit blutdrucksenkender Wirkung) beteiligt und unterstützen die Abwehrkräfte des Körpers gegen Entzündungen. Die Omega-3-Fettsäuren findet man vor allem in Kaltwasserfischen wie Lachs, Makrele und Hering. Sie verdünnen zu dickes Blut, schützen dadurch vor Thrombose und verringern das Risiko eines Herzinfarkts. Außerdem sind sie für eine ausreichende Versorgung der Körpergewebe mit Sauerstoff zuständig (s. S. 169 ff.).

Exkurs in die Biochemie: Fettsäuren – die Bausteine der Fette

In unserer Nahrung finden sich Fette in unterschiedlicher Form und Verpackung. Sie können fest oder flüssig sein. Doch sind alle Fette von ihrem chemischen Aufbau her gleich. Jedes Fettmolekül besteht aus drei Fettsäuren, die mit dem Alkohol Glycerin zu einem sogenannten Triglyzerid verbunden sind. Der einfache Bauplan des Moleküls erinnert an das große E:

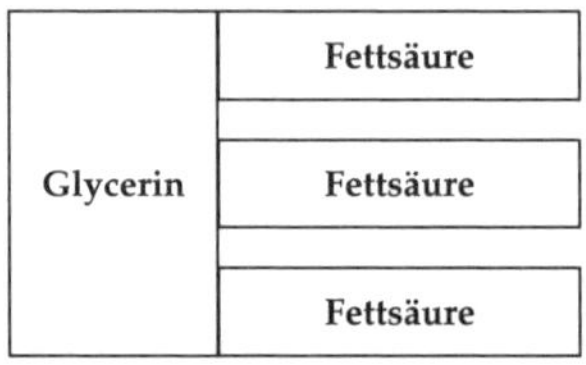

Abbildung 2: Schematische Darstellung des Triglyzerids

Die Fettsäuren selbst können allerdings sehr unterschiedlich sein. Eine Fettsäure ist eine Kette aus Kohlenstoff- (C-) und Wasserstoffatomen (H), an deren Ende sich eine Carboxylgruppe (COOH-Gruppe) befindet. Diese ist wasserlöslich, während der Kohlenwasserstoffteil fettlöslich ist.

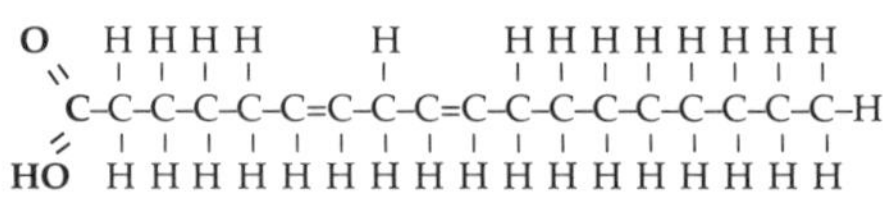

Linolsäure

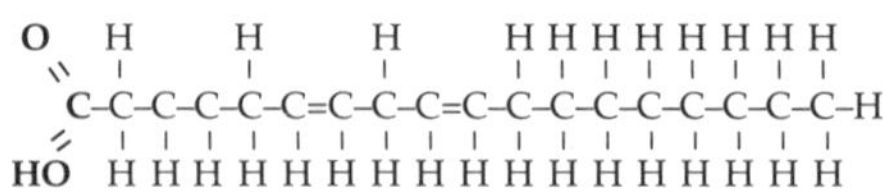

Linolensäure

Abbildung 3: Atomstrukturen von Fettsäuren

Bei den »gesättigten« Fettsäuren tragen die Kohlenstoffatome je zwei Wasserstoffatome (das letzte der Kette drei). Dagegen kommt es bei den ungesättigten Fettsäuren vor, dass die Kohlenstoffatome anstelle von einfachen Bindungen zu den Wasserstoffatomen eine oder mehrere Doppelbindungen zu einem benachbarten Kohlenstoffatom aufweisen. Dann handelt es sich um einfach oder mehrfach ungesättigte Fettsäuren, wobei »ungesättigt« bedeutet: »mit Wasserstoffatomen ungesättigt«.

Die Fettverdauung

Sie findet vor allem im Dünndarm statt. Fettspaltende Enzyme, Lipasen, trennen das Glycerin von den Fettsäuren. Diese werden unter Einwirkung von Gallensäure im wässrigen Milieu des Darms löslich und damit bereit gemacht für die Resorption an der Darmwand. Im Gegensatz zu den Kohlenhydraten und Proteinen, die vollständig in ihre einzelnen Bausteine zerlegt werden, ist dies beim Fett nicht erforderlich. Sie können auch in Form von ganzen Fettmolekülen im Blut transportiert werden.

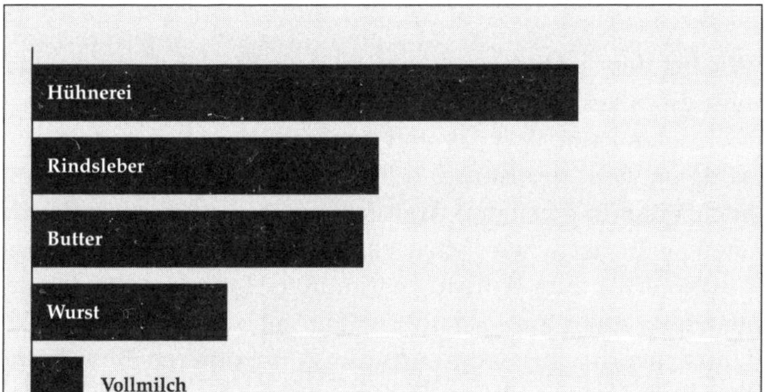

Abbildung 4: Cholesteringehalt ausgewählter Nahrungsmittel

Der wässrige Charakter des Blutes stellt allerdings ein Transportproblem des in Wasser schlecht löslichen Fettes dar. Würde das Fett einfach ins Blut übergehen, so wäre bald schon der Punkt erreicht, an dem es sich an den Gefäßwänden ablagern und die Blutgefäße verstopfen würde. Dies wird dadurch verhindert, dass sogenannte Lipoproteine die Fette umschließen und an ihr Ziel, die Leber oder andere Organe, tragen. Man unterscheidet zwischen

- den **VLDLs** (Very Low Density Lipoproteins)
- den **LDLs** (Low Density Lipoproteins) und
- den **HDLs** (High Density Lipoproteins)

Letztere sind Ihnen sicherlich aus der leidigen Diskussion um Cholesterinwerte bekannt. Tatsächlich stellen die gemessenen Blutfettwerte nichts anderes dar als die Konzentration der verschiedenen Lipoproteinarten. Ungünstig ist ein hoher LDL-Wert, während ein hoher HDL-Wert auf ein geringes Risiko einer Gefäßerkrankung hinweist.

Essenzielle Fettsäuren

Wie bei den Aminosäuren gibt es auch bei den Fettsäuren einige essenzielle, die der Körper braucht, aber nicht selbst synthetisieren kann, und das sind ungesättigte Fettsäuren (die gesättigten stellt der Körper selbst her). Essenzielle Fettsäuren, auch **Vitamin F** genannt, kommen weitaus stärker in pflanzlichen als in tierischen Fetten vor. Der Körper braucht sie, wie gesagt, etwa zum Aufbau bestimmter Hormone, der Prostaglandine, sowie zum Schutz vor Thrombose und Herzinfarkt. Unter dem Einfluss von Luftsauerstoff oxidieren Fette leicht. Das heißt, sie unterliegen Zersetzungsprozessen und werden ranzig. Eine solche **Oxidation** kann durch **Antioxidationsmittel** verhindert werden. Zu den wichtigsten natürlichen Antioxidanzien zählen die Vitamine P (OPC), C und E sowie Beta-Carotin.

Übergewicht

Wie ist es möglich, dass in der westlichen zivilisierten Welt Übergewicht zu einem gewaltigen Problem geworden ist? Noch nie gab es so viele fettreduzierte »Light«-Produkte – und noch nie so viele Dicke. Die Antwort lautet: Körperfett entwickelt sich nicht allein durch den Verzehr fettreicher Nahrungsmittel. Auch wenn man Fett aus seiner Ernährung streicht, kann man dick werden. Wer nämlich alternativ viel Kohlenhydrate und insbesondere Zucker zu sich nimmt, der kann der Fettfalle nicht entkommen. Zucker wird im Körper in kleine Moleküle zerlegt und als Fett, Triglyzeride, wieder zusammengebaut. Diese setzen sich in den Fettzellen ab. Außerdem erfordert Zucker eine vermehrte Insulinausschüttung, die wiederum den Triglyzeridspiegel ansteigen lässt. Schlechtes Cholesterin wird verstärkt produziert und die Gefahr der Arteriosklerose erhöht.

Vitamine

Vitamine sind essenzielle organische Verbindungen, die für den menschlichen Stoffwechsel unentbehrlich sind, andererseits nicht von ihm synthetisiert werden können und daher mit der Nahrung zugeführt werden müssen. Der Körper braucht sie zwar weder als Baumaterial noch als Energielieferant, doch sie erfüllen eine Menge katalytischer (d.h. chemische Prozesse auslösender oder beschleunigender) und steuernder Funktionen.

Benennung von Vitaminen

Die Nomenklatur, d.h. die Namensgebung von Vitaminen ist nicht systematisch und auch uneinheitlich. Man bezeichnet Vitamine mit Buchstaben wie Vitamin A und C. Gleichzeitig haben die meisten Vitamine aber auch biochemische Namen wie Retinol (Vitamin A) oder Ascorbinsäure (Vitamin C). Ein Vitamin B oder ein Vitamin D wiederum gibt es nicht, sondern in beiden

Fällen handelt es sich um Sammelnamen für ganze Gruppen, die B-Vitamine oder die Vitamin-D-wirksamen Substanzen.
Uneinheitlichkeit der Namensgebung finden wir im Zusammenhang mit dem **Vitamin B_2**. Hierunter verstehen einige die Substanz Riboflavin, andere einen Vitamin-B_2-Komplex, der die Stoffe Riboflavin, Folsäure, Pantothensäure und Nicotinamid umfasst. Letzteres ist wiederum ein weiteres gutes Beispiel für verwirrende Bezeichnungen. Um eine Verwechslung mit dem ungesunden Nikotin zu verhindern, hat man den Begriff teilweise durch »Niacin« ersetzt, und auch dieser ist doppeldeutig.
Zu erwähnen ist hier auch der **Pflanzenwirkstoff OPC**, der die Funktionen eines Vitamin P erfüllt, d.h. für gesunde Gefäße sorgt, ein Co-Vitamin des Vitamin C ist und dessen Wirkung verzehnfacht.
Zur Gruppe der Vitamine zählt man auch die sogenannten **Provitamine**, Vorstufen, die im Körper in ein Vitamin umgewandelt werden, z.B. Beta-Carotin als Provitamin A.

Wasser- und fettlösliche Vitamine

Je nach ihren Lösungseigenschaften unterteilt man die Vitamine in zwei Gruppen: wasser- und fettlöslichen Vitamine.

Wasserlösliche Vitamine	Fettlösliche Vitamine
Vitamin C (Ascorbinsäure) Vitamin B_1 (Thiamin) Vitamin B_2 (Riboflavin) Vitamin B_3 (Niacin) Vitamin B_5 (Pantothensäure) Vitamin B_6 (Pyridoxin) Vitamin B_9 (Folsäure) Vitamin B_{12} (Cobalamin) Biotin (Vitamin H, das man zu dem B-Komplex zählt) Vitamin B_{15} (Pangamsäure).	Vitamin A Vitamin D Vitamin E Vitamin K Vitamin F (sofern man die essenziellen Fettsäuren zu den Vitaminen zählt)

Wasserlösliche Vitamine lassen sich im Körper kaum speichern. Sie zirkulieren im Blut und verbrauchen sich schnell an den entsprechenden Einsatzorten. Hingegen kann man die fettlöslichen Vitamine länger im Körper speichern, teilweise bis zu einigen Monaten.

Speichermöglichkeit für Vitamine[1]

B_{12}	bis zu fünf Jahre
A	bis zu zwei Jahre
E	sechs bis zwölf Monate
D und Folsäure	zwei bis vier Monate
C, B_2 und K	zwei bis sechs Wochen
B_1	höchstens zwei Wochen

Fettlösliche Vitamine können nur resorbiert werden, wenn man sie zusammen mit fetten oder fettartigen Substanzen eingenommen hat. Daher achten Köche darauf, dass sie beispielsweise Möhren immer mit etwas Butter, Öl oder Sahne zubereiten.

Vitamine sind unterschiedlich stabil. Hitze, Oxidation, Lichteinwirkung oder Enzyme können sie zerstören, wobei die fettlöslichen Vitamine eher auf Sauerstoff und Licht empfindlich reagieren und die wasserlöslichen auf Hitze. Vitamin C reagiert auf alle genannten Einflüsse sehr sensibel. Auch diese Aspekte sind in der Küche zu beachten.

Risiken der Hypervitaminose

Im Gegensatz zu den wasserlöslichen Vitaminen besteht bei einigen fettlöslichen die Gefahr der Überdosierung (Hypervitaminose). Diese kann durch eine regelmäßige Einnahme entsprechender Präparate im Zusammenhang mit den Vitaminen A und D_2 auftreten. Eine Vitamin-A-Hypervitaminose kann zu Kopf-

[1] Nach Prof. Dr. Werner Kübler, Gießen; in: Ingeborg Münzing-Ruef: Kursbuch gesunde Ernährung. München 1995, S. 40.

schmerzen, Haarausfall und Wachstumsstörungen führen. Schwangere laufen bei der verstärkten Einnahme von Vitamin A Gefahr, dass es zu Missbildungen des Fötus kommt. Gefahrlos hingegen ist die Einnahme des nichtgiftigen Beta-Carotin, das der Körper nach Bedarf in Vitamin A umwandelt. Eine Vitamin-D_2-Hypervitaminose ruft Verkalkungen von weichen Geweben im Körper hervor, die zu Nierensteinen bis hin zum Tode führen können.
Hingegen ist bei den fettlöslichen Vitaminen E und K die Gefahr der Überdosierung praktisch nicht gegeben.
Streng genommen sind nicht alle Vitamine echt: Vitamin D etwa ist insofern nicht essenziell, als es nicht mit der Nahrung zugeführt wird, sondern unter UV-Bestrahlung entsteht. Auch Vitamin K muss normalerweise nicht zugeführt werden, da es von Bakterien im menschlichen Darm produziert wird. Gleiches gilt für Biotin. Und auch Niacin (Vitamin B_3) wird zu einem großen Teil im Körper aus der Aminosäure Tryptophan hergestellt.

Gefahren des Vitaminmangels

Die Vitamine lassen sich aufgrund ihrer chemischen Wirkweise in **zwei Gruppen** unterteilen. Die B-Vitamine und Vitamin K üben einen direkten Einfluss auf Stoffwechselabläufe aus. Sie regeln als Katalysatoren die Verwertung von Kohlenhydraten, Fetten und Proteinen. Die Vitamine A, D, E und C hingegen sind hochspezialisiert und jeweils an bestimmte Körpersysteme gebunden. Entsprechend unterschiedlich sind die durch Vitaminmangel entstehenden Krankheitsbilder.
Während es in Mitteleuropa eher zu vorübergehenden Mangelerscheinungen – hinsichtlich der Vitamine C, B_1 oder B_6 – kommt, die sich z.B. in Symptomen wie Müdigkeit und Muskelschwäche äußern, ist der Mangel an Vitamin B_1 in den Entwicklungsländern häufig so stark, dass die schwerwiegende Krankheit Beriberi weit verbreitet ist.

Vitaminmangel (Avitaminose) und seine Folgen	
Vitamin C	Skorbut (Infektionsanfälligkeit, Zahnfleischblutungen, Ödeme, Knochendegeneration)
Vitamin B_1	Beriberi (Nervenentzündungen und -lähmungen, Wassersucht, allgemeiner Verfall)
Vitamin B_3	Pellagra (Haut- und Schleimhautveränderungen, Psychosen, Demenz und Durchfälle)
Vitamin D	Rachitis (Knochenerweichung, -verformung)

Erhöhter Vitaminbedarf

In bestimmten Lebenssituationen benötigt der Körper mehr Vitamine als gewöhnlich. Einige Beispiele:

- Die Einnahme von **Empfängnisverhütungsmitteln** oder gesteigerter **Alkoholkonsum** erfordern eine erhöhte Einnahme von Vitamin B_6.
- Bei **Leistungssport** oder anderen extremen körperlichen Anstrengungen braucht man verstärkt die Vitamine B_1 und B_2, unter anderem auch weil diese Vitamine bei starkem Schwitzen verstärkt verloren gehen.
- **Raucher** sollten sich mit mehr Vitamin C versorgen als Nichtraucher.
- **Schwangere** und **Menschen mit einem hohen Körpergewicht** haben insgesamt einen erhöhten Vitaminbedarf.

Verschiedene Institutionen geben **Empfehlungen zur einzunehmenden Menge** eines jeweiligen Vitamins heraus, wie die Weltgesundheitsorganisation (WHO), die Deutsche Gesellschaft für Ernährung (DGE) oder der US-amerikanische »National Research Council«, der die empfohlenen täglichen Dosen als »Recommended Dietary Allowances« (RDA) und »Adequate Intakes« (AI) aufgelistet hat. Teilweise variieren die Empfehlungen stark, was auch mit ihrer unterschiedlichen Aktualität zusammenhängt. Je älter sie sind, desto weniger berück-

sichtigen sie natürlich die allerneuesten wissenschaftlichen Erkenntnisse. Und angesichts der Bedeutsamkeit und Aktualität einer vollwertigen, gesunden Ernährungsweise wird in diesem Bereich derzeit intensiv geforscht. So hat die Deutsche Gesellschaft für Ernährung im Frühjahr 2000 nach neun Jahren ihre 1991 herausgegebenen Empfehlungen für die Einnahme von Vitaminen und Mineralstoffen korrigiert – und zwar überwiegend nach oben.
Fest steht, dass einige Vitamine bei bestimmten Erkrankungen in **Megadosen** verabreicht werden sollten, was zu Heilungen oder deutlichen Verbesserungen des Krankheitszustandes führt:

- **Vitamin E** wird in großen Mengen zur Behandlung von Schwermetallvergiftungen und Bindegewebserkrankungen eingenommen und äußerlich bei Hautverletzungen mit Narbenbildung angewandt.
- **Vitamin-B-Anwendungen** haben sich zur Behandlung von Stoffwechselstörungen in hoher Dosierung bewährt.
- **Vitamin C** ist ein vielfältiges, potentes Vitamin, das z.B. die Wundheilung beschleunigt und eine Reihe von Krankheiten, auch Virusinfektionen wie Grippe, Masern, Hepatitis, Herpes simplex und Gürtelrose mit Erfolg behandelt.

Denken wir auch an den Nobelpreisträger und »Vitamin-C-Papst« Linus Pauling, der statt der empfohlenen 60 Milligramm Vitamin C täglich 12 Gramm einnahm – und dies bis an sein Lebensende. Er wurde 94 Jahre alt.

Gesundheitsvorsorge durch Vitamine

Darüber hinaus ist die ausreichende Versorgung mit Vitaminen eine hervorragende Möglichkeit, Krankheiten vorzubeugen. Insbesondere die antioxidativen Eigenschaften der Vitamine C, E, P und Beta-Carotin bieten einen enormen Schutz gegenüber den zerstörerischen freien Sauerstoffradikalen, die für viele Krankheiten verantwortlich sind, darunter auch Arteriosklerose, Krebs, Allergien, den rheumatischen Formenkreis u.v.m. (siehe Kapitel »Freie Radikale und Antioxidanzien«). Übrigens können die meisten Tiere Vitamin C selbst synthetisieren, d.h. es ist für sie überhaupt kein Vitamin. Außer dem Menschen gibt es nur wenige Arten, die auf eine ausreichende Versorgung mit Vitamin C angewiesen sind, darunter Menschenaffen, Elefanten oder Meerschweinchen.

Synthetische oder natürliche Vitamine?

Häufig wird die Frage gestellt, ob man synthetische oder natürliche Vitamine bevorzugen sollte. Bei den B-Vitaminen und bei Vitamin C macht es keinen Unterschied, ob sie aus natürlichen Substanzen extrahiert wurden oder synthetisch hergestellt wurden. Hingegen gibt es bei den Vitaminen E, D und Beta-Carotin qualitative Unterschiede:

- Das aus natürlichen Quellen, nämlich pflanzlichen Ölen, gewonnene **Vitamin E** heißt d-alpha-Tocopherol und ist körpergerechter und doppelt so biologisch aktiv wie das synthetisierte dl-alpha-Tocopherol.
- Gleiches gilt für **Beta-Carotin.**
- Das aus natürlichen Produkten wie Eigelb, Sesamöl oder Fischöl gewonnene **Vitamin D** heißt Vitamin D_3 oder Cholecalciferol, das synthetisierte D-Vitamin ist Vitamin D_2 bzw. Ergocalciferol. Auch hier ist das natürlich gewonnene Vitamin D_3 deutlich stärker bioverfügbar und wirksamer.

Mineralstoffe

Mineralstoffe sind essenzielle chemische Elemente, d.h. der Körper braucht sie einerseits für den Ablauf lebenswichtiger Funktionen, kann sie aber andererseits nicht selbst herstellen. Somit müssen Mineralstoffe dem Körper unbedingt mit der Nahrung zugeführt werden. Dort werden sie nicht metaboli-

siert, d.h. zur Verstoffwechslung umgebaut. Wie die Vitamine spielen die Mineralstoffe als Energielieferanten keine Rolle, hingegen sind sie teilweise durchaus Baumaterial für Körpersubstanzen.
Mineralstoffe und Spurenelemente werden dem Körper mit dem Wasser und der Nahrung zugeführt. Entsprechende Supplemente sind nicht synthetisiert, sondern aus natürlichen Stoffen isoliert. Je nach ihrer Bindungsart unterscheidet man zwischen drei Gruppen:

- Anorganische Verbindungen (z.B. Sulfate, Carbonate, Oxide)
- Organische Verbindungen (z.B. Orotate, Citrate, Glukonate)
- Proteingebundene Substanzen (z.B. Chelate, Proteinhydrolysate, Aspartate)

Mineralstoffe werden in höchst unterschiedlicher Menge vom Körper benötigt. So stellt der tägliche Bedarf an Natrium (ca. 2–3 Gramm) ungefähr die millionenfache Menge des Bedarfs an Jod (ca. 180–200 µg) dar. Deshalb unterscheidet man zwischen Mengenelementen und Spurenelementen.

Mengenelemente

Die Mengenelemente bezeichnet man gemeinhin als »Mineralstoffe«. Sie machen über 0,005 Prozent des Körpergewichts aus. Hierzu zählen (teilweise in Verbindung mit anderen Elementen) Calcium, Magnesium, Phosphor, Natrium, Kalium, Chlor und Schwefel. Calcium ist am stärksten vertreten. Sein Gewicht im erwachsenen Körper beträgt bis zu 1,5 Kilogramm, wovon 99 Prozent im Skelett und ein Prozent in den Körperflüssigkeiten und im Gewebe vorhanden sind. Die anderen Elemente finden sich in ungefähr folgender Größenordnung im Körper (die Angaben schwanken):

Phosphat	700–860 Gramm
Schwefel	135–300 Gramm

Kalium	140–180 Gramm
Chlor	74–80 Gramm
Natrium	64–100 Gramm
Magnesium	25–35 Gramm

Spurenelemente

Die Spurenelemente im Körper hingegen wiegen insgesamt nur 8–9 Gramm, und ihre notwendige Tageszufuhr liegt bei unter 100 Milligramm. Zu ihnen zählen Chrom, Eisen, Fluor, Germanium, Jod, Kobalt, Kupfer, Mangan, Molybdän, Nickel, Selen, Silizium, Vanadium, Zink und Zinn. Auch andere Elemente sind im Körper nachweisbar, darunter Aluminium, Arsen, Barium, Gold und Rubidium, allerdings sind ihre jeweiligen Funktionen im Organismus noch nicht ausreichend erforscht. Hier einige Angaben zu den winzigen Mengen der im Körper vorkommenden Spurenelemente:

Eisen	4–5 Gramm
Zink	2–3 Gramm
Kupfer	0,1 Gramm
Selen	0,013–0,015 Gramm
Mangan	0,012–0,02 Gramm
Jod	0,011 Gramm
Molybdän	0,009 Gramm
Chrom	0,006–0,02 Gramm
Kobalt	0,0015 Gramm

Mineralstoffe und Spurenelemente wirken sehr unterschiedlich im **biologischen Prozess** und übernehmen dort zahlreiche wichtige Aufgaben:

- Sie sind für **Aufbau, Erhaltung und ständiger Erneuerung von Knochen und Enzymen** notwendig, u.a. Calcium, Phosphat und Fluor.

- Mineralstoffe sind »**Elektrolyte**«, d.h. Substanzen, die in Wasser gelöst sind und Wasser an sich binden können. In diesem Zustand sind sie für die Chemie und Physik innerhalb unserer Körperflüssigkeiten und Zellen verantwortlich, für den osmotischen Austausch zwischen Blut, Lymphe und Zellen, d.h. für einen ausgeglichenen **Wasserhaushalt** im Körper, für die Aufrechterhaltung eines gleichmäßigen **Zellendrucks** und eine konstante ionale Zusammensetzung der Körperflüssigkeiten. Hierzu gehört auch die Regulation des **pH-Wertes** von Blut und anderen Körperflüssigkeiten. In diesem Zusammenhang spielen Kalium, Natrium und Chlorid eine wesentliche Rolle.
- Als **Träger elektrischer Ladung** übertragen Mineralstoffe neuronale, d.h. die Nerven betreffende, Impulse von Nerven- und Muskelzellen. Bedeutsam sind Natrium, Kalium, Magnesium, Calcium und Chlorid. Ein akuter Mangel eines oder mehrerer dieser Mineralstoffe kann u.a. zu Muskelkrämpfen und einer gestörten Herztätigkeit führen.
- Die Spurenelemente werden als **Bestandteile von Enzymen und Hormonen** benötigt, die ihrerseits für viele Tausende biologischer Prozesse zuständig sind: die Verdauung, den Stoffwechsel, Zeugung, Schwangerschaft, Gehirn, Nerven, Energiegewinnung und vieles andere. Die Rolle der Mikro- oder Spurenelemente ist hauptsächlich eine der Impulsgebung. Sie geben Enzymen (und mit ihnen meist auch Vitaminen) das Startsignal.

Ultraspurenelemente

Ultraspurenelemente werden alle anderen Elemente genannt, die für den Organismus notwendig sind, ohne dass man ihre speziellen Funktionen im einzelnen kennt. Extremer Mangel kann zu Folgeerscheinungen führen, allerdings scheint, zumindest nach derzeitigem Erkenntnisstand, die Nahrung für eine ausreichende Aufnahme dieser Ultraspurenelemente zu sorgen. Zu ihnen zählt man:

- Aluminium
- Arsen
- Bismut
- Bor
- Cadmium
- Germanium
- Quecksilber
- Samarium
- Strontium
- Titan
- Antimon
- Barium
- Blei
- Brom
- Caesium
- Lithium
- Rubidium
- Silizium
- Thallium
- Wolfram

Alle anorganischen Körperbestandteile können Vergiftungen auslösen, wenn sie in großer Menge eingenommen werden. Die Supplementierung mit Ultraspurenelementen erfolgt in sogenannten »**kolloidalen Mischungen**«, wo sie sich in einem Lösungsmittel in feinster Verteilung befinden. So wird **kolloidales Silber** effektiv gegen Entzündungen eingesetzt und ist eine natürliche Alternative zu Antibiotika. Da es Studien zufolge eine Vielzahl an Bakterien tötet, wird es mittlerweile häufig auch in Krankenhäusern benutzt. Äußerlich wendet man es bei Verbrennungen, Hals- und Nebenhöhlenentzündungen an, innerlich bei gleichzeitiger Einnahme von viel Flüssigkeit auch bei Magen-Darm-Entzündungen.

Der Organismus als Netzwerk

Die Abläufe in unserem Körper sind auf geradezu unfassbare Weise miteinander vernetzt und voneinander abhängig. Alles hängt mit allem zusammen. Umso wichtiger ist, dass nicht an einer Stelle das Räderwerk ins Stocken gerät, etwa durch den Mangel bestimmter Vitamine, Mineralien, Enzyme oder anderer essenzieller Substanzen. Auf allen Ebenen bestehen Wechselwirkungen, sodass die Einnahme – oder das Ausbleiben – wichtiger Stoffe sich auf unterschiedliche Bereiche auswirkt. Beispielsweise kann die Eisenresorption stark verbessert werden, wenn gleichzeitig genügend Vitamin C eingenommen wird. Be-

stimmte Vitamine des B-Komplexes können andererseits überhaupt nicht resorbiert werden, wenn sie nicht mit Phosphor verbunden sind. Manche Spurenelemente sind sogar Bestandteile eines Vitamins, wie Kobalt, ein Baustein von Vitamin B_{12}.
Woher aber können wir wissen, welche Stoffe unser Körper gerade braucht? Nun, in einem gesunden Organismus ist sogar dieses »Wissen« Bestandteil des Netzwerks. Wenn wir nicht gerade zucker- oder alkoholsüchtig sind und uns auch sonst nicht an eine degenerierte Kost gewöhnt haben, sollten wir uns einfach von unseren Bedürfnissen leiten lassen. Der Appetit auf bestimmte Nahrungsmittel, manchmal der »Heißhunger«, kann als deutlicher Hinweis aufgefasst werden. Intuitiv wissen Kinder und Jugendliche, dass Milch und Milchprodukte ihnen gut tun. Sie schmecken ihnen in diesem Lebensabschnitt ganz besonders. Kein Wunder, denn sie befinden sich in der Wachstumsphase und benötigen für die sich ständig aufbauende Knochensubstanz viel Calcium, das in der Milch und ihren Produkten in großer Menge enthalten ist.

Mineralstoffmangel

Die Folgen einer Unterversorgung mit Mineralien können dramatisch sein. Mineralien und Spurenelemente beziehen wir aus der Erde und aus dem Wasser. Die meisten nehmen wir über die Nahrungskette auf. Überdüngte Felder aber sind oft ausgelaugt und enthalten nicht mehr die notwendigen Mineralien, was zu einer orthomolekularen Unterernährung führt. Darüber hinaus sind die Mineralien ohnehin ungleich auf der Erde verteilt. Beispielsweise ist Deutschland ein Land, in dem Selenmangel herrscht, ebenso wie in Teilen Chinas und der ehemaligen Sowjetunion. Ganze Populationen leiden dort unter einer daraus folgenden degenerativen Gelenkerkrankung (»Kashin-Beck-Syndrom«) sowie einer Erkrankung des Herzmuskels. Dabei galt Selen bis in unsere Zeit als ein hochgiftiges Element. Erst in den letzten Jahrzehnten wurde seine heilsame Wirkung bekannt, die es in mikroskopisch kleinen Mengen entfaltet.

Mittlerweile gilt Selen als ein wichtiges Element bei der Bekämpfung freier Radikale, das sowohl zur Immunstärkung als auch zur Krebsprophylaxe dient.

Enzyme

Das hochkomplizierte Enzymsystem ist noch längst nicht vollständig erforscht. Enzyme sind eine Art »**Biokatalysatoren**«, die in den Körperzellen chemische Reaktionen in Gang setzen beziehungsweise verlangsamen, beschleunigen und verbessern. Dazu müssen bestimmte Voraussetzungen u.a. im Hinblick auf Temperatur, Säuregehalt, Druck, Vitamin- und Mineralienpräsenz erfüllt sein. Enzyme bestehen aus langen Aminosäureketten und man schätzt, dass es 50 000 verschiedene gibt. Sie steuern die unterschiedlichen Regelsysteme des Körpers, wobei für jede Funktion ein einzelnes Enzym zuständig ist.
Die meisten Enzyme bestehen aus einem Proteinmolekül und einem Koenzym, das oft ein Vitamin oder Mineral ist. Daher wirkt sich ein Mangel an Vitaminen und Mineralien auch auf die durch Enzyme geregelten Abläufe aus, denn sie brauchen einander wie ein Schlüssel sein dazugehöriges Schlüsselloch, um aktiv zu werden.

Wie wirken sich Enzyme im Organismus aus?

Enzyme aktivieren Hormone und stellen die Fortpflanzung sicher. Sie stimulieren die Immunsystemzellen im Blut, erhöhen also die Aktivität der Makrophagen (Fresszellen) und natürlichen Killerzellen.
Eiweißspaltende Enzyme wirken sich günstig auf den Verlauf entzündlicher und chronischer Krankheiten aus. Sie wirken abschwellend, entzündungshemmend, schmerzlindernd und beschleunigen den Heilungsprozess. Aus diesem Grund werden sie bei einer Vielzahl von Krankheiten therapeutisch eingesetzt, die Autoimmunerkrankungen, rheumatischen Erkrankungen, Gefäßerkrankungen, Tumorerkrankungen, In-

fektionen oder Verletzungen zuzuordnen sind. Im einzelnen gilt dies insbesondere bei Atemwegsinfektionen, Prostatabeschwerden, Eierstock- und Eileiterentzündungen, Harnwegsinfekten, Bauchspeicheldrüsenentzündungen, zahnchirurgischen Eingriffen, Sportverletzungen, Arteriosklerose, Thrombose, Krampfadern, Lymphödemen, Virusinfektionen (Gürtelrose), Aids, Morbus Bechterew, Multipler Sklerose und zur beschleunigten Wundheilung.

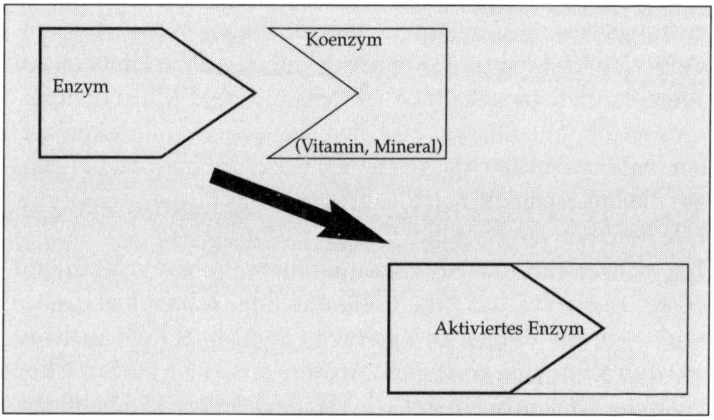

Abbildung 5: Viele Enzyme sind wie chemische Schlüssel, die erst dann aktiv werden können, wenn sie ihr »Schlüsselloch« gefunden haben, das aktivierende Koenzym.

Enzym- und Vitaminmangel

Der US-Spezialist für Vitamin- und Enzymforschung Dr. Harold Rosenberg hat anschaulich geschildert, welche Auswirkungen schlechte Ernährung in unserem Körper auf die Enzym- und Vitamintätigkeiten hat: »Eine Zelle, die mangelhaft (vitaminarm) ernährt wird, hat vermutlich zunächst viele Enzyme ohne das eigentlich dazugehörige Vitamin-Koenzym. Möglicherweise werden für lange Zeit noch genug funktionierende Enzyme die Zelle aktiv erhalten. Aber diese Zelle wird ihre Aufgaben immer langsamer erfüllen, bis sie ihre nötige

Kraftnahrung wieder bekommt – oder schließlich stirbt.
Aus diesem Grund wirkt sich kein Vitaminmangel über Nacht oder in wenigen Tagen aus – im Gegensatz etwa zu Vergiftungen oder Infektionen. Nach einigen Wochen oder gar Monaten chronischer Unterversorgung zeigen sich allmählich die Zeichen des Vitaminmangels. Die Zellen funktionieren zwar noch, aber mit geringerem Effekt – auf einem niedrigeren Enzymlevel. Und eines Tages verfallen sie – oder sterben –, und bestimmte Gewebe und Organe werden langsam, aber sicher schwer krank.«
Auf die Wirkung einzelner wichtiger Enzyme wird im Kapitel »Die Bedeutung wichtiger Enzyme für den Körper« eingegangen.

Freie Radikale und Antioxidanzien

Für Menschen, die sich mit orthomolekularen Stoffen beschäftigen, ist das Thema »freie Radikale« und »Antioxidanzien« ein alter Hut. Aber auch der medizinische Laie ist heutzutage mit diesem Begriffspaar in der Regel vertraut, was vor wenigen Jahren noch undenkbar war.
Oxidation ist ein Prozess, bei dem Sauerstoff (»Oxygen«) sich mit einem anderen chemischen Element verbindet. Umgekehrt: Wenn ein Stoff sich mit Sauerstoff verbindet, so wird er oxidiert. Wenn Eisen oxidiert, entsteht Rost. Wenn Fett oxidiert, wird es ranzig. Es gibt viele natürliche Oxidationsprozesse, zu denen auch das Altern unseres Organismus zählt. Die Folgen sind sichtbar, wir entwickeln Falten, die Haut wird schlaff. Der Sauerstoff, der diese allmählichen Degenerationserscheinungen bewirkt, ist allerdings für uns Menschen nicht nur zerstörerisch. Das wissen wir allzu gut: Ohne Sauerstoff würden wir nicht leben.

Sauerstoff – ein Element mit zwei Gesichtern

Wegen dieses Doppelcharakters von Sauerstoff für den Menschen hat Professor Jack Masquelier, der Entdecker des stärk-

sten Antioxidationsmittels OPC, Sauerstoff mit einer janusköpfigen Person verglichen: einem Menschen mit einer guten und einer sehr gefährlichen Seite. Ich selbst bezeichne ihn in meinem Buch »Gesund länger leben durch OPC«[2] in diesem Zusammenhang als eine Substanz, die mal als Dr. Jekyll und mal als Mr. Hyde auftritt.
Betrachten wir die beiden Seiten etwas genauer:
Die gute Seite, die **Dr.-Jekyll-Prägung** sozusagen, besteht schlicht darin: Sauerstoff bedeutet Leben. Wir brauchen ihn zum Atmen und für den Körperstoffwechsel. Er spaltet Nährstoffe auf und spielt vor allem eine wichtige Rolle im Immunsystem: Sauerstoffmoleküle wehren bestimmte Bakterien und andere Eindringlinge ab.

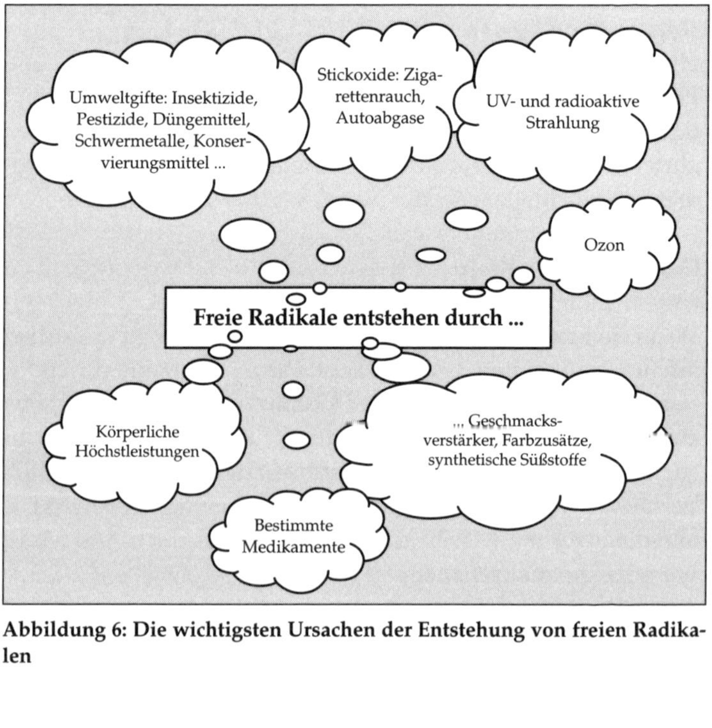

Abbildung 6: Die wichtigsten Ursachen der Entstehung von freien Radikalen

[2] Anne Simons/Alexander Rucker: Gesund länger leben durch OPC. München ⁴2000

Die schlechte Seite hingegen, **der Mr.-Hyde-Aspekt,** ist gefährlich und unberechenbar und hängt mit dem »radikalen« Charakter von Sauerstoff zusammen. Unter bestimmten Umständen und Einflüssen (Stress, Einwirkung von UV- und Röntgenstrahlen u.a.) wird der Sauerstoff radikal. Die radikalen Sauerstoffmoleküle haben entweder ein Elektron zu viel oder eines zu wenig und versuchen daher ununterbrochen, sich mit anderen Substanzen zu verbinden, um aus diesem instabilen Zustand herauszukommen. Ihre hohe Reaktivität macht sie zu extrem starken Substanzen, die innerhalb von Sekunden heftige zerstörerische Prozesse bewirken und sich dabei selbst verbrauchen.
Diese Eigenschaften macht sich die chemische Industrie z.B. bei der Herstellung von Plastik zunutze. Kaum zu glauben, dass ein solch aggressiver Stoff in unserem Körper tobt. Doch konnten die Wissenschaftler Fridovich und MacCord 1969 radikalen Sauerstoff in menschlichen Zellen nachweisen. Tatsächlich wird er dort zu einem geringen Prozentsatz (3–5 %) gebraucht, da er die Zellen von giftigen Substanzen befreit. Die übrigen freien Radikale, die im Körper wirken, sind allerdings sehr schädlich.

Freie Radikale im Körper

Sie greifen das Immunsystem heftig an und können viele chronische Krankheiten verursachen: Herz-Kreislauf-Erkrankungen, Krebs, Rheuma, Diabetes, Hepatitis, Nierenversagen, Entzündungen, Allergien, Bluthochdruck, Grauen Star, Parkinson, Alzheimer, Immunschwäche, Erschöpfung, Parkinson und vieles mehr. Meistens treten die chronischen Verschleißerscheinungen ab dem 40. Lebensjahr auf, weil dann das Immunsystem den freien Radikalen nicht mehr genug Widerstand entgegensetzen kann. Diese attackieren nun ungehemmt Körpergewebe und Blutgefäße, insbesondere die Zellmembrane, Fette und Eiweiß, die DNS und die Gene sowie die Zellen.
Stress bietet den freien Radikalen gute Voraussetzungen für ihr zerstörerisches Werk. Stress kann durch sie aber auch hervor-

gerufen werden, wenn der Körper bereits geschwächt ist. Bei Aids liegt zum Beispiel ein enormer oxidativer Stress vor.
Die Entstehung der freien Radikale kann verschiedene Ursachen haben (siehe Abbildung 6, S. 46): Zigarettenrauch, Autoabgase, Röntgenstrahlen, die UV-Strahlen der Sonne, Nitrit- und/oder Nitratrückstände in Nahrungsmitteln sowie Umweltgifte aller Art. Letzteren ist das dramatische Ansteigen bestimmter Zivilisationskrankheiten in den letzten Jahren zuzuschreiben. Tausende verschiedener chemischer Gifte befinden sich allein in der Atemluft und im Trinkwasser. Denken Sie nur an die verschiedenen Umweltbelastungen, an die wir uns mittlerweile gewöhnt haben: Insektizide, Pestizide, Düngemittel, Schwermetalle, Konservierungsmittel, Geschmacksverstärker, Farbzusätze, synthetische Süßstoffe. Kein Wunder, dass unser Organismus es nicht schafft, mit all dem fertig zu werden, und erkrankt.
Neben diesen äußeren Einflüssen können Entzündungen im Körper freie Radikale entstehen lassen. Körperliche Höchstleistungen sind ebenfalls für eine erhöhte oxidative Belastung im Zellstoffwechsel verantwortlich, und auch bestimmte Medikamente haben diese schädigende Nebenwirkung.

Auf einen Blick: Welche Krankheiten u.a. durch freie Radikale hervorgerufen werden können

- Verschlimmerung bei Diabetes mellitus
- Rheumatische Erkrankungen
- Parkinson
- Multiple Sklerose
- Krebs
- Hepatitis
- Entzündungen
- entzündliche Darmerkrankungen wie Morbus Crohn, Dickdarmentzündung u.a.
- Blutgefäßerkrankungen

- Augenerkrankungen wie Makula-Degeneration und Katarakt
- Atemwegserkrankungen
- Arteriosklerose
- Alzheimer
- Allergien
- Abnormalität der Spermien

Der Angriff auf die Zelle

Betrachten wir etwas genauer, wie der Angriff der freien Radikale auf die Zellen abläuft: Ihr bevorzugtes Ziel ist die Zellmembran. Die radikalen Sauerstoffmoleküle oxidieren deren Fettstrukturen, wodurch die Membran zerstört wird und schließlich die Zellen zugrunde gehen. Da alle Zellen des Körpers, auch die Lymphozyten, von dieser Oxidation betroffen sein können, ist es kein Wunder, dass das Immunsystem schwächer wird.

Der Angriff auf die Fettpartikel des LDL-Cholesterins führt zu einer Ansammlung von Monozyten und Makrophagen (»Fresszellen«) in den Arterienwänden. Sie phagozytieren (»fressen«) die durch die Oxidation zerstörten Fettsäuren und werden immer umfangreicher. Es entstehen die sogenannten Schaumzellen, die sich schließlich als arteriosklerotische Plaques an den Innenwänden der Blutgefäße ablagern und diese allmählich verstopfen. **Herzinfarkt und Schlaganfall** sind die bekannten Folgen dieses Prozesses.

Außer den Fetten greifen Radikale auch die DNS des Zellkerns – was zu **Krebs** führen kann – sowie die Proteine an. Wie gesagt, bestehen Enzyme aus Proteinen, und ihnen gilt der radikale Angriff, aus dem sich u.a. die **rheumatische Arthritis** entwickelt.

Aber bei der Zellschädigung ist die Oxidation von Fetten der zentrale Mechanismus, und er ist auch für den **Alterungspro-**

zess verantwortlich. Mit zunehmendem Alter kann der Organismus die Ablagerungen von Oxidationsprodukten nicht mehr abbauen. Sicher kennen Sie die sogenannten **»Altersflecken«**, Pigmente auf den Händen und Unterarmen älterer Menschen. Sie sind solche Ablagerungen und das sichtbare Zeichen, dass der Körper jahrelangen oxidativen Angriffen ausgesetzt war.

Der mächtige Schutzschild: Antioxidanzien

Schrecklich wäre es, wenn es gegen diesen fürchterlichen Feind des menschlichen Organismus keinen Schutz gäbe. Aber zum Glück ist dem nicht so. Die Natur hat vorgesehen, dass bestimmte Substanzen dem Oxidationsprozess entgegenwirken, d.h. antioxidative Eigenschaften besitzen. Sie werden deshalb auch Antioxidanzien genannt. Schützend stellen sie sich vor die angegriffenen Zellen und entschärfen die freien Radikalen. Werden nicht zu viele freie Radikale produziert, kann der Körper ganz gut allein mit den Angreifern fertig werden. Denn er verfügt über **körpereigene Antioxidanzien**: Bestimmte Enzyme wirken als Radikalfänger, darunter die Superoxid-Dismutasen, die Katalase und die Peroxidasen. Diese allerdings sind nur so lange funktionsfähig, wie der Körper ausreichend mit bestimmten Spurenelementen versorgt wird. Superoxiddismutasen enthalten Mangan bzw. Kupfer und Zink. Katalase enthält Eisen, und Glutathion-Peroxidase enthält Selen. Wie bereits erwähnt, sind die Böden in Deutschland arm an Selen, sodass dieses notwendige Spurenelement, das für die Bildung eines starken Antioxidans gebraucht wird, nicht in ausreichendem Maße in unserer Ernährung enthalten ist.
Weitere körpereigene Substanzen, die antioxidativ wirken, sind Urat (Salz der Harnsäure), Bilirubin (Abbauprodukt von Hämoglobin), die Aminosäure Cystein und Ubichinon (Koenzym Q_{10}).
Wegen der hohen Umweltbelastungen kommt der Körper mit den ihm eigenen antioxidativen Mitteln im Kampf gegen die

Sauerstoffradikale nicht aus. Er benötigt **Verstärkung von außen**. Und die gibt es erfreulicherweise. Die Funktion wirkungsvoller Antioxidanzien erfüllen die **Vitamine C, E und P (OPC) und Beta-Carotin**. Antioxidativ wirken auch viele Pflanzen, die ganz besondere chemische Mischungen enthalten. Diese schützen ursprünglich die Pflanze vor schädlichen Einflüssen und erfüllen die Aufgabe eines pflanzlichen Immunsystems. Wenn man solche Pflanzenstoffe in ihren spezifischen Mischungen extrahiert, erhält man antioxidative Mittel, die auch den Menschen wirksam schützen.

Auf einen Blick: Antioxidanzien

Körpereigene antioxidative Schutzfaktoren:

- Enzyme (Superoxiddismutasen, Katalase, Peroxidasen)
- Urat (Salz der Harnsäure)
- Bilirubin (Abbauprodukt von Hämoglobin)
- Ubichinon (Koenzym Q_{10})

Zusätzliche Radikalfänger:

- Vitamine: Vitamin P (OPC), Vitamin C, Vitamin E
- Beta-Carotin
- Spurenelemente: Selen, Mangan, Kupfer, Zink, Eisen
- Phytochemische Substanzen

Vitamine sind Radikalfänger

Vitamin C (Ascorbinsäure) verlängert die Wirkung von Vitamin E und wirkt somit synergistisch zu diesem. Als wasserlösliches Vitamin entfaltet es seine antioxidative Kraft im Zellplasma. In seiner Eigenschaft als Antioxidans übernimmt Vitamin C die Aufgabe, die Oxidation von LDL im Blut zu verhindern.

Vitamin E (Tocopherol) schützt als fettlösliches Vitamin die Zellmembran. Diese beiden Antioxidanzien, Vitamin C und Vitamin

E, ergänzen sich also in ihrer Aufgabenteilung und sollten daher immer zusammen eingenommen werden. Es gibt verschiedene Tocopherol-Moleküle, deren wirksamstes das d-alpha-Tocopherol ist. **Vitamin P** (OPC) ist das stärkste und vielseitigste Antioxidans, da es sowohl fett- als auch wasserlöslich ist und an vielen Orten im Körper aktiv werden kann. Seine antioxidative Wirkung übertrifft die von Vitamin C um das 18-fache und die von Vitamin E um das 50-fache. Es verzehnfacht die Vitamin-C-Kraft, sodass beide Vitamine als Kofaktoren betrachtet werden. Das heißt, man sollte sie zusammen einnehmen, um eine potenzierte Wirkung zu erhalten. Das Einsatzspektrum von OPC ist enorm. Nicht nur wirkt es sowohl in Fett als auch in Wasser, sondern es kann auch mehrere Arten freier Radikale neutralisieren. Spezialisiert ist Vitamin P als Schutz von Bindegewebe, vor allem von Kollagen. Auf diesen Zusammenhang weist sein Name hin: **P steht für Permeabilität**, und damit ist die Durchlässigkeit von Körpergeweben gemeint. Fehlendes Vitamin P macht die Gewebe durchlässig, und hierzu gehören Blut- und Lymphgefäße ebenso wie Bindegewebe und Knochen.
Dass dieser Substanz offiziell der Vitaminstatus (noch) nicht zuerkannt wurde, erklärt sich mit der Unsichtbarkeit des Pflanzenstoffs OPC, der die Quelle von Vitamin P darstellt (s. S.56).
Beta-Carotin schützt als fettlösliche Substanz ebenso wie Vitamin A die Membranlipide. Je mehr davon in der Membranschicht eingelagert sind, desto höher ist der Zellschutz. Das gilt allerdings nur für Beta-Carotin, die Vorstufe von Vitamin A, da es auch in großen Mengen – im Gegensatz zu Vitamin A – ungiftig ist. Es bewahrt die Membranlipide vor Oxidation und trägt zudem zum Aufbau von Gewebe und zu dessen Regeneration bei.

Der tägliche Bedarf an Antioxidanzien

Die Hauptlieferanten von Antioxidanzien sind Getreide (Weizen, Keime), Gemüse, Fleisch, Meeresfrüchte, Nüsse, Sprossen und Milchprodukte.

Die neuesten Empfehlungen der Deutschen Gesellschaft für Ernährung (DGE) für die tägliche Zufuhr von Antioxidanzien lauten für gesunde Erwachsene:

Vitamin C	**100–150 mg**
Vitamin E	**200 mg**
Beta-Carotin	**2–4 mg**
Selen	**30–70 µg**
Zink	**7–10 mg**
Mangan	**2–5 mg**

Für die in den DGE-Empfehlungen nicht enthaltenen Antioxidanzien OPC, Cystein und Koenzym Q_{10} wird i.a. folgende tägliche Zufuhr empfohlen:

OPC	**50–150 mg**
Cystein	**500–1500 mg**
Koenzym Q_{10}	**30–100 mg**

Anstelle von Glutathion werden häufig Cystein-Supplemente empfohlen, da Cystein im Körper die Bildung von Glutathion unterstützt.
Die empfohlenen Tagesdosen an Antioxidanzien können wir nicht ausschließlich aus einer noch so gesunden Ernährung beziehen. Beispielsweise müssten wir täglich 2 kg Erdnüsse zu uns nehmen, um die empfohlene Menge an Vitamin E zu erhalten. Die wahrscheinlich gesündeste Lösung besteht in einer ausgewogenen vollwertigen Ernährung, die durch Antioxidans-Komplexe ergänzt (supplementiert) wird.

Auf einen Blick:
Wie Antioxidanzien den Organismus unterstützen

- Sie verzögern den Alterungsvorgang,
- vermindern das Risiko eines Herz- und Hirninfarkts,
- reduzieren das Risiko, an Krebs zu erkranken,

- hemmen das Tumorwachstum,
- senken den Cholesterinspiegel,
- verlangsamen das Fortschreiten bestimmter Krankheiten wie Alzheimer,
- schützen die Augen vor Makula-Degeneration (Netzhautschädigung).
- schützen gegen Umweltgifte
- und bekämpfen damit viele degenerative Krankheiten.

OPC und andere Pflanzenwirkstoffe

Die positiven Wirkungen von Vitaminen, Mineralien und Enzymen machen diese fraglos zu wichtigen Substanzen und wir sind darauf angewiesen, sie zusätzlich zu unserer Nahrung einzunehmen. Dennoch dürfen wir einen wesentlichen Punkt nicht übersehen: Die aus ihrer natürlichen Umgebung herausgelöste und einzeln eingenommene Substanz ist oft weniger wirksam, als wenn sie dem Körper in ihrer ursprünglichen Form zugeführt wird.
Woran liegt es, dass der regelmäßige Verzehr von Obst und Gemüse nachweislich das Risiko vermindert, an bestimmten Krebsarten zu erkranken? Die Vitamine und Mineralien allein können nicht der Grund dafür sein, zumal Vitamine empfindlich sind und beim Kochen häufig zerstört werden.

Das Immunsystem der Pflanzen

Wie bereits gesagt, besteht jede Pflanze aus einem individuell gemischten Cocktail von vielen tausend Substanzen, so wie sie sich im Laufe der Zeit den Bedürfnissen der Pflanze entsprechend entwickelt haben. Die auch sekundäre Pflanzenstoffe genannten Substanzen sind chemisch höchst unterschiedliche Verbindungen. Sie bieten der Pflanze optimalen Schutz vor schädlichen Einflüssen, sie wehren Aggressionen durch die schädliche UV-Strahlung ab, regulieren das Wachstum der Pflanzen und liefern Farb-, Geschmacks- und Duftstoffe. Der Cocktail aus Pflanzenchemikalien ist nichts anderes als das pflanzeneigene Immunsystem.

Noch vor wenigen Jahren wusste man kaum etwas über die Bedeutung, die diese Cocktails für den Menschen haben können. Mittlerweile aber laufen die **wissenschaftlichen Forschungsprojekte** auf Hochtouren. Hier eröffnet sich ein gewaltiges, noch unbearbeitetes Feld, auf dem wichtige Erkenntnisse für die Gesundheit des Menschen gewonnen werden können. 1990 wurde vom nationalen Krebsinstitut der USA ein mit vielen Millionen Dollar finanziertes Forschungsprojekt in Gang gesetzt, dessen Ziel es ist, die Zusammensetzung von Pflanzen und das Zusammenspiel ihrer jeweiligen Wirkstoffe zu erforschen.

Den Phytochemikalien wird ein enormer Stellenwert im Hinblick auf die **Prävention von Krebserkrankungen** zugeschrieben. Die Entstehung bösartiger Tumore ist ein vielschichtiger, komplizierter Prozess, der mit der Gabe von Vitaminen und anderen Radikalfängern allein nicht immer verhindert werden kann. Und tatsächlich beweisen die Erkenntnisse über die bestimmten Pflanzenwirkstoffe, dass sie äußerst effizient in die chemischen Reaktionen eingreifen, die bei der Entstehung von Degenerationen ablaufen, und so Krankheiten abwehren. Manche Pflanzenwirkstoffe sind allein sehr stark, wie Allicin, das in verschiedenen Pflanzen vorhanden ist, etwa in Zwiebel und Knoblauch. In anderen Fällen wiederum scheint es nötig zu sein, die gesamte Pflanze zu sich zu nehmen, um ihre positive Wirkung zu erfahren. Die essenziellen Nährstoffe und die bioaktiven pflanzlichen Substanzen ergänzen und verstärken sich gegenseitig.

Jede Kultur verfügt über **Gesundheitspflanzen**, sei es spezielle Gemüse- und Obstarten oder Heilkräuter. Die Globalisierung unserer Zeit hat dazu geführt, dass uns auch die Heilkraft aus fernen Regionen wie den tropischen Regenwäldern verfügbar wird. **Die natürliche Apotheke dieser Welt** umfasst ungeheure Schätze, und ganz sicherlich gibt es darin ein Heilmittel für jede Krankheit. Man muss es nur finden. Einige wichtige

Pflanzenwirkstoffe möchte ich hier kurz vorstellen. (Zu vielen einzelnen Pflanzen siehe auch das Kapitel »Pflanzen und ihre Wirkstoffe – Phytochemikalien« ab Seite 191).

OPC – Gefäßschutz und stärkstes Antioxidans

Dass OPC (»Oligomere Procyanidine«) immer noch relativ unbekannt ist – obwohl es das stärkste bekannte Antioxidans ist und darüber hinaus eine äußerst wirkungsvolle Gefäßschutzsubstanz, die in Frankreich seit Jahrzehnten die Grundlage von Gefäßschutzmedikamenten darstellt –, ist ebenso unverständlich wie bedauerlich. Immerhin wurde es von dem französischen Professor Jack Masquelier bereits in den 50er Jahren entdeckt und seine Wirkweisen und Extraktionsverfahren seither vielfach patentiert. Erst das US-Patent aus dem Jahr 1985 hat zu einer relativen Bekanntheit dieses so wichtigen Pflanzenstoffs geführt, und doch fehlt OPC immer noch in vielen Ernährungs- und Vitaminempfehlungen, bedauerlicherweise, denn es ist eine Wohltat für die Menschheit. Ein möglicher Grund für die Unbekanntheit von OPC ist die sprachliche Unklarheit. Obwohl es bei genauer Betrachtung ein Flavanol ist, wurde diese Substanz unter den Bioflavonoiden subsumiert, eine so riesige Gruppe von Pflanzenwirkstoffen, dass der Begriff kaum noch aussagekräftig ist.
OPC ist in fast allen Pflanzen enthalten ist. Dort schützt es die pflanzeneigenen Fette vor Oxidation und ist vor allem in deren Nähe enthalten: in den hölzernen Teilen der Baumrinde, in der Umhüllung von Kernen usw., also in nicht gerade wohlschmeckenden Pflanzenteilen, weswegen wir Gefahr laufen, zuwenig davon zu uns zu nehmen, und unsere Nahrung mit OPC ergänzen sollten. OPC und Vitamin C sind Kovitamine, d.h. sie unterstützen und verstärken sich gegenseitig.

Eigenschaften:

- OPC ist das stärkste bislang bekannte Antioxidans, 18-mal stärker als Vitamin C und 50-mal stärker als Vitamin E. In dieser Eigenschaft ist es ein potenter Schutz gegen vorzeitiges Altern, Herz- und Kreislaufkrankheiten, Krebs und degenerative Krankheiten, an deren Entstehung freie Radikale beteiligt sind.

- OPC senkt den Cholesterinspiegel, verhindert die Thrombozytenaggregation (Blutplättchenverklumpung) und wirkt Arteriosklerose entgegen. In einer Studie der Universität von Arizona weist Prof. R.R. Watson nach, dass OPC die Thrombozytenaggregation wirkungsvoller verhindert als Aspirin.
- OPC unterstützt den Kollagenaufbau und stärkt Blut- und Lymphgefäße sowie Knochen und Gewebe aller Art, fördert die Durchblutung und verzögert die Faltenbildung.
- OPC beschleunigt Heilungsprozesse.
- OPC wirkt Entzündungen, Sehschwäche und allergischen Reaktionen entgegen.
- OPC fördert die Konzentrations- und Denkfähigkeit.
- OPC harmonisiert einen gestörten Hormonhaushalt und lindert Symptome des prämenstruellen Syndroms.
- OPC lindert Kopfschmerzen.

Anwendungen auf einen Blick

- Durchblutungsstörungen: Venenprobleme, Besenreiser, schwere und schmerzende Beine, Krampfadern, offene Beine, kalte Füße, Kribbeln in den Extremitäten
- Vorbeugung von Thrombose
- Lymphstau, Ödeme
- Hämorrhoiden
- Allergien
- Entzündungen (v.a. Magenschleimhaut), Magengeschwüre
- Parodentose, Kieferknochenschwund
- Osteoporose, Rachitis
- Rheuma
- Grauer Star, Makula-Degeneration, Lichtempfindlichkeit, Bindehautentzündung

- Psoriasis, Ekzeme, Akne, Sonnenbrand, vorzeitige Faltenbildung
- Vorbeugung von Schlaganfall, Herzinfarkt, Arteriosklerose
- Skorbut
- Steigerung der allgemeinen Vitalität, Ausdauer, Konzentrationsfähigkeit
- Alzheimer, Parkinson, Senilität
- Beschleunigte Heilung bei Wunden, Brüchen, Zerrungen und Muskelverletzungen
- Normalisierung der Blutfett- und Cholesterinwerte
- PMS, Depression, Menstruations- und klimakterische Beschwerden
- Hyperaktivität bei Kindern, Lernschwierigkeiten
- nach Operationen

Nebenwirkungen: Auch bei Höchstdosierungen (von 35 g pro Tag bei einer Langzeiteinnahme über einen Zeitraum von sechs Monaten) sind keine Nebenwirkungen feststellbar.

Wechselwirkungen: Einen Synergieeffekt bewirkt die gleichzeitige Einnahme von Vitamin C, das die Wirkung von OPC verzehnfacht.

Natürliches Vorkommen: OPC ist in Blättern, Wurzeln und Rinde von fast allen Pflanzen enthalten. Beachtliche Mengen finden sich auch in Rotwein.

Empfohlene Tagesdosis: Zur Gesunderhaltung wird die Einnahme von 1–2 mg pro kg Körpergewicht empfohlen. Als therapeutische Dosis gilt die tägliche Einnahme von 200–400 mg.[3]

[3] Zum Thema OPC siehe mein Buch »Gesund länger leben durch OPC« mit ausführlicher Darstellung der Forschungsberichte und vielen Fallbeispielen.

Fallbeispiele:
Frau S. schreibt: »Seit Jahren macht mir ein Herzklappenfehler schwer zu schaffen. Selbst die kleinste körperliche Bewegung fiel mir schwer, und ich litt an chronischer Müdigkeit. Seit zwei Wochen nehme ich 2 x 100 mg OPC, und ich fühle mich wohl wie nie.«

Frau B.L. schreibt: »Ich leide seit sieben Jahren an Hausstaub-, Gräser- und Pollenallergie und reagiere auch allergisch auf Farbstoffe. Ständig hatte ich eine triefende Nase, morgens geschwollene und juckende Augen. Ich fing an, 2 x 100 mg OPC einzunehmen, und bereits nach einer Woche waren die Symptome deutlich abgeschwächt. Heute, nach zwei Monaten, bin ich beschwerdefrei.«

Frau E.M. schreibt: »Mein Zahnarzt stellte eine schlimme Zahnfleischentzündung fest und wollte deshalb die oberen Zahnkronen entfernen. Ich nahm daraufhin OPC ein. Nach fünf Tagen war das Zahnfleischbluten verschwunden und die Entzündung hat sich deutlich verbessert, sodass mein Zahnarzt sich erstaunt nach meiner Behandlungsmethode erkundigte. Er ist an OPC sehr interessiert.«

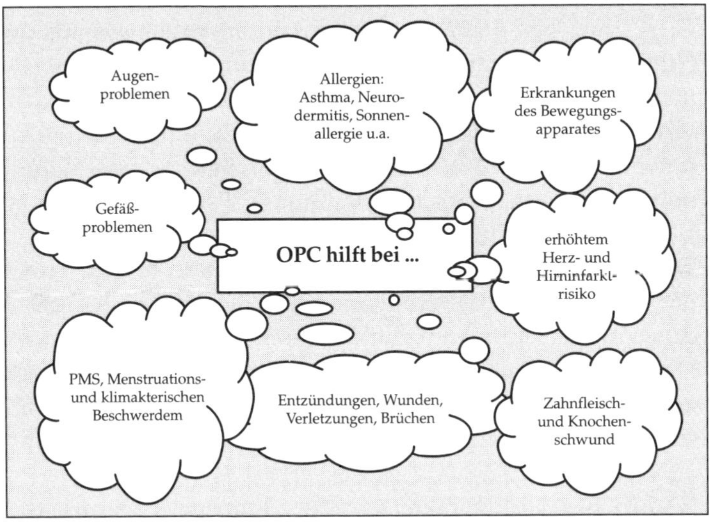

Abbildung 7: Ausgewählte Anwendungen von OPC

Indole – Minderung des Krebsrisikos

Eigenschaften:
- Indole mindern das Risiko der Entstehung hormonbedingter Karzinome wie z.B. Brustkrebs.
- Sie unterdrücken die Synthese von Östrogen aus Cholesterin.
- Außerdem steigern sie die Aktivität bestimmter Entgiftungsenzyme in der Leber, die krebserregende Substanzen abbauen.

Natürliches Vorkommen: Indole sind besonders in Brokkoli, Blumenkohl und anderen Kohlarten wie Rosen-, Weiß- und Grünkohl sowie in Rettich und Kresse enthalten.

p-Cumarin – Hemmung von krebserregenden Substanzen

Eigenschaften:
p-Cumarin hemmt die Bildung krebserregender Nitrosamine. Diese entstehen während des Verdauungsvorganges aus den Nitriten, die sich im Speichel befinden, und aus im Magen befindlichen sekundären Aminen. Nitrithaltige Lebensmittel (z.B. Wurstwaren mit einem Zusatz von Nitritpökelsalz) bewirken unter bestimmten Voraussetzungen die Bildung von Nitrosaminen. Auch die Einnahme bestimmter Psychopharmaka gegen Depression führt zur Entwicklung von Nitrosaminen.
Die antikarzinogene Wirkung von p-Cumarin beruht darauf, das es sich mit Nitrit verbindet und so die gefährliche Verbindung mit den Aminen verhindert.
Die gleiche Wirkung ist übrigens auch für Chlorogensäure nachgewiesen, die bisher immer in denselben Obst- und Gemüsesorten gefunden wurde, in denen auch p-Cumarin vorkommt.

Natürliches Vorkommen: Karotten, Tomaten, Peperoni, Erdbeeren und Ananas

Saponine – gegen Entzündungen

Die Bezeichnung Saponine leitet sich vom lateinischen sapo = Seife ab, da Saponine teilweise die gleichen Wirkungen wie Seife haben. So können sie etwa die Oberflächenspannung von Wasser herabsetzen und Schaum bilden. Saponine sind in Heilpflanzen stark verbreitet.

Eigenschaften:
- Saponine können die Blutkörperchen des Menschen hämolysieren, d.h. aus den roten Blutkörperchen das Hämoglobin freisetzen.
- Mit Wasser bilden sie einen haltbaren Schaum, weswegen sie Schleim verflüssigen können und bei Atemwegserkrankungen den Auswurf fördern.
- Sie wirken harntreibend und entzündungshemmend.
- Sie erhöhen die Abwehrkräfte des Körpers.
- Sie steigern die Fähigkeit des Körpers, andere Substanzen und Phytochemikalien aufzunehmen, d.h. deren Bioverfügbarkeit.

Anwendungen auf einen Blick
- Entzündungskrankheiten wie Bronchitis und Sinusitis (Nebenhöhlenentzündung)
- Erkältungen, Husten

Natürliches Vorkommen: Häufig verwendete saponinhaltige Pflanzen sind Schlüsselblumen, Süßholzwurzel, Efeu, Stiefmütterchen, Getreide.

Ätherische Öle – pflanzliche Essenzen

Ätherische Öle sind flüchtige Flüssigkeiten mit ganz eigenem, charakteristischem Duft. Sie befinden sich in den Fettzellen von Pflanzen und werden in der Regel durch Wasserdampfdestillation oder Kaltpressung gewonnen. Oft enthalten sie das Wesen einer Pflanze, daher ihr Name »essenzielle Öle«, und üben bereits in winzigen Mengen deutliche Heilwirkungen aus, sowohl in körperlichen wie auch seelischen Bereichen. Man inhaliert sie, vermischt sie mit fetten Ölen zum Einreiben von schmerzenden oder kranken Körperteilen oder nimmt bestimmte ätherische Öle auch zur innerlichen Behandlung ein. **Viele Pflanzen enthalten ätherische Öle.** Diese üben teils recht spezifische Wirkungen aus, indem sie etwa entspannen, andere wiederum haben eine breite Anwendungspalette und vermögen Wunden zu desinfizieren und deren Heilung zu beschleunigen, Krämpfe zu lösen, Hautkrankheiten zu heilen, Gifte zu neutralisieren, die Immunabwehr zu stärken und Viren, Pilze und schädliche Keime abzutöten. Ein solch vielseitiges und extrem wirkungsvolles ätherisches Öl ist etwa das australische **Teebaumöl**, dessen Verbreitung in den letzten Jahren in der westlichen Welt ein wahrer Segen für die Menschheit ist: In vielen Fällen reichen wenige Tropfen aus, um Heilung zu bringen. Sie ersetzen auf natürliche und völlig ungefährliche Weise Medikamente und ersparen uns deren Nebenwirkungen, ganz abgesehen davon, dass man auf diese Weise auch Geld sparen kann. (Zum Teebaumöl siehe ausführlich S. 274)

Capsaicin: Nothelfer fürs Herz

Capsaicin ist der höllisch scharfe Inhaltsstoff der Chillischote und des aus ihr hergestellten Cayennepfeffers.

Eigenschaften:

- Capsaicin regt die Verdauungsorgane an und kann die Speichelbildung verzehnfachen.
- Es bringt den Kreislauf in Schwung, d.h. es stimuliert die Blutzirkulation und erweitert örtlich die Gefäße.
- Es beschleunigt den Stoffwechsel, insbesondere den Fettstoffwechsel.
- Capsaicin wirkt erhöhtem Cholesterinspiegel entgegen.

- Es senkt die Thrombozytenzahl und wirkt Blutverklumpungen entgegen. Dadurch kann es Thrombosen und Schlaganfällen vorbeugen.
- Eine von US-Ärzten gelegentlich empfohlene Maßnahme bei Herzinfarkt lautet, bis zum Eintreffen des Notarztes eine heiße Kompresse auf die Brust zu legen. Diese soll man zuvor in Wasser gelegt haben, in dem ein Löffel Cayennepulver aufgelöst wurde. So manches Leben sei auf diese Weise schon gerettet worden.
- Capsaicin-Cremes helfen bei arthritischen und chronischen Nackenbeschwerden.

Anwendungen auf einen Blick

- Verbesserte Durchblutung
- Herz-Kreislaufstörungen, Infarkt
- Nackenschmerzen
- Thrombosegefahr
- Impotenz, verminderte sexuelle Lust
- Erhöhter Cholesterinspiegel

Empfohlene Tagesdosis: 0,5–1,5 mg

Flavonoide / Isoflavonoide – krebshemmende Pflanzenstoffe

Der Begriff »Flavonoide« bzw. »Bioflavonoide« ist mittlerweile überstrapaziert. Man fasst alle möglichen Substanzen darunter zusammen, teilweise auch solche, die nachgewiesenermaßen nicht bioverfügbar sind, also nicht in den Blutkreislauf übergehen, sondern ungenutzt aus dem Körper ausgeschieden werden. Streng genommen sind nur die gelben Pflanzenwirkstoffe gemeint, wie sie etwa in Zitrusfrüchten vorhanden sind.
Zu den Flavonoiden zählen u.a. **Rutin, Hesperidin, Quercetin, Citrin und Kaempferol**. Ihnen werden entzündungshemmende, antioxidative Eigenschaften zugesprochen sowie die

Fähigkeit, Enzyme zu hemmen, die im Körper krebsauslösende Substanzen aktivieren.

Genistein – Verhinderung von Tumor- und Metastasenentwicklung

Dieses besonders in Sojabohnen und Sojaprodukten enthaltene Isoflavonoid wurde intensiv untersucht.

Eigenschaften: Es vermag
- unkontrolliertes Zellwachstum zu verhindern
- Tumore einzudämmen
- das Wachstum von Tumoren und Metastasen zu verhindern, insbesondere von Brust- und Prostatakrebs.

Menschen, die sich überwiegend von Sojaprodukten ernähren, wie Vegetarier und viele Japaner, erkranken seltener an bösartigen Tumoren als andere. Dies trifft auch auf im Ausland lebende Japaner zu, wenn sie ihre traditionelle Küche beibehalten. Wechseln sie allerdings zu einer westlichen Ernährungsweise, so erkranken sie häufiger an Krebs.

Empfohlene Tagesdosis: 10 mg

Bitterstoffe

Die in vielen Pflanzen enthaltenen Bitterstoffe schmecken tatsächlich bitter, was seit jeher ein Synonym für Heilkraft ist.

Eigenschaften:
- Bitterstoffe reizen die Geschmacksrezeptoren, steigern den Appetit und regen die Sekretion von Magensäften an.
- Außerdem lösen sie Gestocktes auf und sorgen für ungehemmtes Fließen der Körperflüssigkeiten. Sie reinigen die Blutgefäße von Fettablagerungen und verbessern die Herztätigkeit.

- Sie regenerieren die Darmschleimhaut.
- Bitterstoffe heilen zudem Entzündungen.
- Sie stärken das Immunsystem.

Natürliches Vorkommen: Bitterstoffe sind vor allem in Korbblütlern enthalten, zu denen u.a. Artischocken, Blattsalate, Schwarzwurzel, Topinambur, Gänseblümchen, Disteln, Arnika und Wermut zählen.

Gerbstoffe

Eigenschaften:
- Die wasserlöslichen Gerbstoffe wirken Entzündungen der Schleimhäute und des Verdauungstrakts entgegen.
- Sie entgiften bei Durchfall.
- Sie wirken schmerzlindernd bei Verbrennungen und stillen Blutungen bei kleineren Wunden.
- Möglicherweise enthalten sie Krebsschutzstoffe.
- Sie wirken Hautentzündungen, Hämorrhoiden und starker Schweißbildung entgegen.

Natürliches Vorkommen: Brombeeren, Heidelbeeren, Schlehen, Salbei, Nussblätter, Eichenrinde u.a.

Alkaloide

Alkaloide sind alkalische Stickstoffverbindungen, die meist eine starke Wirkung auf den Organismus ausüben. In höheren Dosen sind sie oft giftig, z.B. das Atropin in der Tollkirsche (*Belladonna atropa*). Alkaloide wirken in der Regel auf das zentrale Nervensystem.

Glykoside

Die normalerweise wasserlöslichen Glykoside sind an Zuckerketten gebundene Pflanzeninhaltsstoffe, von denen das Agly-

kon eine therapeutische Wirkung hat.
Herzglykoside, z.B. aus dem Roten Fingerhut (*Digitalis purpurea*), verbessern das Schlagvolumen des Herzens und werden bei Herzschwäche verwendet.

Ballaststoffe

Der Begriff »Ballaststoffe« fasst alle faserigen Bestandteile pflanzlicher Nahrung zusammen, die von den körpereigenen Enzymen des Verdauungsapparates nicht verwertet werden. Es handelt sich dabei vor allem um unverdauliche Kohlenhydrate wie Cellulose, Pektin u.a. Während Cellulose, Hemicellulose und Lignin nicht löslich sind, gehören Pektin, Gummi oder Gummischleim zu den löslichen und auch Gel bildenden Ballaststoffen.
Wenn gleichzeitig Wasser in den Darm aufgenommen wird, vergrößert sich die Stuhlmenge. Die Zeit der Darmpassage normalisiert sich, und Verstopfung oder Durchfall kann entgegengewirkt werden. Das vergrößerte Stuhlvolumen führt außerdem dazu, dass Gifte leichter und schneller aus dem Darm entfernt werden.
Auch wenn es sich um Substanzen handelt, die nicht resorbiert und also den Körperzellen verfügbar gemacht werden, erfüllen sie doch wichtige Funktionen. Dies wurde lange Zeit nicht erkannt: Scheinbar überflüssige, da nährwertfreie Faserstoffe wurden aus den Nahrungsmitteln entfernt.
Hierfür ist das weiße ausgemahlene Mehl ein gutes Beispiel, da der Faseranteil vor dem Mahlen abgetrennt wird. Dabei ist gerade er für eine gesunde Verdauung unerlässlich. Schon Paracelsus wusste: »Der Tod sitzt im Darm.« Hier findet der wesentliche Teil der Ernährung statt, hier werden Krankheiten bekämpft, Gifte und Schadstoffe ausgeschieden – wenn der Darm gesund ist und funktioniert. Ohne Ballaststoffe in der Nahrung aber wird er träge und kann seinen Aufgaben nicht mehr angemessen nachkommen.

Funktionen von Ballaststoffen

- Sie machen den Stuhl weich und regen die Darmtätigkeit an.
- Sie beugen Verstopfung und damit verbundenen Problemen wie Hämorrhoiden vor.
- Auf ihrem Weg durch den Darm binden sie Schadstoffe an sich und werden mit diesen zusammen ausgeschieden, darunter auch krebsfördernde Substanzen.
- Sie ziehen ebenfalls kleine Mengen Cholesterin mit sich und vermögen so einen überhöhten Cholesterinwert zu senken.
- Sie senken den pH-Wert des Darminhalts, stehen als zusätzliche Energiequelle zur Verfügung und bauen einer Reihe von Erkrankungen und Funktionsstörungen vor. Hierzu gehören z.B. Verstopfung, Dickdarmkrebs, Gallensteine, erhöhte Cholesterinwerte, Übergewicht, Arteriosklerose und Diabetes mellitus.

Zu viele Ballaststoffe führen zu Blähungen und Bauchschmerzen. Sie können die Resorption bestimmter Mineralien wie Zink und Calcium beeinträchtigen. Doch besteht bei den meisten Menschen heutzutage eher das Problem einer Mangelversorgung mit Ballaststoffen. Raffinierte Getreide, Zucker, Fett und Nahrungsmittel überwiegend tierischen Ursprungs enthalten kaum Ballaststoffe. Beispielsweise entspricht die Menge an Ballaststoffen einer Scheibe Vollkornbrot der von 10-15 Scheiben Weißbrot. Man sollte dieses also möglichst durch Vollkornbrot ersetzen oder zumindest ergänzen. Auch Hülsenfrüchte weisen einen hohen Ballaststoffanteil auf, ebenso frisches Obst und Gemüse sowie Keimlinge.
Empfehlenswert ist die Zufuhr von mindestens 30 g pro Tag für einen erwachsenen Menschen, wobei man lösliche und unlösliche Ballaststoffe mischen sollte. Die überwiegend löslichen sind in Obst, Kartoffeln und Gemüse enthalten, die überwiegend unlöslichen in Vollgetreide.

Pektin

Pektin ist ein Quellstoff in Obst. Er findet sich vor allem in Äpfeln, besonders in der Schale, in Bananen, Karotten, Quitten, Johannisbeeren, Erdbeeren, Himbeeren und Mispeln.

Eigenschaften: Pektin schützt die Herz- und Darmfunktionen: Es senkt den Cholesterinspiegel und beugt dadurch Arteriosklerose und Herzinfarkt vor. Täglich zwei bis drei Äpfel sind in diesem Zusammenhang bereits sehr wirkungsvoll. Zudem entgiftet Pektin den Darm, weswegen es bei schweren Durchfällen therapeutisch eingenommen wird.

Kleie

Kleie ist ein unlöslicher Faserstoff, der stark ligninhaltig ist und mit etwas Geduld auch chronische Verstopfungen natürlich aufzulösen vermag. Morgens ein Löffel Kleie, mit erwärmter Buttermilch eine Stunde vor dem Frühstück nüchtern eingenommen, kann bereits nach wenigen Tagen eine gute Wirkung zeigen.

Psyllium (Flohsamen)

Plantago ovata

Die Samenhülsen von Psyllium sind eine äußerst reichhaltige Quelle an Ballaststoffen. Wichtig ist die gleichzeitige Einnahme von reichlich Flüssigkeit, damit die Samenhülsen während der Darmpassage aufquellen können. Über den Tag verteilt nimmt man am besten zehn Gläser stilles Mineralwasser zu sich.

Eigenschaften: Psyllium regt die Darmtätigkeit an und wirkt dabei regulierend. Es sorgt also sowohl bei Verstopfung als auch bei Durchfall für einen regelmäßigen Stuhlgang von gesunder Konsistenz.

Eine weitere positive Wirkung besteht darin, dass Psyllium den **Cholesterinspiegel senkt**, wobei der »gute« HDL-Wert steigt. Besonders Übergewichtige und Diabetiker reagieren in dieser Weise auf Flohsamen. Dieser Ballaststoff eignet sich als Nahrungsergänzung bei Übergewichtigen auch aufgrund seiner Eigenschaft, **Hungergefühle zu vermindern.**

Verträglichkeit:
Empfindliche Menschen können auf Psyllium allergisch reagieren und sollten es zunächst in niedriger Dosierung einnehmen. Stellen sich allergische Reaktionen ein, sollte man die Einnahme unterbrechen.
Zuviel Psyllium kann Blähungen und Magenverstimmungen hervorrufen.
Wenn Sie unter einem Magengeschwür oder Darmentzündung (Colitis) leiden, besprechen Sie eine mögliche Psylliumeinnahme zunächst mit Ihrem Arzt oder Heilpraktiker.

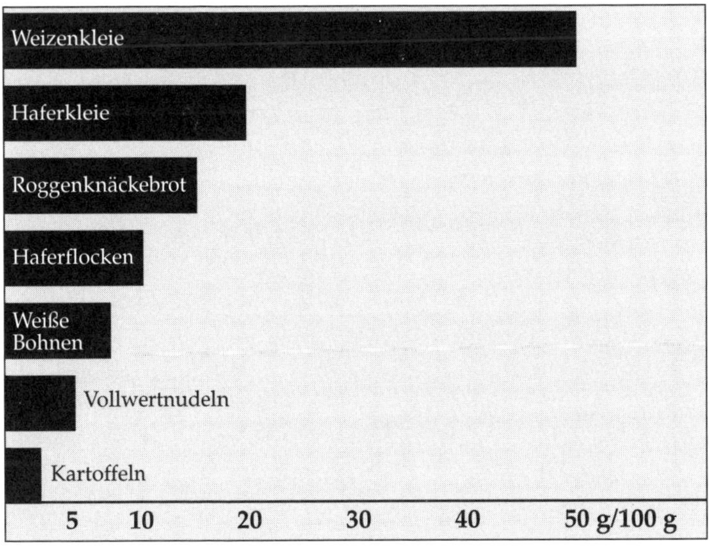

Abbildung 8: Anteil an Ballaststoffen in ausgewählten Nahrungsmitteln

Empfohlene Tagesdosis: 0,5–2 g

Weitere gesundheitsförderliche Ballaststoffe liefern **Guargummi**, gewonnen aus der Guarpflanze, Meeresalginat und andere Pflanzen, wie etwa die Zuckerrübe.

Teil 2:
Die Bausteine des Lebens

Vitamine

In diesem Kapitel werden die Vitamine im Einzelnen dargestellt, zunächst die fettlöslichen, dann die wasserlöslichen. Aufgeführt werden ihre Funktionen im menschlichen Körper, Symptome der Unter- und Überversorgung, Indikationen, Neben- und Wechselwirkungen, ihr natürliches Vorkommen in Nahrungsmitteln sowie die von der Deutschen Gesellschaft für Ernährung empfohlenen Tagesdosen für einen gesunden erwachsenen Menschen. Bei der Behandlung spezieller Krankheiten werden therapeutisch zum Teil sehr viel höhere Dosen eingenommen. Dies sollte allerdings in Absprache mit einem Arzt geschehen.

Die fettlöslichen Vitamine

Vitamin A (Retinol) und Provitamin A (Carotinoide, Beta-Carotin): für eine jugendliche Haut und gegen Krebs

Das in tierischen Nahrungsmitteln enthaltene Vitamin A heißt Retinol. Die Vorstufe von Vitamin A, die Carotinoide, findet man nur in Früchten und Gemüse. In der Natur gibt es über 500 verschiedene Carotinoide, darunter Lutein. Das häufigste Carotinoid ist das Beta-Carotin. Es wird im Körper zu Vitamin A umgewandelt, wenn ein Bedarf entsteht. Verfügt der Körper über ausreichende Mengen an Vitamin A, so wird Beta-Carotin in Körperzellen gelagert, was besonders bei Babys zu einer Hautfärbung nach intensiver Karottengabe führt. Somit kann man Beta-Carotin – im Gegensatz zu Vitamin A – nicht überdosieren.

Eigenschaften:

- Vitamin A ist ein Schutzstoff für Haut und Schleimhäute, insbesondere der Atem-, Verdauungs- und Harnwege.
- Als Bestandteil des Sehpigments Rhodopsin (»Sehpurpur«) ist es für ein gutes Sehvermögen unentbehrlich, insbesondere während der Dunkelheit.

- Es spielt beim Aufbau der roten Blutkörperchen eine wichtige Rolle.
- Für den Protein- und Fettstoffwechsel ist Vitamin A unerlässlich.
- Vitamin A stärkt das Immunsystem und schützt gegen Infektionen.
- Es wird zum Knochenaufbau benötigt, insbesondere während der Wachstums- oder einer Heilungsphase.
- Es hält die Nervenzellen gesund.
- Vitamin A ist an der Synthese der Geschlechtshormone Testosteron und Östrogen beteiligt und sorgt für die Aufrechterhaltung männlicher wie weiblicher Fruchtbarkeit.
- Vitamin A wird für das Wachstum von Zellen, insbesondere von Haut, Haaren, Augen, Geschlechtszellen, Schleimhaut, Zähnen und Knochen, gebraucht.

Anwendungen auf einen Blick

- Nachlassende Sehkraft, Nachtblindheit; trockene, rote Augen, Vorbeugung gegen grauen Star (Katarakt), Augenentzündungen
- Störungen in der Fettresorption
- Eisenmangel
- erhöhte Infektionsanfälligkeit; Infektionskrankheiten, Grippe, Bronchitis, Entzündungen von Blase, Ohr, Bindehaut, Nebenhöhlen und Darm; Pilzinfektionen
- Erkrankungen der Bronchien und der Lunge
- erhöhte Risiken für Arteriosklerose, Krebs und Nierensteine
- schlechte Wundheilung
- Wachstumsstörungen bei Kindern
- Haut- und Haarprobleme wie Schuppen, Hauttrockenheit, Ekzeme, Schuppenflechte, Akne, beschleunigte Hautalterung
- trockene, spröde Haare und Nägel
- Erkrankungen der Bauchspeicheldrüse

- Magengeschwür
- verringerte Fruchtbarkeit
- Menstruationsbeschwerden
- verringerter Appetit, Geruchs- und Tastsinn
- Altersschwerhörigkeit
- Ermüdungserscheinungen, Depression
- Einnahme von Antibiotika und Verhütungsmittel
- Vorbeugung von Krebs (Beta-Carotin ist ein starkes Antioxidans, das bei Belastung durch Strahlung und Umweltgifte schützt); Unterstützung bei Strahlentherapie

Ursachen von Mangelzuständen:

- Stress, schwere Krankheiten wie rheumatische Arthritis, Krebs oder Aids, Operationen, Entzündungen
- proteinreiche Ernährung (bei der Proteinsynthese wird Vitamin A verbraucht)
- Rauchen und hoher Alkoholkonsum
- Sonnenlicht
- Unterversorgung mit Vitamin A durch Mangelernährung
- Diabetes und Schilddrüsenunterfunktion
- Fernsehen, Computerarbeit, ständiges Blicken auf weiße Flächen
- Medikamente (bestimmte cholesterinsenkende Mittel, Abführmittel, Schlaftabletten)

Nebenwirkungen: Bei sachgemäßer Anwendung sind keine Nebenwirkungen zu erwarten.
Schwangere sollten eine verstärkte Einnahme von Vitamin A meiden, da Missbildungen des Embryos durch Überdosierung hervorgerufen werden können. Hingegen ist Beta-Carotin unbedenklich und förderlich.

Überdosierung: Nur bei Vitamin A, nicht bei Beta-Carotin möglich. Symptome bei Überdosierung:

- Kopfschmerzen, Abgeschlagenheit
- Übelkeit, Appetitlosigkeit, Erbrechen
- Gleichgewichtsstörungen
- Haarausfall
- vergrößerte Leber und Milz
- trockene Haut und Lippen
- Knochenschmerzen

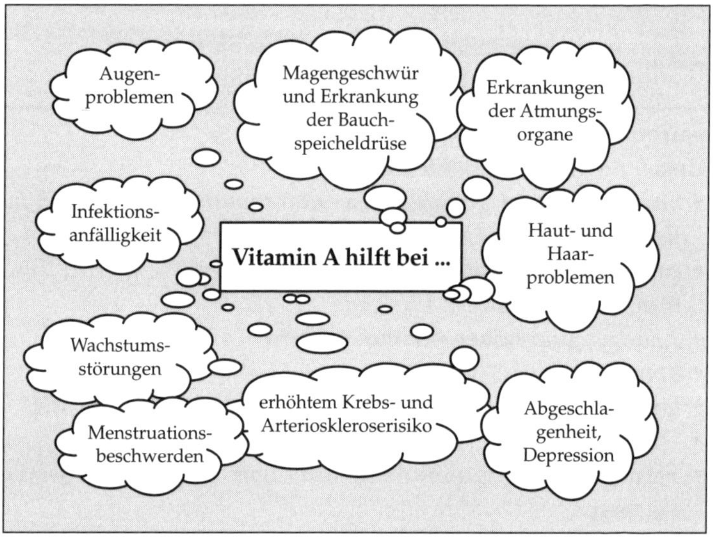

Abbildung 9: Ausgewählte Anwendungen von Vitamin A

Wechselwirkungen:
- Eine positive Wechselwirkung entsteht mit Vitamin E, weswegen die Kombination von Vitamin E und Vitamin A empfehlenswert ist.
- Gleiches gilt für die Kombination von Vitamin A und Zink.

Natürliches Vorkommen: Vitamin A kommt vor allem in tierischen Produkten wie Eiern, Milchprodukten und in Leber vor. Beta-Carotin findet sich in allen gelben, grünen und orangefarbenen pflanzlichen Nahrungsmitteln, wie Möhren, Tomaten, Spinat, Brokkoli, Grünkohl, Paprika, Hagebutten, Pfirsichen, Mangos und Orangen.

Empfohlene Tagesdosis: Die DGE empfiehlt für Männer täglich ca. 1 mg Retinol bzw. 6 mg Beta-Carotin, für Frauen 0,8 mg Retinol bzw. ca. 5 mg Beta-Carotin. Die amerikanischen RDA sehen für Männer 3.300 IE, für Frauen 2.600 IE Retinol vor (Internationale Einheiten; 3,33 IE Retinol = 1 µg Retinol). Pauling (1986) empfiehlt als therapeutische Dosierung 20 000-40 000 IE, entsprechend 6–12 mg Retinol.

Fallbeispiel:
Anja S.: »Ich bin ein eher blasser Typ und finde mich hässlich, wenn meine Blässe besonders stark ist. Das ist besonders in Stresszeiten der Fall, wenn ich angestrengt bin und schnell ermüde. Als mir eine Freundin den Tipp gab, dass Beta-Carotin eine Möglichkeit sei, ohne Schminke eine gesündere Hautfarbe zu bekommen, probierte ich es aus. Seither nehme ich es regelmäßig, denn ich sehe besser und frischer aus, meine Haut ist auch glatter und hübscher, sogar an den Fingernägeln und Haaren spüre ich eine positive Veränderung. Sie sind nicht mehr stumpf und brüchig, sondern kräftig und glänzend. Insgesamt fühle ich mich gesünder und kräftiger, und ich habe schon lange keine Erkältung mehr gehabt, was früher häufig vorkam.«

Vitamin D (Calciferole): für ein gesundes Knochengerüst

Unter der Einwirkung von UV-Strahlen des Sonnenlichts wird Vitamin D unter der Haut aus einer Form von Cholesterin gebildet. Das Vitamin D_3 (Cholecalciferol) ist das für den menschlichen Körper geeignetste aus der Gruppe der D-Vitamine. Es zeichnet sich durch eine höhere Bioverfügbarkeit und Wirksamkeit als etwa Vitamin D_2 aus. Vitamin D kommt auch zusammen mit Vitamin A in einigen tierischen Nahrungsmitteln vor. Ein Mangel kann aber nur durch fehlende Sonnenbestrahlung auftreten. Deshalb ist es besonders im Winter wichtig, regelmäßig ins Freie zu gehen oder (für alte Menschen) sich zumindest ans Fenster zu setzen. Vitamin D wird in der Leber gespeichert und in den Nieren aktiviert.

Eigenschaften:
- Als sogenanntes »Anti-Rachitis-Vitamin« ist Vitamin D für den Aufbau der Knochen in der Kindheit sowie für ihren Erhalt im Erwachsenenalter zuständig.
- Vitamin D fördert die Aufnahme von Calcium und Phosphor aus der Nahrung und wirkt sich dadurch positiv auf das Nervensystem und den Blutkreislauf aus.
- Vitamin D unterstützt die Entwicklung und Funktion bestimmter Zellen, etwa der weißen Blutkörperchen.

Anwendungen auf einen Blick
- Rachitis bei Kindern (mangelnde Calcium- und Phosphateinlagerung in den Knochen: Knochenverbiegungen, Kieferdeformationen mit Knochenfehlstellungen), Osteoporose, Wachstumsverzögerungen, verminderte Entwicklung von Knochen und Muskeln bei Kindern
- Kieferknochenschwund (zusammen mit Calcium)
- schlechte Zähne
- Hauterkrankungen wir Akne und Schuppenflechte
- langjährige Einnahme von Verhütungsmitteln
- Krebsprävention
- Stärkung des Immunsystems, Vorbeugung von Infektionen
- Gehörverlust, Ohrensausen (zusammen mit Calcium)
- Unruhezustände, Nervosität
- Bluthochdruck

Ursachen von Mangelzuständen:
- Mangelhafte Einwirkung von Sonnenlicht, evtl. auch ständige Benutzung von Sonnenschutzmitteln mit hohem Lichtschutzfaktor

- evtl. vegetarische Ernährung bei gleichzeitig geringer Sonnenlichtexposition
- Verdauungsstörungen, Erkrankungen von Leber und Galle
- Nierenleiden

Nebenwirkungen: Wenn man über längere Zeit hohe Dosen an Vitamin D einnimmt, kann es zu Nebenwirkungen kommen, wie

- Bauchspeicheldrüsenentzündung
- Müdigkeit, Apathie
- Kalkablagerungen in Augen und Ohren
- starke Erhöhungen des Phosphat- und Calciumgehalts im Blut

Überdosierung:
- Durchfall, Übelkeit
- Arteriosklerose
- Gewichtsabnahme
- Nierenschäden

Wechselwirkungen: Medikamente wie bestimmte cholesterinsenkende und Abführmittel können die Vitamin-D-Resorption hemmen.

Natürliches Vorkommen: In tierischer Nahrung kommt das natürliche Vitamin D_3 vor allem in Fischölen (Lebertran), in Fischen, Fleisch, Leber, Eigelb, Butter, Käse, Milch vor.

Empfohlene Tagesdosis: Die DGE empfiehlt für Männer täglich ca. 0,5–1,2 µg Vitamin D und für Frauen 0,6–1,4 µg. Die amerikanischen AI sehen für Männer und Frauen jeweils 5–15 µg vor. Pauling (1986) empfiehlt als therapeutische Dosierung 20 µg.

Vitamin E (Tocopherol): zur Stärkung von Herz und Kreislauf – gegen gefährliche Oxidationsprozesse

Vitamin E ist der Sammelbegriff für eine Gruppe von Antioxidanzien, darunter das häufigste und zugleich wirksamste Alpha-Tocopherol. Liegt dieses in natürlichen Mitteln vor, so heißt es d-alpha-Tocopherol und ist mindestens doppelt so wirksam wie das synthetisch hergestellte Vitamin E namens dl-alpha-Tocopherol. Im Hinblick auf die biologische Aktivität unterscheiden sich die verschiedenen Tocopherole deutlich:

Alpha-Tocopherol:	**100**
Beta-Tocopherol	**50**
Gamma-Tocopherol	**10–30**
Delta-Tocopherol:	**1**

Dieser Vergleich zeigt, dass die Angabe »Tocopherol« oder »Vitamin E« auf einer Packung keineswegs ausreicht, um Aufschluss über die Wirksamkeit der enthaltenen Substanz zu geben.

Eigenschaften:
- Als starkes Antioxidans schützt Vitamin E wirkungsvoll die Zellmembranen vor den Angriffen der freien Radikale.
- Es reguliert den Cholesterinspiegel, verhindert Ablagerungen in den Blutgefäßen und schützt so vor Arteriosklerose und den Folgeerkrankungen wie Schlaganfall und Herzinfarkt.
- Es schützt den Körper vor Oxidationsprozessen und wirkt sich positiv auf bestimmte Hormone, Körpergewebe und die Funktionsfähigkeit anderer Vitamine sowie von Enzymen im Organismus aus.
- Vitamin E verlangsamt den Zellalterungsprozess.
- Vitamin E hemmt die Thrombozytenaggregation (Verklumpung der Blutplättchen) und vermindert das Thromboserisiko.

Anwendungen auf einen Blick

- Herz- und Kreislauferkrankungen zur Vorbeugung von Angina pectoris
- Prophylaxe von Arteriosklerose
- Anämie
- Verhinderung von Entzündungsreaktionen, etwa bei Arthrose und rheumatischer Arthritis
- Muskelschwäche, auch des Herzens (zusammen mit Cholin und Inosit)
- zur Wundheilung und Narbenbildung, bei Verbrennungen, Schürfungen u.ä.
- wegen seiner antioxidativen Eigenschaften zur Krebsprophylaxe und als Zellschutzmittel
- zur Immunsteigerung (Vermeidung von Infektionen)
- zur Verminderung von Beschwerden während der Menopause, bei starker Menstruation sowie bei PMS
- bei Diabetes mellitus zur Senkung des Insulinbedarfs
- bei Neugeborenen, die an Atemnot oder an Schädigungen durch Sauerstofftherapie leiden
- Vorbeugung gegen Krebs, Infektionen, Rheuma und Grauen Star
- Unfruchtbarkeit
- Anämie

Ursachen von Mangelzuständen:

- Unzureichende Zufuhr aus (degenerierter) Nahrung
- Umweltgifte, verstärkte Oxidationseinflüsse
- Stress, Leistungssport, Nikotin- und Alkoholkonsum
- Mangel an Vitamin C und Selen
- gestörte Fettresorption

Nebenwirkungen: nicht bekannt

Überdosierung: Auch bei hohen Tagesdosen über einen längeren Zeitraum wurden keine Schäden festgestellt. Allerdings be-

steht ein gewisses Risiko bei gleichzeitiger Einnahme von blutverdünnenden Medikamenten sowie für Diabetiker. Ärztliche Überwachung ist hier geboten.
Als obere Zufuhrmenge ohne unerwünschte Wirkungen werden 200 mg Tocopherol angesehen.

Wechselwirkungen:
- Eisenpräparate können die Wirkung von Vitamin E beeinträchtigen, weshalb eine zeitlich versetzte Einnahme von drei bis vier Stunden empfehlenswert ist.
- Bei der Einnahme hoher Vitamin-E-Dosen und gerinnungshemmenden Mitteln, z.B. Cumarin, kann es zu Blutgerinnungsstörungen kommen.
- Oxidiertes Vitamin E kann durch Vitamin C sowie durch das selenhaltige Glutathion regeneriert werden.

Natürliches Vorkommen: Vitamin-E-haltige Nahrungsmittel sind u.a. Weizenkeime, Vollkorn, Nüsse, Soja, Rosenkohl, Linsen, Erbsen, Bohnen, Lauch, Grünkohl, Avocados, Sellerie, Weizenkeim- und Maiskeimöl.

Empfohlene Tagesdosis: Die DGE empfiehlt zwischen 12 und 17 mg Tocopherol für Erwachsene. Die amerikanischen RDA sehen für Männer 10, für Frauen 8 mg vor. Pauling (1986) empfiehlt als therapeutische Dosierung 800 mg.

Vitamin K – Phyllochinon/Menachinon: für eine funktionierende Blutgerinnung

Von Vitamin K gibt es drei Formen: K_1 (Phyllochinon) nimmt man in Form von pflanzlichen Nahrungsmitteln auf, Vitamin K_2 (Menachinon) entsteht unter Einwirkung von Bakterien der Darmflora im Körper, Vitamin K_3 wird synthetisiert. Von der Anwendung des synthetischen Vitamin K_3 wird abgeraten.

Eigenschaften:
- Die Hauptaufgabe von Vitamin K besteht darin, Gerinnungsfaktoren des Blutes (Thrombin) zu synthetisieren und zu regulieren.
- Für ein gesundes Knochengerüst ist Vitamin K unerlässlich.

Anwendungen auf einen Blick
- Vitamin-K-Mangel-Prophylaxe bei Neugeborenen
- Vitamin-K-Mangel-Prophylaxe bei Schwangeren
- Mangelzustände, die auf eine zerstörte Darmflora zurückgehen
- verlängerte Blutungen, häufiges Nasenbluten, Blutspuren im Stuhl, starke Menstruationsblutungen
- Osteoporose
- extreme Müdigkeit im fortgeschrittenen Lebensalter

Ursachen von Mangelzuständen:
- Lebererkrankungen, auch alkoholbedingt
- Medikamente, die die Darmflora zerstören, wie Antibiotika oder Abführmittel
- mangelhafte Synthese bei Neugeborenen, deren Darm noch keine Bakterien zur Herstellung von Vitamin K enthält

Nebenwirkungen: Injektionen von Vitamin K_1 können in seltenen Fällen zu allergischen Reaktionen führen.

Überdosierung: nicht bekannt

Wechselwirkungen: Antibiotika, Acetylsalicylsäure, gerinnungshemmende Mittel (z.B. Cumarin) können die Wirkung von Vitamin K beeinträchtigen.

Natürliches Vorkommen: grüne Blattgemüse (Spinat, Mangold, Feldsalat), Hafer, Alfalfa, Brennnesselsalat, Tomaten,

Hülsenfrüchte, fetthaltige Milch und Milchprodukte, Fleisch, Leber, Fisch, Maiskeim- und Sojaöl

Empfohlene Tagesdosis: Die DGE empfiehlt zwischen 60 und 80 µg für Erwachsene. Die amerikanischen RDA sehen für Männer 70-80 µg, für Frauen 60-65 µg vor. Pauling (1986) empfiehlt als therapeutische Dosierung 60-100 µg.

Die wasserlöslichen Vitamine

Die wasserlöslichen Vitamine (**B-Vitamine, Vitamin C**) sollten täglich frisch eingenommen werden. Am besten ist eine schonende Garweise von Gemüse und die Verwendung von Kochwasser.
Die B-Vitamine sind deshalb zu einer Gruppe zusammengefasst, weil sie häufig gemeinsam auftreten. Bei der Therapie von Hexenschuss, Ischias, Gürtelrose, Muskelschmerzen, Gelenkentzündungen und Schmerzen im Wirbelsäulenbereich werden häufig die Vitamine B_1, B_6 und B_{12} kombiniert. Die B-Vitamine sind ein wesentlicher Energielieferant und spielen eine entscheidende Rolle im Stoffwechselprozess. Sie gelten als Gehirn- und Nervennahrung und haben entscheidenden Anteil an einer funktionierenden Verdauung und an der Gesundheit von Augen, Mund, Haut und Leber.

Vitamin B_1 – Thiamin: zur Stärkung von Nerven und Konzentrationsfähigkeit

Eigenschaften:
- Thiamin ist an der Entstehung von Neurotransmittern (z.B. Serotonin und Acetylcholin) beteiligt und für die Übermittlung von Nervenimpulsen ans Gehirn nötig.
- Es dient bei der Energieproduktion als ein lebenswichtiges Koenzym.
- Es ist an der Kollagensynthese beteiligt.

- Es ist ein wesentlicher Faktor bei der Kohlenhydrateverwertung.
- Thiamin stärkt den Herzmuskel.

Anwendungen auf einen Blick

- Anämie
- Herzversagen
- Stärkung des Immunsystems
- chronische Müdigkeit
- Lebererkrankungen
- Hauterkrankungen
- nervöse Störungen
- Störungen des Zentralnervensystems (z.B. Alzheimer-Krankheit und Multiple Sklerose)
- Thiaminmangel-Prophylaxe bei Alkoholikern und Leistungssportlern
- Beriberi (Ödeme, Atemnot, Herzstörungen bis hin zu Herzversagen, Durchfall und Erbrechen); eine Krankheit, die fast nur noch in Ländern der Dritten Welt auftritt und tödlich enden kann, deren Symptome sich in abgeschwächter Form aber auch in den Industrieländern äußern
- Konzentrationsstörungen, »Zappeligkeit« bei Kindern
- Appetitlosigkeit, Reizbarkeit, Müdigkeit, Schwäche
- Schlaflosigkeit, Depression
- Verdauungsstörungen
- Immunstörung
- Muskelschwäche
- erhöhtes Schmerzempfinden

Ursachen von Mangelzuständen:

- Mangelhafte Zufuhr durch degenerierte Nahrungsmittel, wie Industriezucker, Weißmehl, geschälten Reis u.a.
- hoher Alkoholkonsum
- Phasen erhöhten Bedarfs: Stress, Wachstum, Hochleistungssport, Fieber

- Schilddrüsenüberfunktion
- Lebererkrankungen
- bestimmte Medikamente und Verhütungsmittel

Nebenwirkungen: Thiamin-Injektionen können zu Überempfindlichkeitsreaktionen führen.

Überdosierung: Bei oraler Einnahme sind keine Symptome bekannt. Hingegen können sehr hoch dosierte intravenöse Injektionen zu Atemstillstand führen.

Wechselwirkungen:
- Hoher Tee- und Alkoholkonsum vermindert die Thiaminresorption.
- Bestimmte Medikamente (z.B. Mittel gegen Übersäuerung und Epilepsie) können die Thiaminresorption beeinflussen.

Natürliches Vorkommen: Thiamin ist reichlich enthalten u.a. in Milch und Milchprodukten, Vollkorn, insbesondere Haferflocken, Weizenkeimen, Eigelb, Leber, Geflügel, Schweinefleisch, Naturreis, Buchweizen, Kartoffeln und Bierhefe.

Empfohlene Tagesdosis: Die DGE empfiehlt zwischen 1 und 1,4 mg für Erwachsene. Die amerikanischen AI sehen für Männer 1,2 mg, für Frauen 1,1 mg vor. Pauling (1986) empfiehlt als therapeutische Dosierung 50–100 mg.

Fallbeispiel:
Else R.: »Ungefähr ab meinem 45. Lebensjahr hatte ich ohne erkennbaren Grund häufig Depressionen. Ich war unsicher, wenn ich das Haus verließ, und meine Ängste waren an manchen Tagen so schlimm, dass ich am liebsten im Bett geblieben wäre. Zum Glück kam meine Ärztin auf die Idee, es bei mir mit einem kombinierten Präparat aus B-Vitaminen zu versuchen. Mein Zustand verbesserte sich tatsächlich. Ich wurde psychisch stabiler und fühle mich seither dem Leben wieder gewachsen.«

Vitamin B_2 – Riboflavin: für gesunde Gewebe

Eigenschaften:
- Riboflavin spielt eine entscheidende Rolle beim Kohlenhydrat-, Fettsäure- und Proteinstoffwechsel.
- Es schützt die Körpergewebe vor Oxidation.
- Es unterstützt die Energieproduktion, indem es Zucker und Fette abbaut.
- Riboflavin ist für Wachstum und Gesunderhaltung von Geweben verantwortlich.
- Es erhält die Leistungsfähigkeit sowie die Sehkraft.
- Es ist für die Eisenaufnahme im Darm und für die Bildung roter Blutkörperchen zuständig.

Anwendungen auf einen Blick
- Leberentgiftung
- Haut- und Schleimhauterkrankungen (Dermatosen): rissige Haut um Augen, Lider, Nase und Mundwinkel (Rhagaden); Ekzeme, Juckreiz
- Diabetes mellitus
- Müdigkeit, Depression
- Stärkung der Sehkraft
- Wachstumsstörungen bei Kindern
- Nachlassen der Sehkraft, Lichtempfindlichkeit, Linsentrübung, grauer Star
- Schlaflosigkeit, Depression
- Schluckbeschwerden
- brüchige Fingernägel
- Anämie

Ursachen von Mangelzuständen:
- Phasen erhöhten Bedarfs: Wachstum, Schwangerschaft, Stillzeit, Erkrankungen (Fieber, Magen-Darm-Störungen, Verletzungen, Verbrennungen, auch chronische Krankheiten und Krebs)

- Mangelernährung
- Schilddrüsenüberfunktion
- hoher Alkoholkonsum
- Medikamente, wie Antibiotika und orale Verhütungsmittel

Nebenwirkungen: nicht bekannt

Überdosierung: nicht bekannt

Wechselwirkungen: Bestimmte Medikamente wie Penicillin reduzieren das Vorkommen von Riboflavin im Körper.

Natürliches Vorkommen: Riboflavin ist in vollwertigen Nahrungsmitteln enthalten, u.a. in Eigelb, Weizenkeimlingen, Sojasprossen, Vollmilch und Milchprodukten, Bierhefe, Rindfleisch, Geflügel, Schinken, Leber, Makrele und Bückling, Kartoffeln, Karotten, Pilzen, Erbsen, Bohnen, Brokkoli, Pflaumen, Äpfeln, Zitrusfrüchten, Blaubeeren und Erdnüssen.

Empfohlene Tagesdosis: Die DGE empfiehlt zwischen 1,2 und 1,6 mg für Jugendliche und Erwachsene. Die amerikanischen RDA sehen für Männer 1,3 mg, für Frauen 1,1 mg vor. Pauling (1986) empfiehlt als therapeutische Dosierung 50–100 mg.

Vitamin B_3 – Niacin: für eine verbesserte Durchblutung

Niacin kommt in zwei aktiven Formen vor, dem Nicotinamid und der Nicotinsäure. Der Niacinbedarf kann auch durch Einnahme der Aminosäure Tryptophan gedeckt werden, das in der Leber zu Niacin umgewandelt wird.

Eigenschaften:
- Niacin übernimmt bei vielen Stoffwechselprozessen eine zentrale Funktion: Es spielt bei der Blutzuckerregulierung neben Insulin eine wichtige Rolle.

- Es senkt den Blutfettwert und sorgt für ein gesundes Zusammenspiel von HDL- und LDL-Cholesterin. Dadurch schützt es vor Arteriosklerose.
- Niacin ist für das Funktionieren von über 200 Enzymen verantwortlich.
- Es repariert umwelt-, stress- und oxidationsbedingte Schäden der DNS.
- Es ist wichtig für die Gesunderhaltung von Muskeln, Haut, Nerven- und Verdauungssystem.
- Es ist ein wichtiger Faktor in der Energieproduktion.

Anwendungen auf einen Blick

- Kopfschmerzen, Migräne insbesondere im Zusammenhang mit dem Prämenstruellen Syndrom (PMS)
- Arteriosklerose, hoher Blutfettgehalt, hoher Blutdruck
- Diabetes mellitus
- Arthritis
- neurologische Störungen, wie Depressionen, Lernstörungen, Neuralgien, Schizophrenie
- Haut- und Schleimhauterkrankungen, wie rissige, schuppige Haut an Beinen, Nacken, Armen; geschwollene Zunge und eingerissene Mundwinkel (Rhagaden)
- Appetitlosigkeit, Gewichtsverlust, Leistungsschwäche, Gedächtnisstörungen, Schlaflosigkeit, Kopfschmerzen
- Angstzustände, Gefühlsschwankungen, Orientierungslosigkeit, Verwirrung, Delirium bis hin zu Psychose
- Magen-Darm-Beschwerden, wie Blähungen, Brechen, Durchfall

Ursachen von Mangelzuständen (Pellagra):

- Mangelernährung: In zentralamerikanischen Ländern, wo der tryptophanarme Mais Hauptnahrungsmittel ist, sind häufig Niacin-Mangelzustände zu beobachten.
- Alkoholismus
- Mangel an Vitamin B_2 (Riboflavin) oder Vitamin B_6

- Einnahme bestimmter Medikamente, wie Antibiotika
- Krankheit, Fieber, Verletzungen, Verbrennungen und Krebs

Nebenwirkungen: Keine Nebenwirkungen bei hochdosierter Nicotinamid-Einnahme. Sehr hoch dosierte Nicotinsäure kann zu Nebenwirkungen führen (s. »Überdosierung«).

Überdosierung: Während bei Nicotinamid keine Symptome bekannt sind, können bei hochdosierter Nicotinsäure-Zufuhr Juckreiz, Hautrötung, Leberfunktionsstörungen, eine verminderte Kohlenhydrattoleranz sowie Blutdruckabfall auftreten.

Wechselwirkungen: Verschiedene Medikamente können zu Niacinmangel führen, darunter Zytostatika, Schmerzmittel wie Paracetamol, Psychopharmaka u.a.

Natürliches Vorkommen: Niacin ist enthalten in Bierhefe, Weizenkleie, Milch und Milchprodukten, Eiern, Kalbsleber, magerem Fleisch von Geflügel, Wild, Hase, Kaninchen, Lamm und Hühnerleber, Thunfisch, Heilbutt, Naturreis, Vollkorn, Buchweizen, Mandeln, Erdnüssen, Hülsenfrüchten, Sojabohnen, Champignons, Kartoffeln, Spinat, Tomaten, Aprikosen.

Empfohlene Tagesdosis: Die DGE empfiehlt zwischen 13 und 17 mg für Jugendliche und Erwachsene. Die amerikanischen AI sehen für Männer 16, für Frauen 14 mg vor. Pauling (1986) empfiehlt als therapeutische Dosierung 300–600 mg.

Vitamin B_5 – Pantothensäure: für eine schöne Haut und gegen Stress

Eigenschaften:
- Pantothensäure regt das Wachstum frischer Epithelzellen an und beschleunigt die Wundheilung. Zugleich beugt sie Alterungsprozessen von Haut und Haaren vor.
- Sie ist an vielen Stoffwechselvorgängen beteiligt, wie der

Verwertung von Kohlenhydraten, Fetten und Proteinen
- Sie reguliert die Energieversorgung und das Wachstum der Zellen.
- Pantothensäure stärkt das Nervenkostüm in Stresssituationen und die Hirnfunktionen.

Anwendungen auf einen Blick
- Anämie
- chronische Entzündungen, z.B. des Darms
- Müdigkeit
- Taubheit oder Kribbeln in den unteren Gliedmaßen
- Konzentrationsstörungen, Vergesslichkeit, Müdigkeit, Lernstörungen bei Kindern (zusammen mit Vitamin C und anderen B-Vitaminen)
- Allergien
- Stressempfindlichkeit, Nervosität
- Kopfschmerzen
- Haarausfall und Farbverlust, Hautentzündungen
- Magen-Darm-Störungen
- Wundheilungsstörungen

Ursachen von Mangelzuständen: Mangelzustände kommen nur selten vor, da Pantothensäure in vielen Lebensmitteln ausreichend vorhanden ist. Chronische Lebererkrankungen, hoher Alkoholkonsum oder drastische Abmagerungsdiäten können einen Mangelzustand allerdings verursachen.

Nebenwirkungen: nicht bekannt

Überdosierung: Extrem hohe Dosierungen können im Einzelfall zu Durchfall führen.

Wechselwirkungen: Möglicherweise wird durch die Einnahme von Pantothensäure die Wirkung von Antibiotika eingeschränkt.

Natürliches Vorkommen: Pantothensäure ist in vielen Nahrungsmitteln enthalten, darunter in Milch und Milchprodukten, Vollkorn, Weizenkeimen, Haferflocken, Eidotter, Innereien, magerem Rind- und Schweinefleisch, Geflügel, insbesondere Pute, Wassermelonen, Kartoffeln, grünen Erbsen, grünen Bohnen, Brokkoli, Champignons, Spinat, Bierhefe, Lachs.

Empfohlene Tagesdosis: Die DGE empfiehlt 6 mg für Jugendliche und Erwachsene. Die amerikanischen AI sehen für Männer und Frauen jeweils 5 mg vor. Pauling (1986) empfiehlt als therapeutische Dosierung 100–200 mg.

Vitamin B_6 – Pyridoxin: für gute Stimmung

Die Speichermöglichkeiten von Pyridoxin im Körper sind sehr begrenzt, sodass zur Vermeidung von Mangelerscheinungen die tägliche Zufuhr dieses Vitamins erforderlich ist.

Eigenschaften:

- Pyridoxin ist als Koenzym an über 60 verschiedenen Enzymprozessen beteiligt und spielt im Eiweiß-, Kohlenhydrat-, Fett- und Aminosäurestoffwechsel eine wichtige Rolle.
- Es ist für die Bildung von Niacin (Vitamin B_3) unerlässlich.
- Es hat eine wohltuende Wirkung auf das Nervensystem.
- Es stärkt das Immunsystem, da es die Abwehrzellenproduktion in der Thymusdrüse anregt.
- Es ist wesentlich an der Bildung von roten Blutkörperchen und dem Sauerstofftransport beteiligt.
- Pyridoxin spielt bei der Synthese von Lecithin und dem Aufbau von Kollagen und Elastin eine wichtige Rolle und beeinflusst damit die Elastizität von Haut und Bindegewebe.
- Zusammen mit den Vitaminen B_5 (Pantothensäure), B_{12} und Folsäure ist Vitamin B_6 verantwortlich für die Verwertung von Magnesium und Zink.

Anwendungen auf einen Blick

- Diabetes mellitus
- Asthma
- Arthritis
- Hyperaktivität von Kindern, Zappeligkeit, Konzentrations- und Lernstörungen bei Kindern
- Prämenstruelles Syndrom, besonders Stimmungsschwankungen
- Gallen- und Nierensteine
- See-, Reisekrankheit, Schwangerschaftserbrechen
- Depression, Angstzustände, Alpträume, Schlafstörungen, Schizophrenie
- Parkinsonsche Krankheit, Epilepsie bei Säuglingen
- Lebererkrankungen
- Gefäßerkrankungen
- Anämie
- Wachstumsstörungen, Muskelschwund
- Depressionen, Nervosität, Schlafstörungen, Angstzustände
- Nervenentzündungen
- Hautausschläge, eingerissene Mundwinkel (Rhagaden), Juckreiz, Entzündungen der Mundschleimhaut

Ursachen von Mangelzuständen:

- Chronische Erkrankungen, wie Asthma, Diabetes, Rheuma, Herz-Kreislauf-Erkrankungen, Krebs
- Nikotin-, Alkohol-, Kaffeekonsum
- fortgeschrittenes Lebensalter
- bestimmte Medikamente, wie orale Verhütungsmittel und Antibiotika; Röntgenstrahlen
- übermäßig proteinreiche Ernährung

Nebenwirkungen: nicht bekannt

Überdosierung: Eine Dosis von über 500 mg pro Tag kann zu Gefühllosigkeit in Fingern und Zehen führen.

Wechselwirkungen: Es kann zu wechselseitiger Beeinflussung bei bestimmten Medikamenten kommen.

Natürliches Vorkommen: Pyridoxin nimmt man in vollwertigen Nahrungsmitteln auf, wie Milch und Milchprodukten, Bierhefe, grünen Salaten, grünem Gemüse (besonders als Rohkost), Kartoffeln, Hülsenfrüchten, Avocados, Soja, Eigelb, Leber, Geflügel, magerem Rind- und Schweinefleisch, Lachs, Hering und anderen Seefischen, Honig, Vollkorn, Wal- und Erdnüssen, Bananen, Trauben, Johannisbeeren, Rosinen und Feigen.

Empfohlene Tagesdosis: Die DGE empfiehlt zwischen 1,2 und 1,9 mg für Jugendliche und Erwachsene. Die amerikanischen AI sehen für Männer 1,3–1,7 mg, für Frauen 1,3–1,5 mg vor. Pauling (1986) empfiehlt als therapeutische Dosierung 50–100 mg.

Vitamin B_9 – Folsäure: gegen Anämie

Eigenschaften:
- Folsäure fördert die Reifung roter Blutkörperchen und den Sauerstofftransport im Körper.
- Sie ist an der Synthese der DNS und RNS und damit an der Zellteilung und Zellerneuerung beteiligt.
- Bei der Entwicklung des Fötus, insbesondere seines Zentralnervensystems, spielt Folsäure eine zentrale Rolle.

Anwendungen auf einen Blick
- Geschwächtes Immunsystem: Behandlung und Prophylaxe von Infektionen
- Anämie
- Arteriosklerose
- Darmerkrankungen
- Tumorerkrankungen

- Prävention von Geburtsfehlern
- Depression, Konzentrationsschwäche
- Schwangerschaft, Stillzeit
- Müdigkeit, Kurzatmigkeit
- Entzündungen des Magen-Darm-Trakts
- Unfruchtbarkeit bei Frauen
- gestörte Fötusentwicklung, Gefahr von Geburtsfehlern
- Reizbarkeit, Angstzustände, Depression
- Gedächtnisschwäche, Konzentrationsprobleme

Der vor allem während der Schwangerschaft auftretende Folsäuremangel ist die bei uns am weitesten verbreitete Avitaminose.

Ursachen von Mangelzuständen:
- Mangelernährung durch degenerierte Nahrungsmittel, Mangel an Vitamin C
- Medikamente wie Aspirin, Verhütungsmittel, Antibiotika
- hoher Nikotin- und Alkoholkonsum
- chronische Krankheiten, wie Anämie, Krebs, Schuppenflechte oder Darmentzündungen
- hoher Verbrauch während der Entwicklungen in Schwangerschaft, Kindheit und Jugend

Nebenwirkungen: nur bei sehr hohen Dosierungen (s. »Überdosierung«)

Überdosierung: Störungen des Magen-Darm-Trakts, Schlaflosigkeit, Depression, Juckreiz, Atembeschwerden

Wechselwirkungen: Wechselseitige Beeinflussung kann durch bestimmte Medikamente hervorgerufen werden.

Natürliches Vorkommen: Folsäure ist enthalten in Bierhefe, Milch und Milchprodukten, Weizenkeimen, magerem Fleisch und Leber, Bananen, Zitrusfrüchten, Mandeln und Nüssen, Salaten, Spinat, Mangold, Petersilie, Kohl, Kartoffeln, Hülsenfrüchten, Sprossen, Keimen und Vollkorn.

Empfohlene Tagesdosis: Die DGE empfiehlt zwischen 400 und 600 µg für Jugendliche und Erwachsene. Die amerikanischen AI sehen für Männer und Frauen jeweils 0,4 mg vor. Pauling (1986) empfiehlt als therapeutische Dosierung 0,4–0,8 mg.

Vitamin B_{12} – Cobalamin: für starke Nerven und psychische Ausgeglichenheit

Eigenschaften:
- Cobalamin schützt Nerven, Rückenmark und Gehirn.
- Es ist notwendig für den Fettsäure- und Folsäure-Stoffwechsel.
- Zusammen mit Folsäure ist es für eine funktionierende Zellvermehrung zuständig.

Anwendungen auf einen Blick
- Arteriosklerose
- Appetitlosigkeit, Gewichtsverlust
- mangelnde Vitalität, Depression
- Allergien, z.B. gegen Konservierungsstoffe in Lebensmitteln
- Krebs
- Störungen des Nervensystems, Multiple Sklerose
- Anämie
- Konzentrationsstörungen, Müdigkeit
- Gedächtnisstörungen, Verwirrung
- geschwächtes Immunsystem
- eingeschränkte Sehkraft
- vermindertes Zellwachstum
- Verstopfung, auch Durchfall

Ursachen von Mangelzuständen:
- Vegetarische, insbesondere vegane Ernährung
- Erkrankungen der Leber und des Magen-Darm-Traktes
- hoher Alkohol- und Nikotinkonsum
- Einnahme bestimmter Medikamente, z.B. Verhütungsmittel
- Lebensphasen wie Schwangerschaft, Stillzeit und hohes Alter

Nebenwirkungen: nicht bekannt

Überdosierung: In seltenen Fällen kann es bei intravenöser Injektion hoher Dosen zu allergischen Reaktionen kommen.

Wechselwirkungen: Einige Medikamente können die Cobalamin-Resorption einschränken.

Natürliches Vorkommen: Cobalamin kommt in tierischen Nahrungsquellen wie Leber, Niere, magerem Rind- und Schweinefleisch, Eiern, Milch und Käse vor.

Empfohlene Tagesdosis: Die DGE empfiehlt zwischen 3 und 4 µg für Jugendliche und Erwachsene. Die amerikanischen AI sehen für Männer und Frauen jeweils 2,4 µg vor. Pauling (1986) empfiehlt als therapeutische Dosierung 100-200 µg.

Biotin: für schöne Haut und Haare

Diese auch als »Vitamin H« bekannte Substanz ist in jeder Körperzelle vorhanden.

Eigenschaften:
- Biotin ist ein wichtiges Koenzym bei vielen Prozessen des Fett- und Proteinstoffwechsels.
- Es sorgt für gesunde Haut, Nägel, Haare und Schleimhaut.
- Es optimiert das Zellwachstum.
- Biotin reguliert den Blutzuckerspiegel und die Leberfunktionen.

Anwendungen auf einen Blick

- Vermindertes Wachstum bei Kindern, verlangsamte Entwicklung
- Diabetes mellitus
- Hauterkrankungen
- Haarausfall, Nagelbrüchigkeit
- Muskelschmerzen
- Abgeschlagenheit, Depression, Angstzustände
- Magenbeschwerden, Erbrechen

Ursachen von Mangelzuständen:

- starker Verzehr von rohen Eiern (insbesondere Eiweiß)
- Mangelernährung durch Abmagerungsdiät
- Einnahme bestimmter Medikamente wie Antibiotika
- Schwangerschaft und Stillzeit

Nebenwirkungen: nicht bekannt

Überdosierung: keine Symptome bekannt

Wechselwirkungen: Bestimmte Medikamente wie Antibiotika können die Resorption von Biotin einschränken.

Natürliches Vorkommen: Reich an Biotin sind Bierhefe, gekochte Eier, Milch und Milchprodukte, Sojabohnen, Naturreis, Vollkorn, Weizenkleie, Haferflocken, Fisch, Kalbsleber, Nieren, Erdnüsse, Mandeln, Kohl, Spinat, Mangold, Pilze, grüne Erbsen, Champignons, Avocado, Hülsenfrüchte, Kräuter, grüne Salate.

Empfohlene Tagesdosis: Die DGE empfiehlt zwischen 30 und 60 µg für Jugendliche und Erwachsene. Die amerikanischen AI sehen für Männer und Frauen jeweils 30 µg vor. Pauling (1986) empfiehlt als therapeutische Dosierung 100–200 µg.

Fallbeispiel:
Silke M. schreibt: »Seit meinem 30. Lebensjahr gehen mir die Haare aus, anfangs unmerklich, aber mit zunehmender Tendenz. Als unübersehbar war, dass ich die lockige Haarpracht meiner Jugend endgültig verloren hatte, bat ich meinen Hautarzt um Rat. Er stellte fest, dass mein Haarausfall die natürliche Quote um 15% übertraf, und empfahl mir, auf eine ausreichende Vitaminzufuhr, insbesondere von Biotin, zu achten. Für diesen Rat bin ich ihm sehr dankbar, denn heute habe ich wieder recht fülliges, kräftiges Haar.«

Vitamin C – Ascorbinsäure: für ein starkes Immunsystem

Vitamin C ist wegen seiner breiten Anwendbarkeit und seiner enormen Heilkraft der Inbegriff des Vitamins. Sein Name Ascorbinsäure leitet sich von seiner Wirkung gegen Skorbut (ascorbin) ab, der Krankheit, an der bis ins 18. Jahrhundert Seefahrer elend zugrunde gingen, wenn sie über einen längeren Zeitraum keine frischen Nahrungsmittel zu sich nehmen konnten und ihre Vitamin-C-Speicher geleert waren. Im wahrsten Sinn des Wortes gingen ihre Knochen, Blutgefäße, Bindegewebe, Muskeln »aus dem Leim«. Die Männer wurden krummbeinig, hohläugig, verloren ihre Zähne und starben schließlich. Der Körper speichert bis zu 5 g, aber die Speicherkapazitäten sind bei den Menschen sehr unterschiedlich. Ein guter Hinweis auf die Menge, die jeder individuell braucht, ist die Reaktion des Darms. Vitamin C, in Form von Ascorbinsäure eingenommen, wirkt ab einer bestimmten Menge abführend. Man sollte also ein wenig unter dieser Menge bleiben, wenn man seinen Bedarf ermitteln will. In stressreichen Situationen erhöht dieser sich noch. Vitamin C wird zu einem hohen Prozentsatz resorbiert, wenn es in mehreren Dosen über den Tag verteilt eingenommen wird.
Als ein mächtiges Antioxidans schützt Vitamin C den Organismus wirkungsvoll vor den Angriffen freier Radikale. Zudem unterstützt es das Immunsystem des Körpers, indem es

die Fähigkeit der Makrophagen (Fresszellen) fördert, Schadstoffe und Krankheitserreger in sich aufzunehmen und dabei zu zerstören. In seinem Buch »Vital Plus« stellt Karl Pflugbeil ein interessantes Experiment schottischer Mediziner folgendermaßen dar: »Eine Bakterie und ein Makrophage wurden in einem Laborgefäß ausgesetzt. Die Abwehrzelle erkannte den Erreger und bewegte sich schnurstracks auf ihn zu. Kurz vor dem Ziel stoppte sie abrupt und verharrte – ihr Vorrat an Vitamin C war verbraucht. Die Bakterie wäre mit dem Leben davongekommen, wenn man nicht etwas gelöstes Vitamin C auf den Makrophagen geträufelt hätte. Das verlieh der Fresszelle neue Kräfte. Sie setzte sich wieder in Bewegung, erreichte ihren Gegner, umfloss und verschlang ihn.«
Vitamin C ist an außerordentlich vielen Schutzfunktionen beteiligt.

Eigenschaften:

- Vitamin C schützt die Zellen und andere Körpersubstanzen vor Oxidation, ebenso die Vitamine A, E und die Folsäure. Dieser Schutz erstreckt sich auf Gehirn, Rückenmark und viele andere Körperbereiche.
- Zusammen mit OPC ist es unverzichtbar bei der Synthese von Kollagen, einem Gerüsteiweiß, das Haut, Gefäße, Gewebe, Knorpel, Knochen, Bänder und Zahnbein in Form hält.
- Es repariert beschädigte Gefäße und Bindegewebe und beschleunigt die Wundheilung.
- Vitamin C ist an der Bildung der roten Blutkörperchen sowie bestimmter Abwehrzellen beteiligt und stärkt somit das Immunsystem.
- Es ist an allen Wachstumsvorgängen beteiligt.
- Vitamin C spielt eine wichtige Rolle bei der Produktion bestimmter Anti-Stress-Hormone.
- Es ist an der Resorption von Eisen aus der Nahrung und damit an der Sauerstoffversorgung aller Körperzellen beteiligt.
- Zusammen mit Niacin und Vitamin B_6 ist Ascorbinsäure für

die Produktion von Carnitin zuständig, das wiederum für den Fettstoffwechsel und damit die Energieversorgung verantwortlich ist.

- Vitamin C wird für die Leber- und Blutentgiftung benötigt. Unter seinem Einfluss können Umweltgifte und Medikamentenrückstände aus dem Körper ausgeschieden werden.
- Es schützt Cholesterin vor Oxidation und vermag zugleich den Fettsäuregehalt des Bluts zu senken. Hohe Dosen reduzieren die Gefahr der Thrombozytenaggregation (Verklumpung der Blutplättchen) und damit das Thromboserisiko.

Anwendungen auf einen Blick

- Allergien wie Bronchialasthma, Lebensmittelallergien, Heuschnupfen
- Arteriosklerose; zur Vorbeugung von Hirn- und Herzinfarkt
- Zahnfleischentzündungen, Zahnfleischschwund, Zahnausfall
- Anwendungen auf einen Blick
- Eisenmangel, Müdigkeit, Leistungsschwäche, Appetitlosigkeit
- geschwächte Abwehrkraft, häufige Infektionen
- Geschwüre, Hämorrhoiden
- Neigung zu Blutergüssen und Blutungen
- Arthrose, Arthritis, Knochenschmerzen
- starker Tabak- und Alkoholkonsum
- Krebsprophylaxe, Krebstherapie, Zellschutz
- Schwermetallvergiftungen
- Sehstörungen
- Schizophrenie
- zur beschleunigten Heilung nach Verbrennungen, Wunden, Knochenbrüchen
- raue Haut
- Depression

Ursachen von Mangelzuständen:

- Mangelernährung: Menschen mit einer geringen Vitamin-C-Speicherkapazität können bereits nach einer Woche in einen Mangelzustand geraten.
- Zeiten erhöhten Bedarfs: Schwangerschaft, fortgeschrittenes Lebensalter, Infektionen, Stress
- langfristige Einnahme bestimmter Medikamente
- Nikotin- und Alkoholkonsum
- Einwirkung von schädlichen Substanzen wie Kohlenmonoxid, Cadmium, Blei und bestimmten Pestiziden

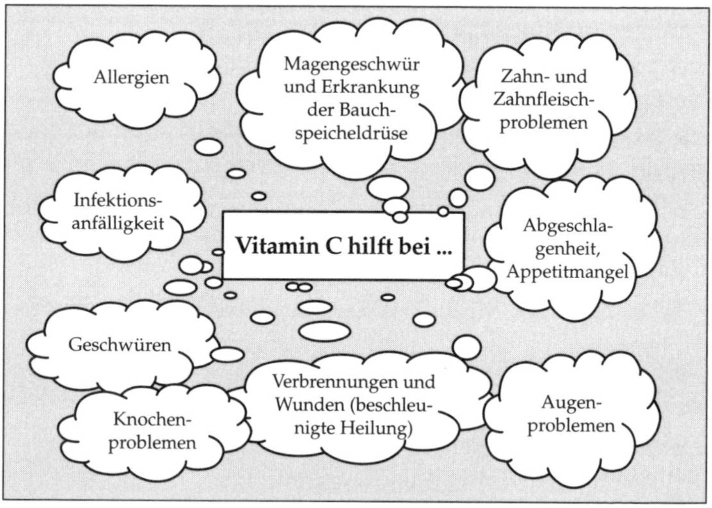

Abbildung 10: Ausgewählte Anwendungen von Vitamin C

Nebenwirkungen: Bei hoher Dosierung wirkt Ascorbinsäure abführend.

Überdosierung: Bei schweren Krankheiten steigt interessanterweise die Darmtoleranz gegenüber hochdosiertem Vitamin C, ein Zeichen, dass der Körper dieses in großer Menge braucht. Blähungen und Durchfall können die Folge sein. Vorsicht ist Gicht-Kranken oder Menschen, die zur Bildung von

Nierensteinen neigen, angeraten. Sie sollten hohe Vitamin-C-Mengen unter ärztlicher Aufsicht einnehmen.

Wechselwirkungen:
- Vitamin C beeinträchtigt die Wirkung vieler Spurenelemente, sodass es immer mit zeitlicher Versetzung von zwei Stunden zu diesen eingenommen werden sollte.
- Die regelmäßige Einnahme von Acetylsalicylsäure (ASS) oder Tetrazyklinen kann den Vitamin-C-Bedarf erhöhen.

Natürliches Vorkommen: Vitamin C ist enthalten in Papaya, Orangen und anderen Zitrusfrüchten, Erdbeeren, Paprika, Grapefruit, Äpfeln, schwarzen Johannisbeeren, Hagebutten, Sanddorn, Kartoffeln, Brokkoli, Rosenkohl, Fenchel, Tomaten, Sauerkraut, grünen Salaten, Meerrettich, Kräutern, besonders Petersilie, Nüssen, Sprossen, Keimen, Leber, Nieren.

Empfohlene Tagesdosis: Zwar ist der individuelle Bedarf an Vitamin C je nach Speicherkapazität und Lebensumständen sehr unterschiedlich, doch lässt sich feststellen, dass die offiziellen Empfehlungen erstaunlich weit hinter dem zurückliegen, was sich als wohltuend erwiesen hat. Bei festgestellten Mangelerscheinungen, drohenden oder bereits bestehenden Infektionen kann man durchaus zwischen 4 und 10 g Vitamin C täglich einnehmen; das entspricht einem bis drei gestrichenen Teelöffeln voll, über den Tag verteilt und mit Wasser eingenommen. Die DGE empfiehlt Jugendlichen und Erwachsenen neuerdings als Grundversorgung eine tägliche Menge von 100 mg, Rauchern und Stillenden die Einnahme von 150 mg täglich. Die amerikanischen RDA sehen für Männer und Frauen jeweils 60 mg vor. Pauling (1986) empfiehlt als therapeutische Dosierung 1–18 g.

Fallbeispiel:
Andreas G.: »Wann immer ich mich geschwächt fühle, der Hals kratzt oder ein anderes Symptom eine Erkältung ankündigt, erhöhe ich meine tägliche Vitamin-C-Dosis von 2 x $^1/_2$ TL Ascorbinsäure auf

das Doppelte oder Dreifache. Alle 2–3 Stunden $^1/_2$ TL Ascorbinsäure – und ich bleibe von einem Infekt verschont. Sogar Zahnfleischentzündungen, zu denen ich in Stresszeiten neige, halte ich auf diese Weise unter Kontrolle.«

Auf einen Blick: Wann nimmt man welches Vitamin ein?

Vitamin A	während einer Mahlzeit
Beta-Carotin:	während einer Mahlzeit
Biotin	während einer Mahlzeit, vorzugsweise mehrmals täglich in Einzeldosen
Folsäure	während einer Mahlzeit, vorzugsweise mehrmals täglich in Einzeldosen
Vitamin B_1	während einer Mahlzeit oder zwischen Mahlzeiten, vorzugsweise mehrmals täglich in Einzeldosen
Vitamin B_2	während einer Mahlzeit oder zwischen Mahlzeiten, vorzugsweise mehrmals täglich in Einzeldosen
Vitamin B_3	Während einer Mahlzeit oder zwischen Mahlzeiten; hohe Dosen sollten während der Mahlzeit eingenommen werden, um Nebenwirkungen zu minimieren
Pantothensäure	während einer Mahlzeit, vorzugsweise mehrmals täglich in Einzeldosen
Vitamin B_6	während einer Mahlzeit, vorzugsweise mehrmals täglich in Einzeldosen
Vitamin B_{12}	während einer Mahlzeit, vorzugsweise mehrmals täglich in Einzeldosen
Vitamin C	während einer Mahlzeit, vorzugsweise mehrmals täglich in Einzeldosen
Vitamin D	während einer Mahlzeit
Vitamin E	während einer Mahlzeit
Vitamin K	während einer Mahlzeit
Vitamin P	zwischen den Mahlzeiten, möglichst mit Vitamin C

Weitere essenzielle Substanzen

Inositol: für gesundes Wachstum

Inositol ist im Muskelgewebe vorhanden. Es wird vom Körper in geringer Menge synthetisiert und darüber hinaus mit der Nahrung eingenommen. Seine aktive Form heißt Myoinosit.

Eigenschaften:
- Inositol ist der früher als »Bios I« bezeichnete Wachstumsfaktor.
- Es hat krebshemmende Wirkung.
- Es erhöht die Gewebedurchblutung.
- Es ist Bestandteil von Membranen, u.a. von Nervenzellen. Somit ist es an der Produktion von Neurotransmittern beteiligt.
- Inositol spielt eine wichtige Rolle beim Fettstoffwechsel.
- Es ist für die Reifung von Spermien erforderlich.

Anwendungen auf einen Blick
- Alkoholismus
- erhöhter Blutfettspiegel, Lebererkrankungen, Fettleber
- erhöhte Blutfettwerte, insbesondere des LDL-Cholesterins
- Schlafstörungen, Unruhezustände (zusammen mit Calcium und Magnesium)
- Diabetes
- Haarausfall, Hautreizungen
- Durchblutungsstörungen
- Wachstumsstörungen bei Kindern
- progressive Muskeldystrophie (zusammen mit Vitamin E und Cholin)

Ursache von Mangelzuständen: Mangel an Niacin und Magnesium

Überdosierung, Nebenwirkungen: nicht bekannt

Natürliches Vorkommen: Inositol ist vor allem in Früchten, wie Melone, Grapefruit und Orange, sowie in Nüssen, Vollkorn- und Milchprodukten, Innereien, Hefe, Bohnen und Samen enthalten.

Empfohlene Tagesdosis: 0,5–1,5 g; therapeutisch bis 3 g

Para-(p-)Aminobenzoesäure (PABA): das »Schönheitsvitamin«

Die wasserlösliche Para-Aminobenzoesäure (PABA) ist Bestandteil der Folsäure.

Eigenschaften:
- PABA ist vor allem in Hautzellen enthalten, wo es aus dem Licht diejenigen UV-Strahlen herausfiltert, die Auslöser von Sonnenbrand und Hautkrebs sein können.
- Es ist an der Pigmentbildung in Haut und Haaren beteiligt.
- Als Folsäurebestandteil reguliert es die Verdauung, schützt die Darmwände und ist an der Eiweißverwertung sowie an der Bildung der roten Blutkörperchen beteiligt.

Anwendungen auf einen Blick
- Sonnenschutz, Prophylaxe von Sonnenbrand
- chronische Verstopfung
- Hauterkrankungen mit Pigmentverlust, wie Vitiligo, Lupus
- bestimmte Autoimmunstörungen
- vorzeitiges Ergrauen der Haare
- Müdigkeit
- Stimmungsschwankungen, Depression
- Kopfschmerzen
- Pigmentstörungen der Haut

Überdosierung: Bei dauerhafter Einnahme sehr hoher Dosen von PABA, die 5 g täglich übersteigen, können Übelkeit, Appetitmangel und Hautrötungen auftreten. Leberschäden und Allergien wurden ebenfalls berichtet.

Wechselwirkung: Die Wirkung bestimmter Antibiotika wird durch die gleichzeitige Einnahme von hochdosiertem PABA reduziert.

Natürliches Vorkommen: Natürliche PABA-Quellen sind Leber, Vollkorn, Weizenkeime, Hefe, ungeschälter Reis und Weizenkleie.

Empfohlene Tagesdosis: 100–300 mg; therapeutisch 1–12 g

GABA: Für eine gesteigerte Konzentration

Bei der Gamma-Aminobuttersäure handelt es sich um einen natürlichen Beruhigungswirkstoff des Gehirns.

Eigenschaften:
- GABA unterstützt den Hirn- und Nervenmetabolismus und normalisiert die Funktionen des Nervensystems.
- Sie ermöglicht dem Gehirn, sich zu konzentrieren. Konzentration bedeutet, dass wir aus der Vielzahl an Eindrücken, die uns umgeben, einen auswählen und unsere Aufmerksamkeit auf diesen fokussieren.
- Sie ist an der Freisetzung des menschlichen Wachstumshormons beteiligt.
- Sie verbessert den Schlafrhythmus.
- GABA wirkt schmerzlindernd und blutdruckstabilisierend.

Empfohlene Tagesdosis: Auch wenn sich die Wirkung von GABA relativ schnell einstellt, sollte man es kontinuierlich ca. acht Wochen einnehmen, um dauerhafte Hilfe zu erhalten. Empfohlen wird eine tägliche Dosis von 200–400 mg.

Anwendungen auf einen Blick
- Konzentrationsstörungen, Vergesslichkeit
- Schlafstörungen
- Schmerzen
- Blutdruckschwankungen

Melatonin: für eine funktionierende innere Uhr

Melatonin ist ein Hormon, das der Körper selbst produziert, und zwar in der Zirbeldrüse (Epiphyse) im Gehirn. Diese schüttet in der Nacht hohe Dosen an Melatonin aus. Es wird aus Serotonin gebildet und reguliert die biologische Uhr. Mit zunehmendem Alter lässt die Melatoninproduktion nach, weswegen alte Menschen auch schlecht schlafen. Versuche haben ergeben, dass man bei alten gesunden Mäusen die Lebensqualität erhöht, wenn man ihnen Epiphysen junger Mäuse implantiert. Sie leben zudem länger als nicht operierte vergleichbare alte Tiere.

Eigenschaften:
- Melatonin reguliert den Schlaf-Wach-Rhythmus.
- Es passt die Geschwindigkeit der Stoffwechselabläufe an, abhängig von der Menge der aufgenommenen Nahrung.
- Es ist ein hochwirksames Antioxidans, stärkt das Immunsystem und aktiviert krebsbekämpfende Immunzellen.
- Unter der Einwirkung von Melatonin treten Cluster-Kopfschmerzen seltener auf.
- Es entfaltet im ganzen Körper antioxidative Wirkungen, indem es das antioxidative Enzym Glutathionperoxidase aktiviert. Dadurch kann es möglicherweise bei der Verhinderung der Alzheimer-Krankheit eine Rolle spielen.
- In diesem Zusammenhang wird Melatonin auch eine Verlangsamung des Alterungsprozesses nachgesagt: Immerhin

konnte bei Tieren eine erhöhte Lebenserwartung durch Melatonin-Einnahme nachgewiesen werden.

Anwendungen auf einen Blick

- Schlafstörungen
- Minderung der Jet-lag-Symptome
- Krebsschutz
- regelmäßige Einnahme von bestimmten Medikamenten, wie Betablockern und Valium
- Erhaltung von Vitalität und Jugendlichkeit

Überdosierung/Nebenwirkung: Bei Einnahmen von 1–5 mg treten selten leichte Nebenwirkungen wie Schlaflosigkeit, Kopfschmerzen, Schwindel und Übelkeit auf. Bei Einnahme während des Tages muss man mit leichten Ermüdungserscheinungen rechnen. Auf das Autofahren, Bedienen von Maschinen u.ä. sollte verzichtet werden.

Empfohlene Tagesdosis: Je nach Einsatz werden 0,5–5 mg empfohlen. Soll Melatonin schlaffördernd wirken, nimmt man es eine halbe Stunde vor dem Schlafengehen auf leeren Magen ein.

Glucosamin: für gesunde Knorpel

Eigenschaften: Glucosamin, Bestandteil des Knorpels, hat die Aufgabe, den Körper zur Produktion und Erneuerung von Knorpel und Bindegewebe anzuregen. Knorpel umgibt Knochen und schützt sie davor, schmerzhaft aneinander zu reiben, wie dies bei Knorpelabbau im Fall von entzündlicher rheumatoider Arthritis der Fall ist. Glucosamin kann nicht nur einen solchen entzündlichen Verschleißprozess aufhalten, sondern verloren gegangenen Knorpel neu aufbauen.

Anwendung: Arthritis

Empfohlene Tagesdosis: Diese praktisch nebenwirkungsfreie Substanz kann man in einer täglichen Dosis von 0,5-1,5 g einnehmen. Besonders wirkungsvoll ist sie in Kombination mit Chondroitin und Silizium bzw. siliziumhaltigen Pflanzen wie etwa Schachtelhalm. Konzentrierter wirkt das Glucosamin HCl.

Fallbeispiel:
Frau G.H. schreibt: »Jahrelang litt ich unter starken Schmerzen in den Knien, besonders bei Belastungen. Untersuchungen bei drei Orthopäden in den letzten fünf Jahren ergaben keine krankhaften Befunde. Seit sechs Monaten nehme ich nun Glucosamin. Bereits nach den ersten vier Tagen waren meine Schmerzen verschwunden.«

Chondroitin

Eigenschaften: Wie Glucosamin ist auch Chondroitin Bestandteil des Knorpels, und zwar bei Tieren. Dort übernimmt es die gleichen Funktionen wie Glucosamin im menschlichen Organismus. Untersuchungen zufolge, in denen Arthritis-Patienten Chondroitinsulfate bekamen, wirkt diese Substanz schmerzlindernd, fördert die Beweglichkeit und baut verlorene Knorpelsubstanz wieder auf.

Anwendung: Arthritisschmerzen, Knorpelverlust durch Entzündungen

Empfohlene Tagesdosis: 1–2 g, möglichst in Kombination mit Glucosamin und Silizium bzw. siliziumhaltigen Pflanzen wie etwa Schachtelhalm

Mineralien

Der Körper sollte mit Mineralien und Spurenelementen immer gut versorgt sein, da sie den gesamten Stoffwechsel und das Funktionieren vieler Hormone und Enzyme regulieren.
Ein Mineralstoffmangel kann weitreichende Folgen haben: Appetitmangel, Schwächung der Abwehrkräfte, Haarausfall, schlechte Wundheilung bis hin zu schweren Mangelerkrankungen, zu denen u.a. Rachitis, Kropfbildung und Osteoporose gehören. Mineralstoffdefizite sind häufig in der industriellen Verarbeitung von Lebensmitteln begründet, die ihrer Nährstoffe beraubt sind, sowie in überdüngten Böden, Alkoholismus, (Darm-)Erkrankungen, in starkem Schwitzen, erhöhtem Bedarf während Schwangerschaft und Stillzeit und in Stress.

Feststellung von Mineralstoffmangel

Das Zusammenspiel der Tausende von Substanzen in einem Organismus ist so komplex, dass man vor der gezielten Behandlung einer Mangelversorgung völlige Sicherheit darüber haben sollte, welches Mineral tatsächlich fehlt. Statt sich versuchsweise selbst zu medikamentieren, muss man zunächst für eine unzweifelhafte Diagnose sorgen. Moderne Analyseverfahren ermöglichen die Feststellung, welche Mineralstoffe in welcher Menge in Körpergeweben und -flüssigkeiten eingelagert sind. Beispielsweise geben Schweißanalysen Aufschluss über den Zinkwert, Speichelproben über den Quecksilberabrieb aus Amalgamfüllungen, Haaruntersuchungen über toxische Belastungen und Urinproben zeigen, wie viele Mineralstoffe vom Körper ausgeschieden werden.

Calcium: Baustein für Knochen und Zähne

Eigenschaften:
Calcium ist für den Aufbau von Knochen und Zähnen von Bedeutung.

- Es reguliert die Blutgerinnung.
- Calcium steuert die Reizleitung zwischen den Nervenzellen.
- Die Muskulatur, auch der Herzmuskel, braucht Calcium und Magnesium für ein normales Funktionieren.
- Es stabilisiert die Zellmembranen.
- Es aktiviert bestimmte Enzyme.

Anwendungen auf einen Blick

- Vegetative Dystonie: Konzentrationsschwäche, Nervosität, Schlafstörungen
- Unterversorgung bzw. erhöhter Bedarf bei alten Menschen, Schwangeren und in den Wachstumsphasen von Kindern und Jugendlichen
- Allergien, z.B. Neurodermitis
- Darmerkrankungen (Morbus Crohn, Entzündungen) und zur Darmkrebsprophylaxe
- Prämenstruelles Syndrom: zur Verminderung von Symptomen wie Stimmungsschwankung, Konzentrationsschwäche, Wasseransammlung in den Geweben und Schmerzen
- hoher Blutdruck
- Muskelkrämpfe, Krampfanfälle (Tetanie)
- Verminderung der Knochendichte, Knochenschmerzen, Osteoporose, »Witwenbuckel«, Rachitis
- brüchige Nägel, Haarausfall
- Hauterkrankungen, z.B. Ekzeme
- Sehschwäche bis hin zur Erblindung
- Parodontose
- Zahnschäden, Fehlstellungen, Schmelzdefekte
- Veränderung der Herzstromkurve

Ursachen von Mangelzuständen:

- Langfristiger Zufuhrmangel
- zu hohe Eiweißaufnahme
- Verdauungsstörungen durch Darmerkrankungen und Gallensekretionsstörungen
- Einnahme bestimmter Medikamente, wie Abführ- und Entwässerungsmittel
- Vitamin-D-Mangel
- mangelnde Bewegung
- Stress, übermäßiger Konsum von Kaffee und phosphathaltigen Nahrungsmitteln wie Cola-Getränken
- Hormonumstellung in der Menopause

Nebenwirkungen: nicht bekannt

Überdosierung: evtl. Übelkeit, Durchfall, Calciumablagerungen in Gelenken, Nieren und Arterien, erhöhter Wasserbedarf. Wird Calcium zusammen mit Magnesium eingenommen (was ratsam ist), so kann man diese Begleiterscheinungen auch bei hoher Dosierung vermeiden.

Wechselwirkungen:

- Der Vitamin-B-Komplex fördert die Resorption von Calcium. Magnesium ist ein Gegenspieler von Calcium, weswegen Kombinationspräparate sinnvoll sind. Hohe Calciumeinnahme etwa verringert den Magnesiumspiegel.
- Das Spurenelement Bor sorgt dafür, dass der Calciumspiegel im Körper erhalten bleibt.

Natürliches Vorkommen: Calcium wird aus tierischen Lebensmitteln leichter resorbiert als aus pflanzlichen, ausgenommen Soja. Es ist reichlich in Milchprodukten, Sojabohnen, Hefe, Sesamsamen, Nüssen, Eiern, Orangen, Weizenvollkornbrot, Petersilie, Hülsenfrüchten und grünem Gemüse wie Grünkohl, Spinat, Fenchel, Brokkoli und Mangold enthalten.

Empfohlene Tagesdosis: 1000 mg; Kinder und Jugendliche im Alter zwischen zehn und zwanzig Jahren brauchen laut DGE bis zu 1200 mg.

Magnesium: Antistress-Mineral

Obwohl Magnesium nur in einer Menge von ca. 30 g im Körper enthalten ist, wäre unser Körper ohne diesen Mineralstoff funktionsunfähig.

Eigenschaften:
- Magnesium ist an vielen Prozessen des Kohlenhydrat-, Eiweiß- und Glucosestoffwechsels beteiligt und aktiviert über 300 Enzyme.
- Es ist für die Übertragung der Nervenreize verantwortlich.
- Es stärkt den Herzmuskel und erweitert die Herzkranzgefäße.
- Magnesium setzt die Blutgerinnungsneigung herab, senkt das Risiko der Thrombozytenaggregation (Verklumpung der Blutplättchen) und damit der Thrombose.
- Es senkt den Blutfettwert und damit das Risiko von Arteriosklerose und Herzinfarkt.
- Es wirkt erregungshemmend und damit Stress, Gereiztheit und Aggressivität entgegen.
- Magnesium ist am Aufbau von Knochen und Zähnen beteiligt

Anwendungen auf einen Blick
- Herzkrankheit, Herzrhythmusstörungen
- Bluthochdruck
- Muskelzittern und -krämpfe, Leistungssport
- Nierensteine
- Prämenstruelles Syndrom, Migräne
- Stress
- Schwangerschaftsübelkeit und vorzeitige Wehen

- Diabetes mellitus
- Übererregbarkeit der Nerven, Schlaflosigkeit, Konzentrationsschwäche, Angstzustände, Depressionen
- Arteriosklerose, Durchblutungsstörungen: Kribbeln und Taubheitsgefühle in den Extremitäten
- Verspannungen, Kopfschmerzen, Migräne
- schnelle Ermüdung
- Störungen des Immunsystems

Ursachen von Mangelzuständen:
- Mangelernährung
- Resorptionsstörungen durch Magen-Darm-Erkrankungen
- extreme körperliche Aktivität
- Stress
- Phasen wie Schwangerschaft, Stillzeit und Wachstum
- hoher Alkoholkonsum
- dauerhafte Einnahme bestimmter Medikamente, wie Abführ- und Entwässerungstabletten
- Mangel an B-Vitaminen

Nebenwirkungen: auch in hohen Dosierungen keine, sofern gleichzeitig Calcium eingenommen wird

Überdosierung: Vorsicht ist geboten bei Niereninsuffizienz.

Wechselwirkungen: Phosphate verringern die Magnesiumresorption. Hohe Calciumeinnahme etwa senkt den Magnesiumspiegel, weshalb man beide Mineralien kombiniert einnehmen sollte.

Natürliches Vorkommen: Da Magnesium ein zentraler Baustein des Chlorophylls ist, findet es sich in allen grünen Pflanzen, zudem in Nüssen, insbesondere Cashewnüssen, Bierhefe, Gemüse, Getreide, Sojabohnen, Milch, Kakao, Vollkorn, Amaranth, Kürbiskernen, Sonnenblumenkernen, Weizenkleie und magnesiumreichen Mineralwässern.

Empfohlene Tagesdosis: Die DGE empfiehlt für Jugendliche und Erwachsene die Einnahme von 300–400 mg Magnesium.

.

Phosphor: das Energiemineral

Phosphor kommt im Körper nur als Phosphat, d.h. in der Verbindung mit Sauerstoff, vor und zählt zu den wichtigsten Zellbausteinen.

Eigenschaften:

- Neben Calcium und Magnesium ist Phosphor wesentlich am Aufbau von Knochen und Zähnen beteiligt.
- Es reguliert den Säure-Basen-Haushalt.
- Es spielt bei der Resorption von Nährstoffen eine wichtige Rolle.
- Phosphor unterstützt die Energiegewinnung, setzt Energie frei und ist der wichtigste Energieträger im Körper.
- Es ist Bestandteil von Membranen, zahlreichen Enzymen und Nukleinsäuren.

Anwendungen auf einen Blick

Ein Phosphatmangel tritt so gut wie nie auf, da die heutige Zivilisationskost eher einen Phosphatüberschuss aufweist.
Phosphatmangel äußert sich in den gleichen Symptomen wie Vitamin-D-Mangel: Rachitissymptomatik, Knochen- und Kieferverformungen und -schwund.

Ursachen von Mangelzuständen: Nur in Extremsituationen wie Hunger, bei Vitamin-D-Mangel und Nierenfunktionsstörungen tritt Phosphatmangel auf.

Nebenwirkungen: Hyperaktivität von Kindern wird auf phosphathaltige Nahrungsmittel zurückgeführt.

Überdosierung: Sofern das Calcium-Phosphor-Verhältnis stimmt, kann Überdosierung keine Schäden hervorrufen. Bei Nierenschwäche oder Unterfunktion der Nebenschilddrüse ist Vorsicht geboten.

Wechselwirkungen: Zuviel Phosphor behindert den Mineralaufbau von Knochen und führt zu Calciummangel. Beide Mineralien werden in gleichem Umfang vom Körper gebraucht.

Natürliches Vorkommen: Phosphor ist u.a. in Bierhefe, Weizenkeimen, Kakaopulver, Sesamsamen, Sojabohnen, Käse, Ölsardinen, Bohnen, Innereien, Linsen, Getreide und Haferflocken enthalten. Darüber hinaus ist Phosphat ein Zusatzstoff in vielen Fertiggerichten, Suppen, Backmischungen und Cola-Getränken.

Empfohlene Tagesdosis: Die DGE empfiehlt für Jugendliche und Erwachsene die tägliche Einnahme von 700-1200 mg Phosphor.

Natrium und Chlor: für Muskeln und Nerven

Die Verbindung von Natrium und Chlor, Natriumchlorid, ist das in vergangenen Zeiten rare, hochbegehrte und teuer bezahlte Kochsalz. Heute ist es in den meisten zubereiteten Nahrungsmitteln enthalten und wird eher zuviel als zuwenig konsumiert.

Zusammen mit Kalium sind Natrium und Chlor für den Flüssigkeitshaushalt des Körpers, insbesondere den Nährstoffaustausch zwischen den Körperflüssigkeiten durch die Zellmembranen zuständig. Diese drei Mineralstoffe sind also die wichtigsten Elektrolyte.

Eigenschaften:
- Natrium reguliert den Wasserhaushalt und den osmotischen Druck.
- Es ist wesentlich an der Aufrechterhaltung eines Säure-Basen-Gleichgewichts beteiligt.
- Ihm kommt eine besondere Bedeutung für den Nährstofftransport zu.
- Dank Natrium können sich Muskeln entspannen.
- Es ist für die Leitung von Nervenreizen unerlässlich.

Anwendungen auf einen Blick
- niedriger Blutdruck
- Appetitlosigkeit, Durst
- Muskelkrämpfe
- Orientierungsschwierigkeiten, Verwirrtheitszustände
- Schwindel, Teilnahmslosigkeit

Ursachen von Mangelzuständen:
- Langes Schwitzen, Erbrechen, Durchfall führen zu einem Verlust von Elektrolyten, was im Extremfall Kreislaufkollaps hervorrufen kann.
- Quecksilbervergiftung
- Einnahme harntreibender Medikamente
- Leber- und Nierenerkrankungen
- Krebs
- kochsalzarme Ernährung

Nebenwirkungen: s. »Überdosierung«

Überdosierung: Bei längerer hochdosierter Einnahme von Natriumchlorid steigt das Risiko des Bluthochdrucks und der Ödemneigung, da Salz Wasser bindet. Kalium wird verstärkt ausgeschieden.

Wechselwirkungen: Kalium und Natrium sind Gegenspieler, die sich in einem ausgeglichenen Verhältnis von ungefähr 5:1 befinden sollten. Meist ist der Natriumanteil höher, dann braucht der Körper mehr Kalium.

Natürliches Vorkommen: Als Kochsalz ist Natriumchlorid in sämtlichen zubereiteten Nahrungsmitteln enthalten, insbesondere in Salzstangen, Oliven, Salzhering, Fleisch- und Gemüsebrühe, bestimmten Käsesorten wie Roquefort, Rauchschinken, Wurst und Kasseler.

Empfohlene Tagesdosis: Die DGE empfiehlt für Jugendliche und Erwachsene die tägliche Einnahme von 550 mg Natrium und 830 mg Chlorid.

Kalium: das Herzmineral

Eigenschaften:

- Neben Natrium und Chlor ist Kalium für den Flüssigkeitshaushalt des Körpers zuständig, insbesondere für den Nährstoffaustausch zwischen den Körperflüssigkeiten durch die Zellmembranen und den osmotischen Druck.
- Kalium wirkt sich auf die Muskelerregbarkeit aus und ist insofern für die Funktionstüchtigkeit des Herzens wichtig.
- Es reguliert die Nervenreizleitung.
- Kalium aktiviert Enzyme und ist dadurch an zahlreichen Stoffwechselvorgängen, z.B. der inneren Atmung und der Proteinsynthese, beteiligt.

Anwendungen auf einen Blick

- Bluthochdruck
- Stress
- Störungen der Herzfunktionen bis hin zu Herzstillstand; Herzrhythmusstörungen

- Ödeme (Wasseransammlung im Gewebe)
- Kreislaufschwäche
- Krämpfe
- Durchfall
- Verbrennungen
- Verstopfung nach Langzeiteinnahme von Abführmitteln
- Muskelschwäche
- Atemstörungen
- Appetitlosigkeit, Übelkeit, Erbrechen

Ursachen von Mangelzuständen:
- Mangelernährung
- übermäßiger Konsum von Alkohol oder Kochsalz
- Magnesiummangel
- Nieren- oder Lebererkrankungen
- bestimmte Medikamente, wie Abführ- und Entwässerungsmittel, Cortisonpräparate
- starkes Schwitzen

Nebenwirkungen: nicht bekannt

Überdosierung: Nur unter bestimmten krankheitsbedingten Umständen können Muskelschwäche, Verwirrtheit und Störungen der Herzfunktionen nach einer hochdosierten Kaliumgabe auftreten.

Wechselwirkungen:
- Kalium ist der Antagonist (Gegenspieler) von Natrium; jedes der beiden Mineralien senkt die Wirkung des jeweils anderen. Für einen funktionierenden Kaliumhaushalt ist ein gesunder Magnesiumspiegel erforderlich.
- Herzglykoside und Kalium beeinflussen sich wechselseitig.

Natürliches Vorkommen: Kalium kommt in hohem Maße in Sojabohnen, Obst – insbesondere Bananen –, Obstsaft, Hefe,

Trockenobst, Hülsenfrüchten, Gemüse, Nüssen, Mandeln, Fisch, Fleisch und Vollkorn vor.

Empfohlene Tagesdosis: Die DGE empfiehlt für Jugendliche und Erwachsene die tägliche Einnahme von 2000 mg Kalium.

Schwefel: für den Aufbau von Aminosäuren

Während die giftige Verbindung von Schwefel und Sauerstoff, Schwefeldioxid, maßgeblich am Waldsterben beteiligt ist, sind andere Schwefelverbindungen für einen funktionierenden Organismus unverzichtbar.

Eigenschaften:
- Schwefel dient Entgiftungsprozessen im Körper.
- Er ist Bestandteil z.T. essenzieller Aminosäuren und somit für die Eiweißsynthese erforderlich.
- Er ist am Aufbau des Bindegewebes beteiligt.
- Schwefel ist die Voraussetzung für einige lebenswichtige Substanzen im Körper, wie das Nervenvitamin B_1, Biotin, Insulin, Koenzym A, Heparin und Keratin.
- Bestimmte Schwefelverbindungen besitzen antibiotische Wirkung.

Mangelzustände: nicht bekannt, da Schwefel ausreichend in tierischer wie auch in pflanzlicher eiweißhaltiger Nahrung vorkommt

Anwendungen auf einen Blick
- Hautkrankheiten wie Psoriasis, Ekzeme
- Bluthochdruck und hohe Blutfettwerte
- Arthritis
- Infektionen der Harn- und Atemwege

Nebenwirkungen: Schwefel ist ein in Nahrungsmitteln verwendeter Konservierungsstoff, auf den manche Menschen allergisch reagieren.

Überdosierung: Bei extrem hoher Dosierung kann es zur Kropfentwicklung kommen.

Wechselwirkungen: Bei regelmäßigem Verzehr von täglich 1–2 kg Kohl, der relativ viel Schwefel enthält, kann eine Aufnahmestörung von Jod die Folge sein, die dann zur erwähnten Kropfentwicklung führt.

Natürliches Vorkommen: Schwefel kommt reichlich in eiweißhaltigen Nahrungsmitteln vor, besonders in Knoblauch, Zwiebeln, Lauch, Kohl, Senf, Schnittlauch, Meerrettich, Eiern, Nüssen, Fleisch und Fisch.

Einnahmeempfehlungen liegen nicht vor, siehe »Mangelzustände«.

Spurenelemente

Chrom: für eine verbesserte Insulinwirkung

In geringen Mengen ist Chrom lebensnotwendig, in höheren Dosen giftig.

Eigenschaften:

- Chrom ist Bestandteil des Glucosetoleranzfaktors GTF. Es aktiviert Insulin und hat dadurch eine wichtige Bedeutung im Zusammenhang mit Altersdiabetes.
- Es stimuliert die Eiweißsynthese.
- Chrom ist an der Zellteilung beteiligt.

Anwendungen auf einen Blick

- Prophylaxe und Therapie von Altersdiabetes
- Phasen erhöhten Bedarfs: Schwangerschaft, Leistungssport, fortgeschrittenes Lebensalter
- erhöhte Blutfettwerte und Arteriosklerose
- verminderte Glucosetoleranz und Insulinwirkung
- Kopfschmerzen, Müdigkeit, Konzentrationsstörungen
- Gewichtsverlust

Ursachen von Mangelzuständen:

- Mangelernährung durch industriell verarbeitete Nahrungsmittel
- erhöhte Chromausscheidung durch Infektionen, Leistungssport, Stress
- nachlassende Resorption in fortgeschrittenem Alter

Nebenwirkungen: nicht bekannt

Überdosierung: Bauchschmerzen, Erbrechen, Durchfall, Kreislaufkollaps, Leber- und Nierenschäden bis hin zum Tod durch Nierenversagen

Wechselwirkungen: nicht bekannt

Natürliches Vorkommen: Chromreich sind Weizenkeime, Maiskeimöl, Gewürze, insbesondere schwarzer Pfeffer, Bierhefe, Eidotter, Leber, Rindfleisch und Vollkornbrot.

Empfohlene Tagesdosis: Die DGE empfiehlt für Jugendliche und Erwachsene die tägliche Einnahme von 30-100 µg Chrom.

Eisen: für die Sauerstoffversorgung

Eigenschaften:

- Eisen ist Bestandteil des roten Blut- und Muskelfarbstoffs (Hämoglobin) und mit für den Sauerstofftransport im Blut verantwortlich.
- Als Bestandteil bestimmter Enzymgruppen spielt es eine wichtige Rolle im Energiestoffwechsel und bei der Kontrolle freier Radikale.
- Eisen reguliert den Säuregehalt des Blutes und hält diesen zwischen pH 7,35 und pH 7,45.

Anwendungen auf einen Blick

- Anämie
- starke Blutverluste, z.B. durch Menstruationsblutungen
- mangelhafte Eisenverwertung z.B. nach Magenresektion oder bei zuwenig Magensäure
- gesteigerter Bedarf etwa durch Schwangerschaft
- Müdigkeit, Abgeschlagenheit, verminderte Leistungsfähigkeit
- Blässe, Appetitlosigkeit

- brüchiges Haar, gerillte Fingernägel, Löffelform (Fingernägel)
- Rhagaden, raue, spröde Haut
- Entzündungen der Zunge oder Speiseröhre
- Konzentrationsschwäche, Gereiztheit, Unlust, Kopfschmerzen
- Infektanfälligkeit

Ursachen von Mangelzuständen:
- Mangelernährung, z.B. durch drastische Schlankheitskur
- Eisenverluste durch Blutungen, Blutspende, Menstruation
- erhöhter Bedarf in Wachstumsphasen, während Schwangerschaft und Stillzeit
- gestörte Eisenresorption durch gleichzeitige Phosphatüberdosierung
- Nierenerkrankungen
- entzündliche Magen-Darmerkrankungen

Nebenwirkungen: nicht bekannt

Überdosierung: Der gesunde Körper resorbiert nur so viel Eisen, wie er braucht, der Rest wird ausgeschieden. Bei krankhaften Störungen der Eisenverwertung, wie sie bei Alkoholikern vorkommt, lagert sich Eisen in Geweben ab, was zu diversen Krankheiten führen kann.

Wechselwirkungen:
- Bestimmte Medikamente wie Antibiotika und die in Kaffee oder schwarzem Tee enthaltenen Tannine sollten nicht zeitgleich mit Eisenpräparaten eingenommen werden.
- Größere Mengen an Phosphat und Kalium beeinträchtigen die Eisenresorption. Vitamin-C-reiche Früchte fördern sie.

Natürliches Vorkommen: Eisenreiche Nahrungsmittel sind Innereien (z.B. Leber), Bierhefe, Sesamsamen, Sojabohnen, Quinoa, Amaranth, Weizenkeime, Petersilie, Haferflocken, Hülsenfrüchte und Hirse. Auch in Milch und Milchprodukten, Salat und Spinat, Obst und Beeren ist Eisen enthalten.

Empfohlene Tagesdosis: Die DGE empfiehlt für Jugendliche und Erwachsene die tägliche Einnahme von 10–30 µg Eisen.

Fluor: für gesunde Zähne

Eigenschaften:
- Fluor ist wichtig für das Wachstum der Zähne sowie für den Zahndurchbruch.
- Fluor festigt den Zahnschmelz, schützt vor bakterieller Zahnbesiedelung und damit vor Karies.
- Es ist mitverantwortlich für eine ausreichende Härte und Widerstandsfähigkeit von Knochen und Zähnen

Anwendungen auf einen Blick
- Zahnkaries, Kariesprävention
- Zahnentwicklung bei Kindern
- Lockerung der Knochensubstanz, Osteoporose

Ursache von Mangelzuständen: niedrige Zufuhr von Fluorid

Nebenwirkungen: Unterschiedliche Meinungen über die positiven oder negativen Wirkungen von Fluor beherrschen die wissenschaftliche Diskussion.

Überdosierung: Bei Kindern kann Überdosierung zu Zahnfluorosen führen.

Wechselwirkungen: nicht bekannt

Natürliches Vorkommen: Fluor ist in fast allen Nahrungsmitteln reichlich enthalten, insbesondere in schwarzem Tee, Walnüssen, Lachs, Bückling, Nieren, weißen Bohnen, Getreide, Kakaopulver, Käse, Eiern und Weizenbrot.

Empfohlene Tagesdosis: Die DGE empfiehlt für Kinder 0,7-3,3 mg, für Jugendliche und Erwachsene 2,9–3,8 mg Fluorid.

Jod: für eine funktionierende Schilddrüse

Jod wird zu 80% in der Schilddrüse gespeichert. Aus diesem Grund empfehlen Wissenschaftler bei Reaktorunfällen die Einnahme von Jodtabletten. Radioaktives Jod 131 lagert sich zu einem hohen Prozentsatz in einer mit Jod unterversorgten Schilddrüse ein, während eine gut versorgte Schilddrüse maximal 10-20% des radioaktiven Jods speichert.

Eigenschaften:
- Jod ist an der Herstellung von Schilddrüsenhormonen und somit an der Regulierung von Körpertemperatur, Wasserhaushalt, Sauerstoffverbrauch und verschiedenen Stoffwechsel- und Wachstumsprozessen beteiligt.
- Jod ist nachweislich ein Fänger von freien Radikalen und unterstützt somit das Immunsystem.

Anwendungen auf einen Blick
- unzureichende Produktion von Schilddrüsenhormonen
- Arteriosklerose
- Stärkung des Immunsystems
- Kropfbildung und Mangel an Schilddrüsenhormonen
- Antriebslosigkeit, Gewichtszunahme, Hauttrockenheit
- Verstopfung, Schwerhörigkeit
- Wachstumsstörungen (Zwergwuchs)

Ursachen von Mangelzuständen: Weltweit sind schätzungsweise fast eine Milliarde Menschen von Jodmangel betroffen, da Jod ein seltenes Element ist und vor allem in Meeresfischen und Algen vorkommt. Eine ausreichende Jodzufuhr allein durch die Nahrung ist in vielen Teilen der Erde, auch im deutschsprachigen Raum, nicht gewährleistet, weshalb man unbedingt jodiertes Speisesalz oder jodhaltige Nahrungsergänzungsmittel, z.B. aus Meeresalgen wie Kelp, zu sich nehmen sollte. Jodmangel während der Schwangerschaft kann auch zu einer geistigen Behinderung des Kindes führen.

Nebenwirkungen: In seltenen Fällen treten Überempfindlichkeitsreaktionen wie Jucken, Niesreiz und Hautausschlag auf.

Überdosierung: Schilddrüsenüberfunktion, d.h. beschleunigte Stoffwechselabläufe, kann auftreten, wenn ein gesunder Mensch hohe Joddosen einnimmt. Sie äußert sich u.a. in Ruhe- und Schlaflosigkeit, Gewichtsabnahme, Haarausfall, Herzjagen, Durchfall und der sogenannten Jodakne.
Von einer Selbstmedikation mit Jodpräparaten ist dringend abzuraten. Nur der Arzt sollte über die Einnahme von Jod entscheiden.

Wechselwirkungen: In Sojaprodukten und Kohl enthaltene Substanzen beeinträchtigen die Einlagerung von Jod in der Schilddrüse.

Natürliches Vorkommen: Meersalz, jodiertes Speisesalz, Seefische, Algen, jodhaltiges Mineralwasser

Empfohlene Tagesdosis: Die DGE empfiehlt für Jugendliche und Erwachsene die tägliche Einnahme von 180–260 µg Jod.

Germanium: zur Stärkung des Immunsystems

Eigenschaften:

- Germanium erhöht den Sauerstoffanteil im Gewebe und regt die Immunfunktionen an.
- Durch seine Fähigkeit, Schwermetalle zu binden und aus dem Körper auszuscheiden, unterstützt es dessen Entgiftung.
- Es fördert die schmerzstillende Wirkung von körpereigenen Endorphinen, indem es ihren Abbau hemmt.

Mangelerscheinungen: Germanium ist ein bislang nicht völlig erforschtes Spurenelement, von dem man noch nicht weiß, ob es für den Körper unentbehrlich ist. Daher können auch noch keine Aussagen über mögliche Mangelerscheinungen gemacht werden.

Anwendungen auf einen Blick

- Tumorhemmung
- Immunstärkung
- Schmerzlinderung
- Schwermetallvergiftungen
- körperliche Leistungssteigerung durch verbesserte Gewebedurchblutung

Nebenwirkungen: nicht bekannt

Überdosierung: nicht bekannt

Wechselwirkungen: nicht bekannt

Natürliches Vorkommen: Germanium ist in fast allen Nahrungsmitteln enthalten, insbesondere auch in Heilpflanzen wie Knoblauch, Ginseng, Sushi, Gorella, Schwarzwurz und Gerste.

Empfohlene Tagesdosis: Es liegen noch keine eindeutigen Empfehlungen vor. Mit der Nahrung nimmt man ca. 1–3 mg pro Tag auf. In der Krebstherapie dosiert man bis zu 240 mg.

Kobalt: zur Blutstärkung

Eigenschaften:

- Kobalt ist am Aufbau von Vitamin B_{12} (Cobalamin) beteiligt.
- Die Eigenschaften von Vitamin B_{12} sind daher auf Kobalt zu übertragen: Schutz von Nerven, Rückenmark und Gehirn; Beteiligung am Fettsäure- und Folsäure-Stoffwechsel; Aufgaben der Zellvermehrung.
- Kobalt aktiviert das für den Zuckerstoffwechsel wichtige Enzym Glucokinase.

Anwendungen auf einen Blick (s. auch Vitamin B_{12})

- Anämie
- Konzentrationsstörungen, Müdigkeit
- Gedächtnisstörungen, Verwirrung, Depression
- geschwächtes Immunsystem
- eingeschränkte Sehkraft
- vermindertes Zellwachstum
- Gewichtsverlust, Appetitmangel, Verstopfung, auch Durchfall

Ursachen von Mangelzuständen:

- Bandwurm (Diphyllobothrium latum)
- mangelhafte Zufuhr von Vitamin-B_{12}-haltigen Nahrungsmitteln, z.B. durch strengen Vegetarismus
- Erkrankungen der Leber und des Magen-Darm-Traktes
- hoher Alkohol- und Nikotinkonsum
- Einnahme bestimmter Medikamente, z.B. Verhütungsmittel
- Lebensphasen wie Schwangerschaft, Stillzeit und hohes Alter

Nebenwirkungen: Appetitlosigkeit, Gewichtsverlust und eine vergrößerte Schilddrüse können bei längerfristiger Einnahme auftreten.

Überdosierung: In besonders hohen Dosierungen kann Kobalt zu Haut- und Lungenerkrankungen sowie Schäden an Leber, Herz und Nieren führen. Über die Ernährung ist eine Überdosierung aber kaum möglich. Gefährlich ist das z.B. beruflich bedingte Einatmen von Kobaltstäuben, das zu den genannten Schäden führt.

Wechselwirkungen: siehe Vitamin B_{12}

Natürliches Vorkommen: Kobalt ist in allen Vitamin-B_{12}-haltigen Lebensmitteln enthalten, insbesondere in Hülsenfrüchten, Nüssen, Käse, Fleisch (v.a. Leber), Austern, Weizenkeimen, Kakaopulver, Gemüse, Weizenkleie, Nudeln, Haferflocken, Getreide, Vollkornreis, bestimmten Obstsorten und Champignons.

Empfohlene Tagesdosis: Der tägliche Bedarf entspricht ungefähr 0,1 mg.

Kupfer: das Energie-Element zur Blutstärkung

Eigenschaften:
- Kupfer mobilisiert Eisen und ist an der Blut- und Sauerstoffversorgung des Körpers beteiligt.
- Es ist wichtig für die Freisetzung bestimmter Hormone.
- Es hat einen bedeutenden Anteil am Zellwachstum.
- Kupfer ist für die Elastizität von Knochen, Bindegewebe, Gefäßen und Bändern zuständig.
- Kupfer ist für den Pigmentstoffwechsel verantwortlich.
- Es ist am Aufbau einer Schutzschicht um die Nervenfasern beteiligt.

Anwendungen auf einen Blick

- Anämie
- chronische Entzündungen
- Herzerkrankungen wie Herzrhythmusstörungen, vergrößertes Herz
- Arthritis
- Schlafstörungen
- Schmerzen: Kupfer kann die Schmerzempfindlichkeit herabsetzen
- Störungen bei der Eisenverwertung
- Appetitlosigkeit, Gewichtsverlust
- Pigmentstörungen (Vitiligo)
- Störungen im Zentralnervensystem
- geschwächtes Immunsystem, Infektanfälligkeit
- Arteriosklerose, Bluthochdruck, hohe Cholesterinwerte
- Störungen der Knochen- und Haarstrukturen
- beeinträchtigte Fruchtbarkeit

Ursachen von Mangelzuständen:

- Mangelernährung (künstliche Ernährung), einseitige Ernährung von Säuglingen mit Kuhmilch
- Resorptionsstörungen, besonders bei älteren Menschen
- Einnahme großer Zinkmengen
- Kupferspeicherkrankheit (Wilson-Erkrankung)
- Nierenerkrankung

Nebenwirkungen: nicht bekannt

Überdosierung: Bei Wasser aus Kupferleitungen oder in Kupfergeschirr gekochten Speisen kann es zu überhöhter Kupferzufuhr kommen, die sich in vielen Krankheiten niederschlagen und Infektionen, Bluthochdruck, Herzinfarkt, Psychosen, Depressionen, Hyperaktivität bei Kindern u.a. zugrunde liegen kann. Gefährlich sind das Einatmen von Kupferstaub und die

Einnahme von Kupfersalzen. Kupfervergiftungen haben gravierende Folgen und können zum Tod führen.

Wechselwirkungen: Die verstärkte Einnahme von Kupfer kann den Zinkspiegel senken. Molybdän fördert die Ausscheidung von Kupfer über die Galle.

Natürliches Vorkommen: Kakaopulver, Leber, Austern, Muscheln, Nüsse, Bierhefe, Käse, Weizenkleie, Pilze, Hülsenfrüchte, Innereien u.a.

Empfohlene Tagesdosis: Die DGE empfiehlt für Jugendliche und Erwachsene die tägliche Einnahme von 1-1,5 mg Kupfer.

Zink: für ein starkes Immunsystem, Wachstum und Wundheilung

Das in allen Organen sowie den roten und weißen Blutkörperchen enthaltene Zink ist ein wichtiges Element, das bei vielen Stoffwechselprozessen eine zentrale Rolle spielt und daher für die unterschiedlichsten Körperfunktionen unerlässlich ist. Deshalb führt eine Störung des Zinkhaushalts auch zu vielfältigen Erkrankungen.

Eigenschaften:

- Zink ist in über 200 Enzymen enthalten. In diesem Zusammenhang ist es u.a. an der Aufrechterhaltung eines geregelten Säure-Basen-Gleichgewichts, an der Eiweißverdauung und der Beseitigung von Alkoholrückständen beteiligt.
- Zink kommt eine wesentliche Rolle bei der Zellteilung, beim Aufbau der Nukleinsäuren DNS und RNS, von Proteinen und beim Wachstum zu.
- Als ein wichtiges Antioxidans sorgt Zink für ein funktionstüchtiges Immunsystem.

- Es reguliert verschiedene Hormone, wie Geschlechts- und Wachstums- sowie Schilddrüsenhormone.
- Zink ist ein Gegenspieler gefährlicher Schwermetalle wie Cadmium, Blei und Nickel und schützt die Zellen vor deren schädigenden Einflüssen.
- Es ist an der Insulinspeicherung beteiligt.
- Als Stabilisator von Zellmembranen ist Zink für eine funktionierende Wundheilung verantwortlich.

Anwendungen auf einen Blick

- Stärkung des Immunsystems; die Dauer von Erkältungen und Grippe kann unter Zinkgabe halbiert werden
- Diabetes mellitus
- Wundheilung, Verbrennungen
- Augenerkrankungen, wie Makula-Degeneration und Nachtblindheit
- Unfruchtbarkeit, Schwangerschaftskomplikationen
- Akne, Schuppenflechte, Hautentzündungen, Ekzeme
- Rheuma
- Apathie, Depressionen, PMS, Hyperaktivität
- Leberzirrhose, Alkoholismus
- Schwermetallbelastungen
- Infektionsanfälligkeit
- Haarausfall, weiße Flecken in den Fingernägeln
- Wachstumsstörungen, verzögerte (sexuelle) Entwicklung
- Appetitmangel, Durchfall
- Depressionen, Lernschwäche, Konzentrationsmangel, Psychosen, Hyperaktivität
- Nachtblindheit
- Unfruchtbarkeit bei Männern und Frauen
- Prostatavergrößerung

Ursachen von Mangelzuständen:

- Mangelzufuhr, die aufgrund industriell verarbeiteter Nahrungsmittel (Weißmehl) weit verbreitet ist
- krankheitsbedingte Resorptionsstörungen bei Darmentzündung, Nieren- oder Lebererkrankungen, Herzinfarkt, Rheuma, Krebs, Anämie und der genetisch bedingte Zinkmangelkrankheit Acrodermatitis enteropathica
- erhöhter Alkoholkonsum
- Einnahme bestimmter Medikamente sowie starke Zufuhr von Kupfer, Calcium, Phosphor und bei chronischer Schwermetallvergiftung
- Diabetes mellitus

Nebenwirkungen: Bei normaler Dosierung, d.h. nicht über 1 g, treten keine Nebenwirkungen auf.

Überdosierung: Im Gegensatz zu den Mangelzuständen ist ein Zuviel an Zink im Körper selten. Symptome der Zinkvergiftung sind Übelkeit, Erbrechen, Kolik und Durchfall. Atmet man Zink- bzw. Zinkoxiddämpfe ein, kann es zu Fieber, Schüttelfrost, Gelenk- und Muskelkrämpfen kommen, die nach einigen Stunden wieder verschwinden.

Wechselwirkungen:

- Kupfer, Mangan, Eisen, Calcium und Zink beeinträchtigen sich gegenseitig in ihrer Wirkung.
- Vitamin C sollte mit zeitlicher Versetzung eingenommen werden.

Natürliches Vorkommen: Zink wird aus tierischer Nahrung leichter als aus pflanzlicher resorbiert. Enthalten ist es in Leber, Austern, Linsen, gelben Erbsen, weißen Bohnen, Weizenvollkorn, Mais, Haferflocken u.a.

Empfohlene Tagesdosis: Die DGE empfiehlt für Jugendliche und Erwachsene die tägliche Einnahme von 7–10 mg Zink.

Fallbeispiel:
Bert W. schreibt: »Meine schlimme Akne wurde mit Antibiotika behandelt, was aber nur von vorübergehender Wirkung war. Damit ich nicht dauerhaft mit Antibiotika behandelt wurde, ging man zu einer Behandlung mit Zink (80 mg/Tag) über. Dies und die zusätzliche äußere Behandlung mit Zink führten zu einer deutlichen Verbesserung der Haut – ohne die schädlichen Nebenwirkungen der Antibiotika.«

Mangan: zur Enzym-Aktivierung

Eigenschaften:
- Mangan ist in vielen Enzymen vorhanden bzw. aktiviert sie. Somit ist es für den Protein-, Kohlenhydrat- und Fettsäurestoffwechsel bedeutsam.
- Es ist an der Kollagenbildung und damit am Aufbau von Knorpel, Bindegewebe und Knochen beteiligt.
- Mangan unterstützt zusammen mit Vitamin K den Blutgerinnungsprozess.
- Es wirkt antioxidativ und schützt vor freien Radikalen.
- Die Synthese von Cholesterin ist ebenso von Mangan abhängig wie die der Sexualhormone.

Anwendungen auf einen Blick
- Diabetes mellitus
- Wachstums- und Bewegungsstörungen
- Asthma, Allergien
- Epilepsie, Schizophrenie, Depressionen
- Hyperaktivität, Lernstörungen
- Prämenstruelles Syndrom
- niedriger Blutdruck
- Gewebeschwäche, Krampfadern
- Bandscheibenschäden und chronische Gelenkschmerzen
- Blutgerinnungsstörungen

- Unfruchtbarkeit
- Immunschwäche
- Skelett- und Bindegewebsveränderungen

Ursachen von Mangelzuständen:
- Mangelernährung durch raffinierte Lebensmittel wie Weißmehl und Zucker
- zuviel Calcium und Kupfer im Körper
- Schwermetallbelastung
- übermäßiger Alkoholkonsum
- Einnahme bestimmter Psychopharmaka über einen langen Zeitraum

Nebenwirkungen: Der Blutdruck kann sich erhöhen.

Überdosierung: Auch hohe Dosen sind gut verträglich, allerdings kann Bluthochdruck auftreten.

Wechselwirkungen: nicht bekannt

Natürliches Vorkommen: Mangan ist in Teeblättern, Vollkorn- und Sojaprodukten, Petersilie, Nüssen, Hülsenfrüchten, Kakao, tropischen Früchten, Mais u.a. enthalten.

Empfohlene Tagesdosis: Die DGE empfiehlt für Jugendliche und Erwachsene die tägliche Einnahme von 2-5 mg Mangan.

Selen: Schutz der Zelle gegen freie Radikale

Selen ist ein stark giftiges Element, das hingegen in kleinster Menge lebenswichtig ist und aufgrund seiner antioxidativen Wirkung den Körper vor vielen Krankheiten schützt.

Eigenschaften:

- Selen ist Bestandteil der Glutathionperoxidase, des wichtigsten antioxidativen Enzyms, und schützt die Zellen vor gefährlichen Oxidationsprozessen, die zu vorzeitiger Zellalterung, Krebs und degenerativen Erkrankungen führen.
- Es ist in dem Enzym vom Typ I-Jodthyronin-5-Dejodase enthalten, das den Stoffwechsel von Schilddrüsenhormonen anregt.
- Selen stärkt das Immunsystem, indem es die Antikörperproduktion stimuliert.
- Es mindert die Wirkung toxischer Spurenelemente wie Quecksilber, Kadmium, Blei, Arsen und radioaktiver Stoffe.

Ursachen von Mangelzuständen:

- Zufuhrmangel: In großen Teilen der Erde, so auch in Mitteleuropa, herrscht Selenmangel aufgrund von zu geringer Konzentration dieses Elementes in den Böden.
- Mangelernährung durch Magersucht o.ä.
- Magen-Darm-Erkrankungen
- starker Nikotin- und Alkoholkonsum
- Schwermetallbelastungen

Anwendungen auf einen Blick

- Veränderungen der Haarstruktur, Aufhellung von Haut und Haaren
- Herzmuskelerkrankungen, wie Insuffizienz, Herzvergrößerung und Rhythmusstörungen, Keshan-Krankheit (Herzschwäche, Infarkt)
- Kaschin-Beck-Krankheit (»Big joint disease«): degenerative Gelenkerkrankungen mit schmerzhaften Schwellungen
- Prophylaxe und Behandlung von Krebs, Tumorerkrankungen
- Infektanfälligkeit (zusammen mit Vitamin E)

- Vorbeugung gegen Altersflecken und beschleunigter Hautalterung
- starkes Rauchen
- Schutz vor Verlust der Sehkraft
- rheumatische Erkrankungen
- Magen-Darm-Erkrankungen
- Schwermetallvergiftung, z.B. durch Amalgamfüllungen
- Schwangerschaft und Stillzeit

Nebenwirkungen: keine, sofern die richtige Dosis eingenommen wird

Überdosierung: Eine Selenvergiftung äußert sich in einer veränderten Haar- und Nagelstruktur, Erbrechen, Durchfall, Gewichtsabnahme und einem nach Knoblauch riechenden Atem.

Wechselwirkungen: Vitamin C und Zink verringern die toxische Wirkung von zu hoch dosiertem Selen. Dieses wiederum neutralisiert giftige Schwermetalle wie Quecksilber, Blei, Cadmium und Arsen.

Natürliches Vorkommen: Das in Pflanzen vorkommende Selen ist vom menschlichen Organismus leichter zu resorbieren als das in Fleisch und Fisch enthaltene. Selen kommt vor allem in Schweinenieren, Fischen, Eiern, Sonnenblumenkernen, Sojabohnen, Leinsamen, ungeschältem Reis, Getreide und Hülsenfrüchten vor.

Empfohlene Tagesdosis: Die DGE empfiehlt für Jugendliche und Erwachsene die tägliche Einnahme von 30–70 µg Selen.

Molybdän: für gesunde Nieren

Das für Pflanzen und Tiere überlebenswichtige Element hat sich auch für den Menschen als sehr wichtig herausgestellt, obwohl es im Körper nur in winzigsten Mengen (ca. 5 mg) vorhanden ist.

Eigenschaften:

- Molybdän ist Bestandteil von Enzymen, die Purine zu Harnsäure abbauen und somit eine wichtige Rolle bei der Nierenentgiftung spielen.
- Es macht die in vielen Nahrungsmitteln, Medikamenten und smogvergifteter Atemluft enthaltenen Schwefelverbindungen unschädlich und stärkt somit das Immunsystem.
- Es stärkt den Zahnschmelz und verhindert Karies.

Anwendungen auf einen Blick

- Symptome von Schwefelunverträglichkeit, wie Übelkeit, Bauchschmerzen, Durchfall, Atembeschwerden, niedriger Blutdruck, geschwollene Augen, Hände und Füße, Stimmungsschwankungen, Benommenheit, Müdigkeit
- Karies, Kariesprophylaxe
- Unfruchtbarkeit
- niedriger Harnsäurespiegel
- bestimmte Krebserkrankungen
- Hautinfektionen
- Diabetes

Ursachen von Mangelzuständen:

- Zufuhrmangel durch industriell bearbeitete Lebensmittel wie Weißmehl und Industriezucker
- chronische Darmerkrankungen wie Morbus Crohn
- Leberschäden, Alkoholismus

Nebenwirkungen: nicht bekannt

Überdosierung: Es gibt nur wenige Fälle von Vergiftungserscheinungen. In Armenien, wo die Molybdänzufuhr mit der Nahrung sehr hoch ist, wurde vermehrtes Auftreten von Gicht beobachtet. Das jahrelange Einatmen molybdänhaltigen Staubes, dem Metallarbeiter ausgesetzt sind, kann zur Entwicklung einer Staublunge führen.

Wechselwirkungen: Die Resorption von Kupfer und Eisen wird durch Molybdän gehemmt.

Natürliches Vorkommen: Molybdän kommt besonders in Hülsenfrüchten, Vollkorngetreide, Sojaprodukten, Sonnenblumenkernen, Naturreis, Mais, Innereien und Erdnüssen vor.

Empfohlene Tagesdosis: Die DGE empfiehlt für Jugendliche und Erwachsene die tägliche Einnahme von 50–100 µg Molybdän.

Nickel: ein Enzym-Aktivator

Vermutlich ist Nickel ein für den Menschen essenzielles Element, aber seine Funktionen im Organismus sind noch nicht geklärt.

Eigenschaften:
- Nickel aktiviert bestimmte Enzyme, wie Phosphatasen und Dipeptidasen.
- Es scheint beim Kohlenhydrat- und Aminosäurestoffwechsel eine Rolle zu spielen.
- Es scheint die Wirkung von Adrenalin zu beeinflussen.

Mangelzustände: Beim Menschen sind Mangelsymptome nicht eindeutig erkennbar. Gleichwohl wurde beobachtet, dass Patienten mit einer Leberzirrhose und einer chronischen Harnvergiftung (Urämie) niedrige Nickelwerte im Blutserum aufwiesen.

Nebenwirkungen: Bei oraler Einnahme wurden keine Nebenwirkungen beobachtet. Hautallergien können durch nickelhaltige Gegenstände, z.B. Uhrenarmbänder, ausgelöst werden.

Überdosierung: Nickelhaltige Stäube, auch Zigarettenrauch, gelten als krebserregend.

Wechselwirkungen: Ein Mangel an Nickel senkt die Eisenresorption, während ein Mangel an Eisen zu einer Erhöhung der Nickelresorption führt.

Natürliches Vorkommen: Nickel ist reichlich in Pekannüssen, Kakaopulver, Sojabohnen, schwarzem Tee, Bierhefe, Kaffee, Schokolade, Hülsenfrüchten und Getreide enthalten.

Empfohlene Tagesdosis: Die DGE empfiehlt für Jugendliche und Erwachsene die tägliche Einnahme von 25–30 µg Nickel.

Silizium: für gesunde Haut, Haare und Nägel

Silizium kommt in großer Menge als Kieselerde in der Erdkruste vor und ist Bestandteil vieler Mineralien, wie Opal, Bergkristall, Turmalin, Amethyst u.a. Kieselerde besteht aus den Panzern abgestorbener Kieselalgen, die mikroskopisch klein sind und im Laufe der Erdentwicklung dicke Ablagerungsschichten gebildet haben.

Eigenschaften:
- Silizium ist ein wichtiger Bestandteil von Kieselerde und Kieselsäure.

- Es ist Baustoff für Knochen, Haare, Nägel, Knorpel und Bindegewebe. Es gibt diesen Strukturen Festigkeit und Elastizität.
- Es wird für den Calciumstoffwechsel und für das Wachstum von Haaren und Nägeln benötigt.

Anwendungen auf einen Blick

- Osteoporose
- welke Haut, Juckreiz
- Sonnenbrand, Insektenstiche
- Ekzeme, Hautreizungen, Wunden
- Mund- und Halsentzündungen
- Haarausfall, brüchige Nägel
- Veränderungen von Knochen- und Knorpelgewebe
- Verlust der Elastizität von Haut und Blutgefäßen
- Bänder- und Bindegewebsschwäche
- geschwächte Immunabwehr
- Netzhauterkrankungen

Ursachen von Mangelzuständen:

- Mangelzufuhr wegen industriell verarbeiteter Lebensmittel
- chronische Aluminiumbelastungen
- fortgeschrittenes Lebensalter

Nebenwirkungen: nicht bekannt

Überdosierung: Auch große Mengen Kieselerde oder andere Siliziumprodukte können gefahrlos eingenommen werden. Allerdings kann das dauerhafte Einatmen siliziumhaltiger Stäube, etwa im Bergbau oder in der Stein-, Sand- und keramischen Industrie, zu einer degenerativen Vermehrung des Lungenbindegewebes (Fibrose) führen.

Wechselwirkungen: Silizium senkt die Bioverfügbarkeit von Aluminium.

Natürliches Vorkommen: Die Hauptquellen von Silizium sind Mineralwasser und Pflanzen wie Vogelknöterich, Lungenkraut, Ackerschachtelhalm (Zinnkraut), Naturreis, Pektin, Gerste und Kartoffeln.

Empfohlene Tagesdosis: Der tägliche Bedarf von ca. 20–30 mg wird bereits durch ein Glas Mineralwasser gedeckt.

Vanadium: zur Blutzuckersenkung

Vanadium ist ein bisher noch nicht ausreichend erforschtes Spurenelement, über dessen physiologische Bedeutung für den Körper noch keine gesicherten Erkenntnisse vorliegen.

Eigenschaften:
- Vanadium wirkt blutzuckersenkend.
- Vermutlich hemmt es die Cholesterinsynthese und wirkt dadurch der Entstehung von Arteriosklerose entgegen.
- Bei bestimmten Leukämieformen hemmen Vanadiumverbindungen die Entwicklung von Krebszellen.
- Angenommen wird, dass dieses Element eine Rolle im Enzymstoffwechsel spielt.

Anwendungen auf einen Blick
- Osteoporose
- welke Haut, Juckreiz
- Sonnenbrand, Insektenstiche
- Ekzeme, Hautreizungen, Wunden
- Mund- und Halsentzündungen
- Haarausfall, brüchige Nägel
- Veränderungen von Knochen- und Knorpelgewebe
- Verlust der Elastizität von Haut und Blutgefäßen
- Bänder- und Bindegewebsschwäche

- geschwächte Immunabwehr
- Netzhauterkrankungen

Mangelzustände: Mangelsymptome sind beim Menschen bisher nicht bekannt.

Nebenwirkungen: nicht bekannt

Überdosierung: In hoher Konzentration ist Vanadium giftig. Das Einatmen von Vanadiumstaub ruft Bindehautentzündungen, Schnupfen, Husten, Kopfschmerzen, Übelkeit, Erbrechen, Bronchialbeschwerden und Asthma hervor.

Wechselwirkungen: Bei zu hoher Dosierung von Vanadium kann Vitamin C dessen Giftwirkung hemmen.

Natürliches Vorkommen: Den höchsten Vanadiumgehalt weisen pflanzliche Öle auf, die reich an Linolsäure sind, wie Sojabohnen-, Maiskeim-, Erdnuss-, Sonnenblumen-, Olivenöl, Getreide, Hülsenfrüchte, Nüsse, Reis und Gemüse.

Empfohlene Tagesdosis: Der tägliche Bedarf von 1–2 mg wird mit der Nahrung gedeckt.

Zinn: zur Aktivierung der Magenfunktionen

Auch über die Wirkungen von Zinn auf den menschlichen Organismus ist bisher wenig bekannt. Bei Tieren wurden krankhafte Degenerationen bei Zinnmangel beobachtet. Mittlerweile neigt man dazu, auch für Menschen die essenzielle Bedeutung von Zinn anzunehmen.

Eigenschaften:

- Das zinnhaltige Gewebshormon Gastrin ist für die Regulierung von Salzsäure im Magen erforderlich.
- Es aktiviert die Magen-Darm-Muskulatur und regt die Absonderung von Verdauungssäften an.
- Es spielt möglicherweise eine Rolle bei der Proteinsynthese.

Anwendungen auf einen Blick

- Da dieses Element im Körper in der Regel ausreichend vorhanden ist und durch in den Blechdosen von Konservennahrung vorhandenem Zinn ausreichend der Nahrung beigemischt wird, werden Mangelzustände nicht beobachtet.
- Bei Tieren konnten Symptome wie Appetitlosigkeit, Haarausfall, Hautveränderungen und Wachstumsverzögerungen nachgewiesen werden.

Überdosierung: Bei Konservendosen, die innen nicht mit einer Schutzschicht ausgestattet sind, wandert das in hohem Maß im Weißblech enthaltene Zinn in die Lebensmittel. Deren Zinngehalt steigt besonders bei geöffneten Dosen. Um eine Überdosierung zu vermeiden, sollte man den Doseninhalt sofort nach dem Öffnen in eine Porzellan- oder Glasschale umfüllen.
Symptome einer allerdings seltenen Zinnvergiftung sind Magenschmerzen, Kopfschmerzen, Erbrechen, Durchfall und ein metallener Mundgeschmack.

Natürliches Vorkommen: Minimale Mengen von Zinn finden sich in pflanzlichen und tierischen Geweben, z.B. in Gemüse und Getreideprodukten.

Empfohlene Tagesdosis: 1,5–3,5 mg

Anwendungen auf einen Blick: Wann nimmt man welche Mineralien und Spurenelemente ein?

Chrom	möglichst unabhängig von den Mahlzeiten, vorzugsweise mehrmals täglich in Einzeldosen
Eisen	möglichst unabhängig von den Mahlzeiten, vorzugsweise mehrmals täglich in Einzeldosen, zusammen mit Vitamin C. Im Fall von Magenschmerzen und Übelkeit während der Mahlzeiten
Fluor	unabhängig von den Mahlzeiten vor dem Schlafengehen
Jod	während der Mahlzeiten, vorzugsweise mehrmals täglich in Einzeldosen
Kalium	während der Mahlzeiten, vorzugsweise mehrmals täglich in Einzeldosen
Kalzium	während der Mahlzeiten, vorzugsweise mehrmals täglich in Einzeldosen
Kupfer	unabhängig von den Mahlzeiten, vorzugsweise mehrmals täglich in Einzeldosen
Magnesium	während der Mahlzeiten, vorzugsweise mehrmals täglich in Einzeldosen
Mangan	während der Mahlzeiten, vorzugsweise mehrmals täglich in Einzeldosen
Molybdän	während der Mahlzeiten, vorzugsweise mehrmals täglich in Einzeldosen
Selen	während der Mahlzeiten, vorzugsweise mehrmals täglich in Einzeldosen
Zink	während der Mahlzeiten, vorzugsweise mehrmals täglich in Einzeldosen

Aminosäuren

Aminosäuren sind Bestandteile von Eiweiß (Proteinen). Der Körper spaltet Eiweiß in die einzelnen Aminosäuren auf und setzt sie zu körpereigenen Verbindungen zusammen. Bisher sind über 20 Aminosäuren bekannt, darunter acht essenzielle, die der Körper braucht, aber nicht selbst herstellen kann, sodass sie mit der Nahrung zugeführt werden müssen. Auch die nichtessenziellen Aminosäuren haben mittlerweile einen festen Platz in der orthomolekularen Medizin.
Für den Proteinstoffwechsel ist es sehr wichtig, dass alle Aminosäuren im erforderlichen Verhältnis vorhanden sind. Fehlt eine, so gerät der gesamte Verwertungsprozess durcheinander. Daher ist es bei der Nahrungsergänzung sinnvoll, **kombinierte Präparate** einzunehmen.
Aminosäuren lassen sich am besten resorbieren, wenn sie mit Wasser eingenommen werden, nicht jedoch mit proteinhaltigen Getränken wie Milch.
Zu den **essenziellen Aminosäuren** zählen Leucin und Isoleucin, Lysin, Methionin, Phenylalanin, Threonin, Tryptophan und Valin. Nichtessenzielle Aminosäuren und ihre Derivate sind u.a. Arginin, Ornithin, Glutamin, Histidin, Taurin, Cystein, Cystin und Prolin.
Die in der Natur wie im Körper vorkommenden Aminosäuren treten in Form von Isomeren (L-Form) auf, die gegenüber den D-Formen eine spiegelverkehrte Atomanordnung aufweisen. Verwertbar sind vor allem die L-Formen, weswegen die Aminosäuren möglichst in dieser Form, also z.B. als L-Tyrosin, L-Arginin etc., eingenommen werden sollten.
Proteine dienen dem Körper zum Muskelaufbau und bei der Umwandlung von Fett- in Muskelgewebe.

Leucin: für Muskelenergie

Eigenschaften:
- Leucin ist ein Bestandteil von Eiweiß und kann ohne Umwandlungsprozesse in der Leber direkt in die Muskeln gelangen, wo es als Energiequelle sofort verfügbar ist.
- Es beeinflusst die Gehirnaktivität von Neurotransmittern wie Serotonin und Dopamin.
- Es unterstützt den Aufbau von Proteinen.

Anwendungen auf einen Blick
- Schwäche, Krankheitsanfälligkeit
- Bei erhöhtem körperlichem Stress wirkt Leucin aufbauend und sollte supplementiert werden.
- Bei unphysiologischem Stress wird Leucin oft zusammen mit Isoleucin und Valin empfohlen.

Natürliches Vorkommen: Leucin findet sich, wie Isoleucin, in Papayas, Nüssen (außer Erdnüssen), Avocados und Oliven.

Empfohlene Tagesdosis: 1–2 g. Bei erhöhtem Bedarf können Supplemente in Dosen von 1–10 g pro Tag eingenommen werden.

Isoleucin: zum Schutz von Niacin im Körper

Eigenschaften:
- Wie Leucin ist Isoleucin ein Eiweißbestandteil und baut Proteine auf.
- Es verleiht Muskeln Energie.
- Es stärkt die Immunabwehr und schützt gegen Stress.
- Isoleucin verringert die Ausscheidung von Niacin.
- Es reguliert den Thymus und den Stoffwechsel.

Anwendungen auf einen Blick

- Anwendungen auf einen Blick
- Schizophrenie, zusammen mit Niacin
- Stress, zusammen mit Leucin und Valin
- Stärkung des Immunsystems

Natürliches Vorkommen: Isoleucin ist in Oliven, Avocados, Papayas, Kokos- und anderen Nüssen (außer Erdnüssen) enthalten.

Empfohlene Tagesdosis: Erwachsene ca. 1 g

Lysin: für Zellteilung und Wachstum

Eigenschaften:

- Lysin fördert das Knochenwachstum.
- Es regt die Zellteilung an.
- Es ist am Aufbau von Kollagen beteiligt.
- Lysin ist mitverantwortlich für einen funktionierenden Fettstoffwechsel.
- Es wehrt Viren ab und unterstützt das Immunsystem.
- Es baut Trypsin auf, das proteinspaltende Enzym der Bauchspeicheldrüse.

Anwendungen auf einen Blick

- verringerte Enzymaktivität
- verlangsamte Wachstumsprozesse
- Fieberbläschen, Herpes simplex und andere Virusinfektionen
- Wundheilung, Kollagenstörungen
- hoher Blutdruck, hohe Blutfettwerte
- Schwangerschaft, Wachstum bei Kindern und Jugendlichen
- Mangelzufuhr, z.B. durch vegetarische Ernährung

Natürliches Vorkommen: Lysin ist in den Sprossen von Alfalfa und Soja, in grünem Gemüse, Petersilie, Rüben, Sellerie, orangefarbenen Früchten, vor allem Aprikosen, sowie in Birnen und Trauben vorhanden.

Empfohlene Tagesdosis: ca. 1–2 g

Methionin: zur Leberentgiftung

Eigenschaften:

- Als schwefelhaltige Aminosäure ist Methionin ebenso wie Cystein und Cystin eine organische Schwefelquelle für den Körper.
- Es ist Bestandteil des Hämoglobins und vieler Körpergewebe.
- Es schützt Leber und Bauchspeicheldrüse.
- Es sorgt für eine schnelle Wundheilung.
- Methionin ist an der Synthese vieler wichtiger Substanzen im Körper beteiligt, darunter Carnitin, Cholin, Epinephrin und Melatonin.

Anwendungen auf einen Blick

- Leberentgiftung, Fettleber bei Alkoholismus, Hepatitis
- Parkinsonsche Krankheit
- Allergien
- Unterstützung der Wundheilung
- Depression, Angstzustände

Wechselwirkungen:

- Hohe Dosen von Methionin können die Calciumausscheidung beschleunigen, was bei Osteoporosepatienten riskant ist. Gichtpatienten sollen Methionin nur unter ärztlicher Kontrolle einnehmen.

- Günstig ist die kombinierte Einnahme von Methionin und Vitamin B_6.

Natürliches Vorkommen: Methionin ist in Lachs, Garnelen, Truthahn- und Hühnerbrust, in Kohlarten wie Brokkoli und Rosenkohl, Spinat, Meerrettich, Knoblauch, Sojabohnen, Äpfeln und Haselnüssen enthalten.

Empfohlene Tagesdosis: 2–3 g, in der Therapie mehr

Carnitin (Vitamin T) : für Leistungsfähigkeit

Carnitin stellt eine Verbindung aus den Aminosäuren Methionin und Lysin dar und kann in der Leber synthetisiert werden. Darüber hinaus nimmt man es auch mit der Nahrung zu sich.

Eigenschaften:
- Carnitin setzt Körperfette aus den Fettzellendepots frei und sorgt für ihre Verbrennung. Somit ist es für den Energiegewinn durch Fettabbau und Leistungsfähigkeit verantwortlich.
- Es reinigt die Mitochondrien von Schlacken.
- Es senkt den Blutzucker- und Blutfettspiegel.
- Carnitin spielt bei der Entgiftung von Leber und Nieren eine Rolle.

Anwendungen auf einen Blick
- gestörter Fettstoffwechsel
- Übergewicht, »Kummerspeck« in Stresszeiten
- Vorbeugung von Arteriosklerose
- Entgiftung von Schlacken, Medikamenten, Alkohol u.a.
- Herzerkrankungen, wie Angina pectoris, Herzmuskelschwäche und Herzrhythmusstörungen

- hohe Blutfettwerte
- Steigerung der körperlichen Leistungsfähigkeit
- Muskelerkrankungen
- erhöhter Bedarf bei Neugeborenen, Schwangeren und Stillenden

Wechselwirkungen:

- Für den Aufbau von genügend Carnitin sind neben den Aminosäuren Lysin und Methionin auch die Vitamine C, B_3 und B_6 erforderlich.
- Carnitin senkt den Bedarf an bestimmten Herzmedikamenten, weswegen bei betroffenen Patienten eine ärztliche Überwachung unerlässlich ist.

Überdosierung und Nebenwirkungen: nicht bekannt

Natürliches Vorkommen: Schaf-, Rind-, Schweinefleisch, Huhn, Vollmilch und Brot enthalten in dieser Reihenfolge (in drastisch abfallender Menge) Carnitin.

Empfohlene Tagesdosis: 1–3,5 g, möglichst nüchtern eingenommen

Phenylalanin/Tyrosin: für die Giftstoffentsorgung

Eigenschaften:

- In der Leber wird Phenylalanin zu der nichtessenziellen Aminosäure Tyrosin umgewandelt und ist dadurch indirekt an der Synthese von Schilddrüsenhormonen, von Adrenalin und Noradrenalin sowie des Pigments Melanin beteiligt.
- Beide Aminosäuren beeinflussen den Stoffwechsel von Neurotransmittern und damit Stimmungen und geistige Funktionstüchtigkeit.

Anwendungen auf einen Blick
- Depressionen
- Prämenstruelles Syndrom
- nachlassendes sexuelles Verlangen
- übermäßiger Appetit
- Multiple Sklerose
- Parkinsonsche Krankheit
- Schmerzen
- Stress
- Hyperaktivität bei Kindern, Konzentrationsmangel

Überdosierung: Hohe Dosen an Phenylalanin und Tyrosin können Kopfschmerzen, Bluthochdruck und Angstgefühle hervorrufen.

Wechselwirkungen:
- Bei gleichzeitiger Einnahme bestimmter Antidepressiva können Phenylalanin und Tyrosin einen gefährlichen Blutdruckanstieg bewirken.
- Bei einem hohen Dopamingehalt sollten Phenylalanin und Tyrosin nicht eingenommen werden, ebenso wenig bei Schizophrenie.
- Natürliches Vorkommen: Phenylalanin und Tyrosin sind in Gemüse, vor allem in Karotten, roten Rüben, Petersilie, Tomaten und Spinat, in Nüssen, Samen, Weizenkeimen, Milchprodukten, Äpfeln, Ananas und Fleisch enthalten.

Empfohlene Tagesdosis: ca. 2,2 g, in der Therapie mehr

Threonin, Glycin: für gesundes (Knochen-)Wachstum

Die essenzielle Aminosäure Threonin kann im Körper zu der nichtessenziellen Aminosäure Glycin umgewandelt werden, die ebenfalls in Nahrungsmitteln enthalten ist.

Eigenschaften:

- Threonin ist für ein gesundes Wachstum insbesondere der Knochen wichtig.
- Es unterstützt das Immunsystem und ist für die Reifung der weißen Blutkörperchen unerlässlich.
- Glycin beruhigt als Neurotransmitter die Nerven und koordiniert die Muskeln.

Mangelerscheinungen: Störungen in der Knochenentwicklung

Anwendungen auf einen Blick

- spasmische Störungen, etwa bei Multipler Sklerose
- Angstzustände
- Infektanfälligkeit
- Prophylaxe von Gicht

Überdosierung und Nebenwirkungen: nicht bekannt

Natürliches Vorkommen: Threonin ist in den Proteinen von Eiern, Fleisch, Milch, Reis, Kartoffeln, Hülsenfrüchten und Kohl enthalten.

Empfohlene Tagesdosis: ca. 0,5 g

Tryptophan: für Zell- und Gewebe-regeneration

Eigenschaften:

- Tryptophan ist eine Vorstufe von Nicotinsäure (Vitamin B_3) und hat dadurch den Charakter eines Provitamins. Niacinmangel mit seinen vielfältigen Symptomen lässt sich durch die Zufuhr von Tryptophan beheben.
- Es wird zu dem Neurotransmitter Serotonin umgewandelt und hat Einfluss auf die Stimmungen.
- Indirekt steuert es den Schlaf-Wach-Rhythmus.
- Die Zinkaufnahme wird durch Tryptophan begünstigt.

Anwendungen auf einen Blick

- Depressionen, Stimmungsschwankungen, z.B. durch Einnahme der »Pille«
- Schizophrenie
- Vitamin-B_3-Mangel
- Schlafstörungen
- Schmerzen, besonders bei entzündlicher Arthritis
- hoher Blutdruck und hoher Blutzuckerwert
- andauernder Appetit und Heißhungeranfälle

Natürliches Vorkommen: Tryptophan ist in weitaus geringerem Maße als andere Aminosäuren in natürlichen Nahrungsmitteln enthalten, darunter in Cashewnüssen, Kalbfleisch, Sonnenblumensamen, Thunfisch, Weizenkeimen, Haferflocken, Rüben, Rettich, Radieschen, Löwenzahn, Fenchel, Spinat, Endivien und Bohnen.

Empfohlene Tagesdosis: 0,5 g, therapeutisch mehr

Valin: für einen gesunden Nerven-Muskel-Apparat

Eigenschaften:

- Das vor allem in Elastin enthaltene Valin ist für die Entwicklung gesunder Nerven und Muskeln zuständig und senkt Stressempfinden.
- Es fördert die Entwicklung der Brustdrüsen und Eierstöcke bei Mädchen.
- Es spielt im Stoffwechsel der Neurotransmitter eine wichtige Rolle und beeinflusst damit die Stimmungen.

Anwendungen auf einen Blick

- Bewegungsstörungen
- Degeneration der Muskelzellen
- Überempfindlichkeitsreaktionen

Natürliches Vorkommen: rote, gelbe und weiße Rüben, Salate, Tomaten, Zucchini und Okra

Empfohlene Tagesdosis: ca. 1,6 g

Arginin/Ornithin: für mehr Energie und die Steigerung männlicher Fruchtbarkeit

Arginin ist eine halbessenzielle Aminosäure, die nur im Säuglingsalter essenziell ist. Sie arbeitet eng zusammen mit der Aminosäure Ornithin, aus der sie im Harnstoffwechsel hervorgeht. Die Einnahme von Ornithin verstärkt die Wirkung von Arginin.

Eigenschaften:

- Arginin ist an der Zellteilung und an vielen Enzymaktivitäten beteiligt.

- Es erhöht die Anzahl der Samenzellen und kann die Erektion stärken.
- Es unterstützt das Wachstum.
- Arginin fördert Entgiftungsprozesse.
- Es beschleunigt die Wundheilung und verstärkt die Synthese von Kollagen.
- Arginin stärkt das Immunsystem, indem es die Produktion von Abwehrzellen anregt.
- Arginin und Ornithin fördern die Sekretion von Insulin.
- Sie unterstützen den Fettabbau und den Muskelaufbau.

Anwendungen auf einen Blick

- Gewichtsabnahme und Muskelaufbau
- Arginin erhält auch in Stresszeiten die Proteinspeicher aufrecht.
- Wundheilung und Kollagenaufbau (zusammen mit Lysin und Vitamin C)
- Anregung des Wachstumshormons bei Kindern im Fall von Wachstumsstörungen
- Arteriosklerose, erhöhter Cholesterinspiegel
- Diabetes
- Entgiftung und Leberregeneration
- Störungen der Potenz und männlichen Fruchtbarkeit

Überdosierung: Bei Dosierungen von mehr als 6 g Arginin täglich kann es zu Durchfall und grober Haut, bei Ornithin-Überdosierung zu Schlaflosigkeit kommen.

Nebenwirkungen: Kinder, Schizophrenie- und Herpeskranke dürfen keine Arginin-Supplemente erhalten.

Natürliches Vorkommen: Arginin kommt besonders in Erdnüssen, Sojabohnen, Haselnüssen, Garnelen, Hammelfleisch, Hühnerbrust, Thunfisch, Weizenkeimen, Haferflocken und in Ei vor.

Empfohlene Tagesdosis: 2 g; Kinder und Jugendliche im Wachstum sollten Arginin nicht einnehmen, da es das Wachstum beschleunigen kann. Am wirkungsvollsten ist die gleichzeitige Einnahme von Arginin und Ornithin mit Wasser auf nüchternen Magen.

Histidin: gegen Rheuma und für eine gesteigerte Libido

Auch Histidin ist, obwohl im Körper in kleinen Mengen synthetisiert, eine halbessenzielle Aminosäure, deren Zufuhr bei Kindern für das Wachstum lebenswichtig ist, während Erwachsene vorübergehend einen Histidinmangel ausgleichen können.

Eigenschaften:

- Aus Histidin wird das Gewebshormon Histamin synthetisiert, das gefäßerweiternd wirkt und die Magensaftsekretion anregt.
- Histidin ist an der Produktion von Hämoglobin in den roten Blutkörperchen beteiligt.
- Es stärkt das Immunsystem, da es die weißen Blutkörperchen aktiviert.

Anwendungen auf einen Blick

- Anämie
- Arthritis, Gelenkschmerzen, -versteifungen, -entzündungen
- Stress, auch durch chronische Krankheiten, Operationen
- Mangelzufuhr, z.B. durch vegetarische Ernährung

Natürliches Vorkommen: Thunfisch, Schweine-, Rinderfilet, Hühnerbrust, Sojabohnen, Erdnüsse, Linsen, Lachs, Weizenkeime und Emmentaler Käse enthalten Histidin in ausreichender Menge.

Empfohlene Tagesdosis: 1–4 g je nach Körpergewicht, möglichst auf nüchternen Magen einnehmen

Cystein/Cystin: gegen das Altern

Wie Methionin und Taurin enthält Cystein bzw. seine stabile Form Cystin Schwefel, sodass es antioxidativ wirken kann.

Eigenschaften:

- Zusammen mit Glycin und Glutaminsäure bildet Cystein Glutathion, ein wichtiges wasserlösliches Antioxidans, und trägt somit zur Bekämpfung schädlicher freier Radikale bei.
- Seiner antioxidativen Wirkung verdankt Cystein seine schützende Kraft gegenüber degenerativen Krankheiten.
- Es trägt zur Entgiftung bei, indem es mit in Zellen eingelagerten Schwermetallen, besonders Kupfer, Verbindungen eingeht und diese ausscheidet.
- Zusammen mit Pantothensäure ist Cystein an der Synthese von Fettsäuren beteiligt, die für Aufbau und Erhalt von Nervenzellen gebraucht werden.
- Cystein kann in die Aminosäure Taurin umgewandelt werden, die für Nerven-, Verdauungs- und Herz-Kreislauf-System bedeutsam ist.
- Es verleiht dem Bindegewebe Festigkeit.

Anwendungen auf einen Blick

- Chronische und durch freie Radikale entstandene Krankheiten, wie Arthritis, Parkinsonsche Krankheit, Arteriosklerose und Krebs
- Entgiftung (zusammen mit Glutathion oder Methionin) bei unterschiedlichen Belastungen, z.B. durch Medikamente, Schwermetalle, Pestizide und Zigarettenrauch
- Haargesundheit
- Leberschutz bei hohem Alkoholkonsum

- Grauer Star (zusammen mit Riboflavin)
- Stärkung des Immunsystems
- Bronchitis, Asthma
- Magenentzündungen
- Schuppenflechte

Überdosierung: Evtl. Nieren- und Blasensteine (kann bei gleichzeitiger hoher Vitamin-C-Gabe verhindert werden). Die Insulinwirkung kann gestört werden, weswegen Diabetiker hohe Cysteindosen nur unter ärztlicher Aufsicht einnehmen sollten.

Natürliches Vorkommen: Cystein kommt u.a. in Lachs, Garnelen, Truthahn- und Hühnerbrust, Sojabohnen, Rindfleisch, Cashewnüssen und Weizenkeimen vor.

Wechselwirkungen: Die Resorbierbarkeit und Effizienz von Cystein erhöht sich, wenn es zusammen mit Vitamin B_6 und mehrmals täglich eingenommen wird. Zweckmäßig ist auch die gleichzeitige Einnahme von Vitamin C, und zwar dreimal soviel wie Cystein.

Empfohlene Tagesdosis: 0,5–1,5 g

Taurin: für ein gesundes Herz und gute Nerven

Das schwefelhaltige Taurin entsteht im Organismus beim Abbau von Cystein und ist selbst Baustein für andere Aminosäuren. Der Körper bildet schätzungsweise 50–125 mg Taurin täglich.

Eigenschaften:

- Taurin spielt als Bestandteil der Gallensäure im Darm bei der Fettverdauung eine Rolle.

- Es ist erheblich an der Entwicklung des Zentralen Nervensystems beteiligt und stabilisiert Nervenzellen.
- Es unterstützt die Insulinwirkung und senkt den Blutzuckerspiegel.
- Möglicherweise wirkt es blutdrucksenkend.

Anwendungen auf einen Blick

- Stärkung der Sehkraft, Prophylaxe von Makula-Degeneration
- Epilepsie und Angstzustände
- Herzrhythmusstörungen, Herzinsuffizienz
- Bluthochdruck, zusammen mit Calcium
- Mangelzufuhr, z.B. durch Verdauungsstörungen, bei Neugeborenen und Vegetariern
- Entgiftung

Überdosierung: U.U. können Magenverstimmungen auftreten.

Natürliches Vorkommen: Taurin ist in frischen Muscheln, Thunfisch, Austern, Schweine-, Hammel- und Rindfleisch, Hühnerschlegel, Dorsch und in geringer Menge auch in Milch enthalten.

Empfohlene Tagesdosis: Taurinsupplemente betragen gewöhnlich zwischen 0,5 und 4 g täglich.

Glutamin: für körperliche und geistige Leistungsfähigkeit

Glutamin wird aus Glutaminsäure gebildet und im Gehirn zu Gamma-Aminobuttersäure (GABA) umgewandelt.

Eigenschaften:

- Als Bestandteil des körpereigenen Antioxidans Glutathion ist Glutamin am Zellschutz vor freien Radikalen beteiligt.

- Als Vorstufe zu GABA trägt Glutamin zur Beruhigung von Nerven bei.
- Ihr Abbau in den Zellen liefert dem Körper wichtige Energie.
- Glutamin kann in der Leber in Glukose umgewandelt werden und somit für einen ausgeglichenen Blutzuckerspiegel sorgen.

Anwendungen auf einen Blick

- Zittern, Unruhezustände
- Depression, Erschöpfung
- Epilepsie
- Sehstörungen
- Reisekrankheit
- Alkoholismus und dadurch notwendige Entgiftung
- Hyperaktivität, Lernschwierigkeiten bei Kindern, evtl. zusammen mit Vitamin B_6
- Steigerung der geistigen Fähigkeiten; Senilität
- Stress
- Schizophrenie
- Krebspatienten nach Knochenmarktransplantation

Überdosierung:

- Hohe Dosen an GABA können zu Hautkribbeln und -rötungen führen.
- Hohe Dosen an Glutamin verschlimmern evtl. Epilepsie.

Natürliches Vorkommen: Glutamin ist in winziger Menge nur in Nahrungsmitteln enthalten. Glutaminsäurereiche Nahrungsmittel sind Schinken, Käse, Truthahn, Hühnerbrust, Vollmilch und Ei.

Wechselwirkungen: Der Oxidationsschutz erhöht sich bei gleichzeitiger Einnahme von Cystein und Vitamin B_6.

Empfohlene Tagesdosis: 2–12 g

Glutathion: ein starkes Antioxidans

Glutathion ist selbst keine Aminosäure, wird aber aus Cystein, Glutaminsäure und Glycin gebildet. Dieses wichtige wasserlösliche Antioxidans befindet sich auch im Blut.

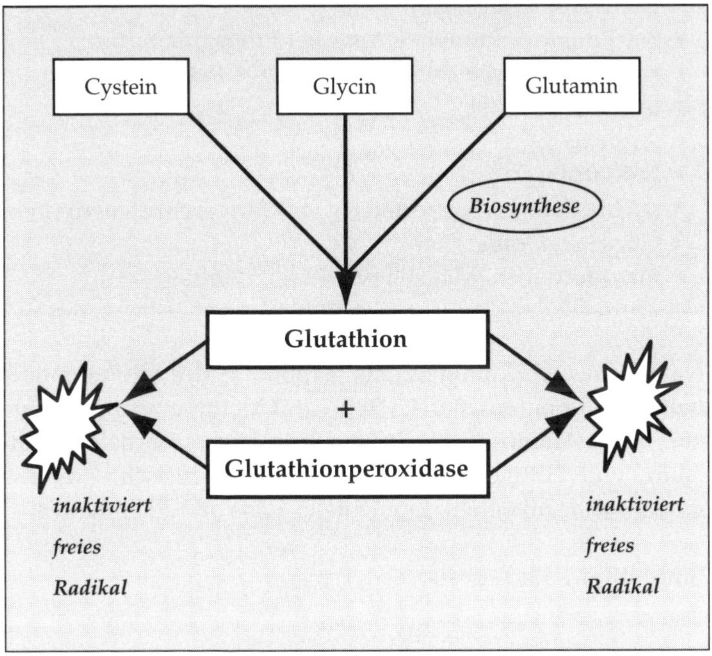

Abbildung 11: Durch Biosynthese entstehen Glutathion und Glutathionperoxidase, die freie Radikale entschärfen.

Eigenschaften:

- Als starkes Antioxidans entschärft Glutathion die Angriffe freier Radikale und bewahrt so den Organismus vor vielfältigen Degenerationserkrankungen.
- Es stärkt das Immunsystem, indem es die Funktion der weißen Blutkörperchen verstärkt und Entzündungen hemmt.
- Glutathion kann Krebs vorbeugen.

- Es entgiftet den Körper von Schwermetallen und schützt ihn vor den schädlichen Wirkungen von Alkohol- und Zigarettenkonsum.

Anwendungen auf einen Blick
- Krebsprophylaxe
- Stärkung des Immunsystems bei Infektanfälligkeit
- Krankheiten, die durch Oxidationsschäden hervorgerufen sind
- Arthritis
- Entgiftung
- nachlassendes Sehvermögen in fortgeschrittenem Lebensalter, Grauer Star
- Entzündungen, Magengeschwüre, Allergien

Natürliches Vorkommen: Zur Erhöhung des Glutathiongehalts im Blut nimmt man Cystein- und Methioninsupplemente ein. Beide Aminosäuren sind auch in Lachs, Garnelen, Truthahn- und Hühnerbrust, Sojabohnen, Rindfleisch, Cashewnüssen, Weizenkeimen, Emmentaler Käse und Ei enthalten.

Empfohlene Tagesdosis: 50–100 mg

Kreatin: für den Muskelaufbau

Kreatin ist ein Stoffwechselprodukt des Eiweißes im Muskelgewebe, das dort zu Kreatinin abgebaut und über die Harnwege ausgeschieden wird. Im Körper kommt es vor allem in den Skelettmuskeln vor.

Eigenschaften:
- Kreatin ist ein wichtiger Brennstoff für die Muskeln. Erhöhte Kreatinzufuhr steigert die Muskelenergie und verlängert die Fähigkeit, Leistungssport zu treiben, weswegen es bei Sport-

lern beliebt ist. Fettmasse wird in Muskelmasse umgewandelt.

- Es führt zu einer Verringerung der Blutfettwerte und schützt dadurch das Herz-Kreislauf-System.

Natürliches Vorkommen: Fleisch und Fisch

Empfohlene Tagesdosis: 5 g

Essenzielle Fettsäuren und andere Lipide

Fette sind eine Hauptenergiequelle für den Körper. Sie schützen ihn und werden für viele Vorgänge und als Bestandteil der Zellmembranen gebraucht. Aber wir müssen zwischen gefährlichen und guten Fetten unterscheiden. Die gesättigten Fette, wie sie u.a. in Margarine und Fleischprodukten enthalten sind, sowie Frittieröle und frittierte Lebensmittel sind nicht lebensnotwendig. Oft verstopfen sie die Mitochondrien, Zellkanäle, und verschlacken das Gewebe. Dieses Fett macht dick. Nicht so aber ungesättigte pflanzliche Öle oder Fischöl, die nicht nur nicht dick machen, sondern essenziell sind.

Zwei ungesättigte Fettsäuren kann unser Körper nicht selbst synthetisieren, obwohl er sie braucht, weswegen es sich um sogenannte essenzielle Fettsäuren handelt, die Linol- und die Linolensäure. Sie sorgen für elastische Zellwände und einen funktionierenden Zellstoffwechsel. Aus beiden entwickeln sich im Gewebe Eicosanoide, hormonähnliche Substanzen, die für Zellwachstum und -erneuerung gebraucht werden, aber auch für gesundes Blut, ein funktionierendes Immunsystem und geistige Beweglichkeit.

Linolsäure ist eine Omega-6-Fettsäure. Aus ihr entsteht die Gamma-Linolensäure, die Entzündungen und allergisch bedingte Reaktionen im Körper positiv beeinflusst.

Alpha-Linolensäure wird im Körper zu Eicosapentaensäure (EPA) und Docosahexaenosäure (DHA) umgewandelt, die beide Omega-3-Fettsäuren sind. Das Verhältnis zwischen Omega-6- und Omega-3-Fetten sollte bei 5:1 liegen, damit ihre jeweiligen Wirkmechanismen optimal funktionieren können. Leider hat sich dieses Verhältnis in unserem Ernährungsalltag zugunsten von Omega-6-Fettsäuren verschoben, was möglicherweise gesundheitsschädigend wirkt.

Gamma-Linolensäure (GLS): für stabile Zellmembranen

Eigenschaften:

- Die sowohl aus Linolsäure synthetisierte als auch in einigen Ölen enthaltene Gamma-Linolensäure hemmt Entzündungen und wirkt sich in diesem Zusammenhang wohltuend bei Arthritis, Allergien, Hauterkrankungen, Arteriosklerose, rheumatischen Erkrankungen, prämenstruellem Syndrom und Prostatavergrößerung aus.
- Sie hat einen positiven Einfluss auf den hormonellen Bereich und wirkt ausgleichend bei Depressionen und Hyperaktivität von Kindern.

Anwendungen auf einen Blick

- Prämenstruelles Syndrom
- neurologische Störungen, wie verminderte Konzentrationsfähigkeit und Hyperaktivität
- Allergien, Asthma, Ekzeme, Hautempfindlichkeit
- trockene Haut und Haare, starke Schuppenbildung, Haarausfall
- Rheuma
- Alkoholismus
- erhöhte Infektanfälligkeit
- hoher Blutdruck
- Stimmungsschwankungen

Ursachen von Mangelerscheinungen:

- Mangelzufuhr durch »fleischlastige« Ernährung, Abmagerungskuren
- Regeneration nach schwerwiegenden Krankheiten, Operationen usw.
- Erkrankungen des Verdauungstrakts
- erhöhter Bedarf in Wachstums-, Schwangerschafts- und Stillphasen

Natürliches Vorkommen: Gamma-Linolensäure kommt in Borretsch- und Nachtkerzenöl vor. In hoher Dosierung eingenommen sollte es mit einem Antioxidans wie Vitamin E kombiniert werden, um die Fettsäure vor Oxidation zu schützen.

Empfohlene Tagesdosis: 250–1000 mg

Eicosapentaensäure (EPA) und Docosahexaenosäure (DHA): für ein gesundes Herz

Eigenschaften:
- Omega-3-Fettsäuren hemmen Entzündungen.
- Sie vermindern die Thrombozytenaggregation (Verklumpung der Blutplättchen), erweitern die Blutgefäße und beugen Arteriosklerose vor. Dadurch bieten sie einen verstärkten Herzschutz.
- Sie senken den Blutdruck und regulieren erhöhte Blutfettwerte.
- Sie sind an der Produktion von Hormonen beteiligt.
- Sie liefern wichtige Bausteine für Gehirn, Augen und Keimdrüsen und sind besonders für das Wachstum von Kindern erforderlich.
- Omega-3-Fettsäuren fördern die kognitiven Fähigkeiten.

Anwendungen auf einen Blick
- Prophylaxe von Arteriosklerose und somit von Herz- und Hirninfarkt
- Allergien und Asthma
- Entzündungen, wie Rheuma, und Darmentzündungen
- Kopfschmerzen, Migräne
- Multiple Sklerose
- Schuppenflechte und andere Hauterkrankungen
- Bluthochdruck

- gestörte Wundheilung
- erhöhter Cholesterinspiegel
- Brustkrebsprophylaxe
- Depressionen
- Wachstumsverzögerungen bei Säuglingen und Kindern

Ursachen von Mangelerscheinungen: Mangelzufuhr durch industriell verarbeitete, degenerierte Lebensmittel

Überdosierung:
- Sehr hohe Dosen von Omega-3-Fettsäuren sollten ebenso wie die von Omega-6-Fettsäuren durch ausreichend Vitamin E begleitet werden, da sie den Vitamin-E-Speicher relativ schnell leeren können.
- Epilepsie und manische Depression können durch hohe Dosierung verstärkt werden.
- Bei gleichzeitiger Einnahme von Medikamenten zur Blutverdünnung kann die Blutgerinnungsfähigkeit noch weiter herabgesetzt werden.
- Der Blutzuckerspiegel kann erhöht werden.

Natürliches Vorkommen: Einen hohen Gehalt an Omega-3-Fettsäuren haben Fische und Meerestiere, insbesondere Hering, Thunfisch, Lachs, Makrele, Heilbutt, Bachforelle, Hummer, Garnele, Hecht und Miesmuscheln.

Empfohlene Tagesdosis: 1–6 g

Kokosnussölsäure: für mehr Energie

Obwohl Kokosnussölsäure nicht ungesättigt ist, sondern eine gesättigte Fettsäure, ein mittelkettiges Triglyzerid, wird es hier wegen seiner durchaus positiven Wirkungen im Organismus erwähnt.

Eigenschaften:

- Kokosnussölsäure wird vom Körper schnell verbrannt. Es liefert also große Energiemengen, ohne dass es zu einer Gewichtszunahme kommt.
- Kokosnussölsäure stimuliert möglicherweise den Energiestoffwechsel, sodass ein erhöhter Kalorienverbrauch stattfindet.
- Man geht davon aus, dass die Zufuhr von Kokosnussöl bei starker körperlicher Belastung die Leerung der Kohlenhydratspeicher verhindert und somit Ermüdungserscheinungen erst später auftreten.

Anwendungen auf einen Blick

- Schnelle Ermüdbarkeit bei körperlicher Anstrengung
- erhöhter Energiebedarf, z.B. bei Leistungssportlern

Ursachen von Mangelerscheinungen: Mangelzufuhr durch industriell verarbeitete, degenerierte Lebensmittel

Nebenwirkungen: Möglicherweise führt die regelmäßige Einnahme von Kokosnussölsäure zu einem erhöhten LDL-Cholesterin. Diabetiker und Menschen mit Cholesterinproblemen sollten sie meiden.

Natürliches Vorkommen: Kokosnuss

Empfohlene Tagesdosis: 3 x 1 Esslöffel

Haifischleberöl: für ein starkes Immunsystem

Das Forscherinteresse richtet sich zur Zeit stark auf die gesundheitsfördernden Eigenschaften von Haifischleberöl, das reich an den Vitaminen A und D ist und weitere wirkungsvoll Krankheiten bekämpfende Inhaltsstoffe enthält, wie Squalen und Alkoxyglycerol. Die in der Haileber enthaltenen Alkoxyglycerole gelten als der Grund dafür, warum Haie keinen Krebs entwickeln.

Eigenschaften:

- Haifischleberöl steigert die Produktion von Fresszellen (Makrophagen) und schützt dadurch den Körper vor Viren und Pilzinfektionen. In Tierversuchen konnte beobachtet werden, dass es eine Prophylaxe gegen Krebserkrankungen darstellt.
- Als ein starkes Antioxidans schützt Haifischleberöl die Zellmembranen vor dem Angriff freier Radikale und unterstützt dadurch seine Antikrebs- und immunsteigernde Wirkung.
- Es schützt den Körper vor Strahlenbelastung.

Anwendungen auf einen Blick

- Strahlentherapie bei Krebskranken
- Krebsprophylaxe
- Erkrankungen, die auf Immunschwäche zurückzuführen sind, wie Krebs
- Infektanfälligkeit, Erkältung

Ursachen von Mangelerscheinungen: Mangelzufuhr durch industriell verarbeitete, degenerierte Lebensmittel

Empfohlene Tagesdosis: 1 Teelöffel oder 1 Kapsel

Alphaliponsäure: für Diabetiker und zur Entgiftung

Alphaliponsäure ist eine vitaminähnliche und mit den Fettsäuren verwandte Substanz. Ihre Besonderheit liegt darin, dass sie sowohl wasserlöslich, als auch fettlöslich ist. Sie wirkt überall im Körper, in den Blut- und Lymphflüssigkeiten ebenso wie in den fetthaltigen Substanzen, etwa den Zellmembranen.

Eigenschaften:
- Alphaliponsäure unterstützt die antioxidative Wirkung der Vitamine C und E.
- Sie bindet Schwermetalle wie Quecksilber, Arsen, Blei und kann diese aus dem Gewebe herauslösen.
- Sie ist als Koenzym an der Wirkung verschiedener Enzyme beteiligt.

Auf einen Blick: Mangelerscheinungen
- Mattigkeit, Kopfschmerzen, Appetitlosigkeit
- Infektanfälligkeit
- Diabetes mellitus
- Membranschutz, etwa zur Vorbeugung gegen grauen Star
- Entgiftung von Schwermetallen
- Pilzvergiftungen
- Schmerzlinderung bei akuten Entzündungen

Ursachen von Mangelerscheinungen: Mangelzufuhr durch industriell verarbeitete, degenerierte Lebensmittel

Natürliches Vorkommen: Alphaliponsäure kommt nur in Fleisch, vor allem in Herz, Leber und Nieren, in ernst zu nehmender Konzentration vor.

Empfohlene Tagesdosis: 0,2–1 g

Cholin/Lecithin: für ein funktionierendes Gehirn

Cholin ist eine fettähnliche Substanz, die in allen Körperzellen gebildet wird, und ein Bestandteil von Lecithin, das wiederum Teil der Zellmembranen ist.

Eigenschaften:
- Cholin und Lecithin sind am Transport von Cholesterin im Blut beteiligt. Sie vermindern das Arterioskleroserisiko.
- Cholin verhindert die Triglyzeridsynthese und damit die Entstehung einer Fettleber.
- Als Bestandteil des Neurotransmitters Acetylcholin ist Cholin für die Weiterleitung von Nervenimpulsen verantwortlich, die unser Handeln und Fühlen steuern.
- Es ist ein wichtiger Faktor bei der Blut- und Leberentgiftung von toxischen Umweltchemikalien.

Anwendungen auf einen Blick
- Arterioskleroseprophylaxe, erhöhte Blutfettwerte
- Wachstumsstörungen
- Alzheimer-Krankheit
- fortschreitender Muskelschwund (zusammen mit Inositol und Vitamin E)
- Lern- und Gedächtnisstörungen
- Unfruchtbarkeit
- Fetteinlagerungen in der Leber mit entsprechenden Folgeerkrankungen bis hin zu Leberkrebs
- Nierenfunktionsstörungen

Ursachen von Mangelerscheinungen:
- gestörte Fettverdauung, Gallensteine
- geringe Zufuhr von B-Vitaminen
- proteinarme Ernährung
- regelmäßiger Alkoholkonsum
- erhöhter Bedarf während Phasen des Wachstums, Schwangerschaft und Stillzeit
- chronische Erkrankungen wie Arthritis, Darmentzündungen

Nebenwirkungen: nicht bekannt

Überdosierung: Dosen von 20 g oder mehr am Tag können zu Übelkeit, Erbrechen, Depression und nach Fisch riechendem Körpergeruch führen.

Wechselwirkungen: Ein Mangel an Vitamin B_{12} oder Folsäure erfordert eine deutlich höhere Cholin-Zufuhr.

Natürliches Vorkommen: Cholinreiche Nahrungsmittel sind Rinderleber, Hühnerei, Erdnüsse, Rindfleisch, Blumenkohl, Eisbergsalat, Vollkornbrot, Kartoffeln und Milch.

Empfohlene Tagesdosis:
- 425 mg Cholin für Frauen, 550 mg für Männer
- 2–10 g Lecithin

Caprylsäure

Caprylsäure ist eine kurzkettige gesättigte Fettsäure. Sie wird von den Darmbakterien gebildet.

Eigenschaften:
- Caprylsäure normalisiert eine gestörte Darmflora, insbesondere vermag sie den Darm von Candida-Pilzen zu befreien.
- Gegenüber anderen Candidosis-Mitteln hat Caprylsäure den Vorteil, dass sie kaum allergische Reaktionen hervorruft.

Anwendung: Candidosis

Empfohlene Tagesdosis: 1–3 g

Auf einen Blick:
Wann nimmt man essenzielle Fettsäuren ein?

- Omega-3-Fettsäuren: Fischölkapseln während der Mahlzeiten. Vorzugsweise mehrmals täglich in Einzeldosen. Kapseln sollten Vitamin E als Oxidationsschutz enthalten.
- Omega-6-Fettsäuren: Nachtkerzenölkapseln während der Mahlzeiten. Vorzugsweise mehrmals täglich in Einzeldosen. Kapseln sollten Vitamin E als Oxidationsschutz enthalten.

Die Bedeutung wichtiger Enzyme für den Körper

Der Stoffwechsel, d.h. alle chemischen Umsetzungen im Organismus, wird ausschließlich durch die Wirkung von **Katalysatoren** ermöglicht. Diese nennen wir Enzyme. Die Stoffe, die von einem Enzym umgesetzt werden, heißen **Substrate**.
Enzyme brauchen wir für die Nahrungsverdauung: Sie setzen Vitamine, Mineralstoffe und Aminosäuren in Gang, um Verdauungsprozesse durchzuführen (s. Seite 43 f.). In jeder Zelle sorgen sie so für die notwendigen chemischen Reaktionen. Ohne sie würden Stoffwechselprozesse, wenn überhaupt, dann unendlich langsam ablaufen. Wissenschaftler haben errechnet, dass eine durch ein Enzym katalysierte Reaktion durchschnittlich eine Million Mal schneller abläuft als ohne Enzymwirkung. Das bedeutet beispielsweise, dass wir ohne Verdauungsenzyme für die Verdauung eines Stücks Fleisch gut tausend Jahre brauchen würden!
Altbekannte enzymatische Prozesse sind die alkoholische Gärung oder das Sauerwerden von Milch. Hier handelt es sich um fermentative Prozesse, weswegen Enzyme zunächst Fermente genannt wurden.

Aufgaben der Enzyme

Die schätzungsweise 50 000 verschiedenen Enzyme bestehen aus langen Aminosäureketten. Sie alle steuern die vielfältigen Körperfunktionen und sind dabei hochspezialisiert. Für jede Funktion, für jedes zu verdauende Nahrungsmittel ist ein spezielles Enzym zuständig. Verdauungsenzyme sorgen in Mund, Magen und Darm dafür, dass die Nahrung gespalten und vom Körper resorbiert wird. Andere Enzyme transportieren diese zerlegten Substanzen in die einzelnen Körperzellen. Sauerstoffatome werden in der Lunge aus der eingeatmeten Luft her-

ausgelöst und von Enzymen in andere Körperbereiche gebracht. In den Zellen nehmen wiederum Enzyme Nahrung und Sauerstoff in Empfang, wandeln sie in Energie um und speichern überschüssige Energie. Dank ihrer extremen Spezialisierung bilden Enzyme ein hochkompliziertes System, in dem alle Abläufe nach einem genauen Zeitplan aufeinander abgestimmt und voneinander abhängig sind.
Ein fehlendes, nicht funktionierendes Enzym führt dazu, dass wichtige Abläufe ins Stocken geraten und so Krankheiten entstehen können, darunter Atemwegsinfektionen, Prostatabeschwerden, Eierstock- und Eileiterentzündungen, Harnwegsinfekte, Bauchspeicheldrüsenentzündungen, Sportverletzungen, Arteriosklerose, Thrombose, Krampfadern, Lymphödeme, Virusinfektionen (Gürtelrose), Rheuma, Krebs, Aids, Morbus Bechterew, Multiple Sklerose und verzögerte Wundheilung.
Proteolytische, d.h. eiweißspaltende Enzyme werden therapeutisch bei entzündlichen und chronischen Krankheiten eingesetzt, da sie abschwellend, entzündungshemmend und schmerzlindernd wirken und den Heilungsprozess beschleunigen.

Fallbeispiel:
Heinz W.: »Ich bin jetzt über 60, 1,90 groß und wiege fast 100 kg. Leider liebe ich Süßigkeiten, und wenn ich mich eine Zeitlang zusammengerissen und mich unter den strengen Augen meiner Frau vernünftig ernährt habe, kommt garantiert irgendwann wieder ein Anfall. Mein Gewicht hat zur Folge, dass ich häufig schlimme Rückenschmerzen habe, manchmal kann ich mich gar nicht mehr bewegen. Meine Schwiegertochter schenkte mir zum Geburtstag eine Riesenpackung Enzyme, was ich zunächst für ein ziemlich unsinniges und enttäuschendes Geschenk hielt. Ich machte gute Miene zum bösen Spiel und nahm die Enzyme in recht hoher Dosierung, nämlich dreimal täglich sechs Dragees, ein. Schon nach fünf Tagen merkte ich, dass mein Körper »leichter« wurde. Ich konnte mich wieder bewegen, sah auch besser aus. Ich habe die gesamten 800 Dragees eingenommen. Mein Allgemeinzustand hat sich durch die Enzyme ge-

waltig verbessert, und ich weiß, was ich mir zum nächsten Geburtstag wünsche.«

Enzymkiller

Enzymmangel hat verschiedene Ursachen. Es gibt den angeborenen Mangel an bestimmten Enzymen. Andererseits benötigt und produziert der Körper sogenannte »Inhibitoren«. Das sind Substanzen, welche die Enzymaktivität drosseln, wenn diese zu stark wird, und somit auf natürliche Weise die Enzymtätigkeit regulieren. Gefährlich wird es, wenn diese Inhibitoren von Geburt an fehlen, wie dies bei der Entstehung des angeborenen Lungenemphysems der Fall ist.
Zu viele Inhibitoren wiederum lähmen die Enzymtätigkeit. Zu den nicht körpereigenen Inhibitoren gehören Umweltschadstoffe wie Quecksilber, Cadmium, Blei, Kupfer, Cyanid und Kohlenmonoxid, weswegen diese zu den Enzymgiften zählen. Die meisten Enzyme bestehen aus einem Proteinmolekül und einem Koenzym, das oft ein Vitamin oder Mineral ist. Die Benennungen vieler Enzyme enden auf »-ase«. Diese Endung ist an den Namen der Substanz gehängt, auf die das jeweilige Enzym wirkt, z.B. Proteinase, das im Verdauungstrakt Proteine in Peptide (Aminosäureketten) aufspaltet.

Enzymgruppen

Die große Menge an Enzymen gliedert sich in sechs Klassen, die wiederum unterteilt sind:

- *Oxidoreduktasen* sind an biologischen Oxidations- und Reduktionsprozessen in Körper beteiligt, die u.a. bei der Zellatmung eine wichtige Rolle spielen. Zu dieser Klasse gehören z.B. L-Aminosäure-Oxidase, Tryptophan-2.3-Dioxygenase und Phenylalanin-4-Monooxygenase.

- *Transferasen* übertragen einen chemischen Baustein von einer Substanz auf eine andere. Beispiele hierfür sind Ornithin-Carbamoyl-Transferase, Lactose-Synthase und Alanin-Transaminase.
- *Hydrolasen* spalten größere Moleküle in kleinere, wozu sie ein Wassermolekül benötigen. Dies betrifft besonders die Proteasen (Eiweißspalter), Lipasen (Fettspalter) und Amylasen (Stärkespalter), die wichtige Enzyme zur Verdauung und Stoffwechselregulierung sind. Hierzu gehören u.a. Phospholipase A_2, Amylase und Trypsin.
- *Lyasen* spalten spezielle Verbindungen, z.B. Fettsäuren. Lyasen sind z.B. Pyruvat-Decarboxylase, Aldolase und Fumarase.
- *Isomerasen* bauen bestimmte Moleküle um, z.B. Glukose in Fruktose, wie etwa Methylmalonyl-CoA-Mutase.
- *Ligasen* verbinden verschiedene Molekülgruppen miteinander und sind z.B. zum Aufbau des genetischen Materials, der DNS und RNS, nötig. Beispiele sind Aminosäuren-aktivierende Enzyme und Glutamin-Synthetase.

Im Gegensatz zu herkömmlichen Medikamenten ist die Einnahme von Enzymen frei von Nebenwirkungen und eine sanfte Heilmethode. Allerdings gibt es Fälle, in denen Enzyme nicht eingenommen werden sollten. So ist eine Enzymbehandlung ungeeignet bei Patienten mit

- einer gestörten Blutgerinnung
- fortgeschrittenen Lebererkrankungen
- fortgeschrittenen Nierenerkrankungen
- Allergien, insbesondere gegen Eiweiß

Die meisten Enzyme arbeiten mit einem anderen Molekül zusammen und sind von dessen Aktivität abhängig. Dieses sogenannte Koenzym besteht, wie gesagt, häufig aus einem Vitamin oder Mineral. Ist der Körper unterversorgt mit solchen essenziellen Substanzen, wirkt sich dies auch auf die Enzymtätigkeiten aus.

Wichtige Enzyme für den Körper

Von den über 50 000 verschiedenen Enzymen kann hier nur eine kleine Auswahl besonders wichtiger Vertreter dieser Gruppe genannt werden.

Pepsin

Pepsin ist das eiweißspaltende Enzym des Magensaftes. Es wirkt nur in saurer Umgebung.

Eigenschaften:

- Es verdaut Fleisch und andere Eiweiße, baut also Protein zu den verwertbaren Aminosäuren ab. Im Magen wird Pepsin von der Salzsäure aktiviert.
- Auf den Körper wirkt es sich aus, indem es für eine gesunde Haut, leistungsfähige Muskel, eine gute Durchblutung und ein starkes Knochengerüst sorgt.

Pepsinmangel kann sich aufgrund einer chronischen Entzündung der Magenschleimhaut entwickeln, ist aber mit Pepsinpräparaten leicht zu beheben. Diese helfen bei Magenbeschwerden, Verdauungsstörungen, Völlegefühl und Appetitlosigkeit.

Betain HCl: für einen gesunden Magen

Zusammen mit Pepsin und anderen eiweißspaltenden Enzymen ist die Aminosäure Betain als Bestandteil des Magensaftes am enzymatischen Umbau der Nahrung beteiligt. Betain ist z.B. in roter Bete enthalten.

Eigenschaften:

- Die Salzsäure Chlorwasserstoff (HCl) ist für die Zerkleinerung schwerverdaulicher Nahrungsmittel notwendig. Sie hält die Magenschleimhaut funktionsfähig und verhindert das Eindringen von Keimen.

- Betain erhöht den Säuregehalt im Magen und sorgt so für eine gesunde Verdauung des Magens.

Empfohlene Tagesdosis: ca. 250 mg; besonders Menschen über 40 Jahre leiden häufig unter zu wenig Salzsäure. Sodbrennen ist ein entsprechendes Symptom.

Amylase

Amylasen spalten Stärke, indem sie deren lange Moleküle zerkleinern und bereits im Speichel in leichter verdauliche Abschnitte zerlegen. Sie werden in der Bauchspeicheldrüse (Pankreas) produziert und gehören zusammen mit Trypsin, Chymotrypsin und den Lipasen zu den wichtigsten Pankreas-Enzymen. Diese helfen bei einer Entzündung oder Funktionsstörung der Bauchspeicheldrüse, bei enzymmangelbedingten Verdauungsstörungen und nach Magen-, Leber- und Pankreas-Operationen.

Proteolytische Enzyme

Proteolytische Enzyme haben die Aufgabe, Eiweiß in Aminosäuren zu zerlegen. Zu den wichtigsten zählen die in Pflanzen vorkommenden Enzyme Papain und Bromelain sowie Trypsin und Chymotrypsin, die tierischer Herkunft sind und aus dem Pankreas von Schweinen bzw. Rindern gewonnen werden.

Eigenschaften: Proteolytische Enzyme haben ein breites Anwendungsgebiet bei vielfältigen Erkrankungen. Sie

- beschleunigen Heilungsprozesse bei Knochenbrüchen und nach Operationen,
- lösen kleine Blutgerinnsel auf und beugen Thrombosen und Embolien vor,
- lindern Schmerzen,

- wirken entzündungshemmend und abschwellend,
- verbessern die Durchblutung,
- transportieren Abfallstoffe an Entzündungsherden schnell ab.

Daher werden Enzyme insbesondere auch bei Entzündungen therapeutisch eingesetzt. Eine Enzymbehandlung hat sich in wissenschaftlichen Prüfungen als wirksames Heilmittel bei Sinusitis (Nasennebenhöhlenentzündung), chronischer Bronchitis, Blasen- und Prostataentzündung sowie Adnexitis (Unterleibsentzündung) erwiesen.
Proteolytische Enzyme unterstützen die Wirkung von Antibiotika und mildern gleichzeitig deren Nebenwirkungen, da sie häufig die Dauer der Antibiotika-Einnahme verkürzen.

Bromelain

Bromelain ist ein pflanzliches proteolytisches Enzym, das aus der Ananas hergestellt wird.

Eigenschaften:
- Bromelain wirkt verdauungsfördernd, entzündungshemmend, muskelentspannend und abschwellend.
- Es kann die Thrombozytenaggregation verhindern und dadurch Arteriosklerose und den damit verbundenen Herz-Kreislauf-Krankheiten vorbeugen.
- Darüber hinaus wirkt es dem Prostaglandin Thromboxan entgegen, das Entzündungen begünstigt, und ist daher ein geeignetes Mittel bei der Behandlung von rheumatischer Arthritis und Darmentzündungen.

Anwendungen auf einen Blick
- Prophylaxe von Magengeschwüren
- Beschleunigte Heilung von Wunden, Prellungen u.ä.

- Entzündungen, z.B. bei Nasennebenhöhlenentzündungen (Sinusitis)
- Appetitzügelung
- Verkürzung von Wehen

Empfohlene Tagesdosis: Als therapeutische Dosis wird die Einnahme von täglich 1,5 g auf nüchternen Magen empfohlen. Seine verdauungsfördernde Eigenschaft entfaltet das Enzym hingegen, wenn es während der Mahlzeit eingenommen wird.

Papain

Papain wird aus dem Milchsaft unreifer Früchte des tropischen Melonenbaumes *Carica papaya* gewonnen. Es ist ein hervorragendes Mittel zur Wundreinigung, weswegen man ihm den Beinamen »biologisches Skalpell« gegeben hat. Zudem spaltet es krankmachende Immunkomplexe.

Trypsin

Dieses proteolytische Enzym der Bauchspeicheldrüse wird aus Extrakten von Schweinepankreas hergestellt. Aufgrund seiner Fähigkeit, Peptidbindungen zu spalten, ist es ein wirksames Mittel zur Auflösung von Blutgerinnseln.

Chymotrypsin

Dieses proteolytische Enzym der Bauchspeicheldrüse wird für medizinische Zwecke aus Extrakten des Rinderpankreas hergestellt. Wie Trypsin entfaltet es seine besondere Wirkung bei der Spaltung von Blutgerinnseln und Fibrin.
Trypsin und Chymotrypsin gehören zu den sogenannten Serin-Proteasen. **Proteasen** sind proteolytische, d.h. die Eiweißspaltung auslösende Enzyme des Magen-Darm-Kanals.

Lipase

Lipasen spalten Fett und ernähren so die Hautzellen. Sie beugen Virusinfektionen und Allergien vor.
Pancreatin und Pancrealipasen werden in der Bauchspeicheldrüse produziert, in der eine große Anzahl der für die Verdauung notwendigen Enzyme gebildet werden. Der Mangel an Pancreatin und Pancrealipase führt zu ernsthaften Verdauungs- und Stoffwechselstörungen.
Die Lipoprotein-Lipase ist z.B. ein Zellplasma-Enzym, das dafür sorgt, dass ein nach fettreicher Nahrung getrübtes Plasma sich wieder »klärt«.

Koenzym Q_{10} – Ubichinon: Herzschutz und Antioxidans

Das Koenzym Q_{10} ist eine Substanz, die aufgrund ihrer vielfältigen Vitalfunktionen von besonderer medizinischer Bedeutung ist. Dieses Koenzym kann sich mit bestimmten Eiweißmolekülen zu Enzymen verbinden. Es wird mit der Nahrung aufgenommen und auch im Körper selbst synthetisiert. Im Laufe des Lebens nimmt die Fähigkeit zur körpereigenen Synthese allerdings stark ab.

Eigenschaften:

- Koenzym Q_{10} ist eine Substanz, die den Herzmuskel stärkt.
- Als starkes Antioxidans schützt es die Zellen und stärkt die Immunabwehr.
- Die Leberzellen brauchen Koenzym Q_{10} für Entgiftungs- sowie Synthesereaktionen.

Mangelerscheinungen

- Herzinsuffizienz, Herzrhythmusstörungen
- Zyanose (blaurote Verfärbung von Haut und Schleimhäuten aufgrund eines geringen Blutsauerstoffgehalts)
- Ödeme (Flüssigkeitsansammlungen in Geweben)

- Lungenödem
- Kurzatmigkeit, starkes Herzklopfen
- Schlaflosigkeit, Schwitzen, Schwindel
- nächtlicher Harndrang

Ursachen von Mangelzuständen:
- fortgeschrittenes Lebensalter
- außergewöhnliche körperliche Belastungen
- Mangelzufuhr durch Konservennahrung

Anwendungen auf einen Blick
- Herzerkrankungen, wie chronische Herzinsuffizienz
- Bluthochdruck
- Zahnfleischerkrankungen und Parodontose
- Schutz gegen den Angriff freier Radikale
- Krebs, insbesondere Brustkrebs
- psychische und physische Belastungen, fortgeschrittenes Lebensalter
- Übergewicht

Überdosierung: Selbst bei hohen Dosierungen von über 600 mg pro Tag sind keine auffälligen Nebenwirkungen bekannt. In Einzelfällen wurde über leichte Übelkeit berichtet.

Nebenwirkungen: nicht bekannt

Wechselwirkungen: Die Einnahme von Mitteln zur Senkung des Blutfettwertes beeinträchtigt die körpereigene Ubichinon-Produktion.

Natürliches Vorkommen: Koenzym Q_{10} ist reichlich in pflanzlichen Ölen, Sojabohnen, Walnüssen, Mandeln, Nüssen, Weizenkeimen, grünen Bohnen, Spinat, Kohl, Knoblauch, Leber und Herz vorhanden.

Empfohlene Tagesdosis: 30 mg; zu therapeutischen Zwecken bis zu 120 mg
Die Supplementierung beeinträchtigt die körpereigene Produktion von Koenzym Q_{10} nicht. Am besten wird es mehrmals täglich in Form von Gelatinekapseln mit den Mahlzeiten eingenommen.

Zellatmungs-Koenzyme NAD und FAD

Die Zellatmung ist auf das Funktionieren gewisser Enzyme angewiesen, die ihrerseits mit einem Koenzym zusammenarbeiten. Das Koenzym NAD (Nikotinamid-Adenin-Dinukleotid) wird aus Vitamin B_3 (Nikotinsäure, Nicotinamid) aufgebaut. FAD (Flavin-Adenin-Dinukleotid) ist das Koenzym der Flavoproteine, die Zellen aus Vitamin B_2 (Riboflavin) aufbauen.

Eigenschaften von NAD:
- Das Koenzym NAD aktiviert viele lebenswichtige Enzyme.
- Es steht am Anfang der »Atmungskette«, ist also für das Funktionieren des Atmungsprozesses und die Sauerstoffversorgung der Zellen verantwortlich.

Eigenschaften von FAD:
- FAD spielt eine entscheidende Rolle beim Kohlenhydrat-, Fettsäure- und Aminosäurestoffwechsel.
- Es schützt die Körpergewebe vor Oxidation und sorgt für eine optimale Zellversorgung mit Sauerstoff und damit für Wachstum und Gesunderhaltung.
- Es erhält die Leistungsfähigkeit sowie die Sehkraft.

Mangelerscheinungen bei fehlendem NAD:
- Pellagra (Demenz, Psychosen, Durchfälle, Haut- und Schleimhautentzündungen und -veränderungen)
- keine ausreichende Versorgung der Zellen mit Sauerstoff
- Stoffwechselstörungen

Mangelerscheinungen bei fehlendem FAD:

- Zittern
- Konzentrations- und Schlafstörungen
- Depression
- Haarausfall

Für eine ausreichende Versorgung mit diesen beiden Koenzymen sorgt man, indem man genügend Vitamin B_2 und B_3 zu sich nimmt (s. dort).

Teil 3:
Pflanzen und ihre Wirkstoffe – Phytochemikalien

Die Heilkraft der Pflanzen

»Allgemein ist der Eindruck verbreitet, dass alles Natürliche gut, rein, einfach und leicht zugänglich sei. Aber die Chemie der natürlichen Substanzen ist einer der schwierigsten Chemiezweige.«
Prof. Jack Masquelier, der Entdecker von OPC

Jahrhunderte- und sogar jahrtausendelang haben die Völker dieser Erde ihre Krankheiten mit den Pflanzen geheilt, die in ihrer Umgebung wuchsen – belächelt von der westlichen Medizin, die sich schließlich als die überlegene Heilkunde durchsetzte. Doch seit einigen Jahrzehnten schwingt das Pendel zurück. Nun, da das alte Naturwissen fast verloren gegangen ist, wendet sich das Interesse von Wissenschaftlern in hochtechnisierten Laboren den Wirkstoffen exotischer Pflanzen zu, die systematisch erforscht werden. Die mit wissenschaftlichen Methoden gewonnenen Erkenntnisse sind verblüffend[4]. Pflanzen sind die reinsten Chemiewerke. Sie enthalten die komplexesten und wirkungsvollsten Substanzen. Immer noch sind sie ebenso starke Heilmittel wie vor tausend Jahren, doch da man sie nun in ihre Bestandteile zerlegt, nimmt auch die westliche Wissenschaft sie ernst. Dabei eröffnen sich dem forschenden Auge ungeahnte Kombinationen und Wirkstoffe. Die Gesamtheit aller Phytochemikalien und ihrer Kombinationen in den Millionen von Pflanzen lässt sich sicherlich nie völlig entschlüsseln, und erst recht nicht, wenn man die Regenwälder mit ihren unendlichen Pflanzenschätzen zuvor zerstört.
Im folgenden finden Sie in alphabetischer Reihenfolge Beschreibungen wichtiger Heilpflanzen aus unterschiedlichen Kulturkreisen – angesichts der Vielzahl an Heilpflanzen naturgemäß nur ein kleiner Ausschnitt.

[4] Siehe mein Buch *Maya-Medizin. Wie wir die Heilkraft des Regenwaldes hier und heute nutzen können.* München 2000

Heilpflanzen von A bis Z – eine praxisbezogene Auswahl

Abuta: bei allen »Frauenleiden«

Die im südamerikanischen Regenwald beheimatete Schlingpflanze (*Cissampelos pareira*) heißt dort auch »Hebammenkraut«, da sie seit Jahrtausenden für alle Arten von Frauenkrankheiten als Heilmittel benutzt wird. Verwendet werden jeweils die gesamte Pflanze, Samen, Rinde und Blätter. Die westliche Wissenschaft beschäftigt sich seit den 1960ern mit dieser Pflanze und konnte viele Heilwirkungen nachweisen.

Eigenschaften:
- Äußerlich aufgetragen wirkt Abuta als lokales Schmerzmittel, gegen Bindehautentzündung und Schlangenbisse.
- Die Samen werden als harntreibendes, auswurfförderndes Mittel, gegen Fieber und Geschlechtskrankheit eingesetzt.
- Bei allen sogenannten »Frauenleiden«, wie Menstruationskrämpfen, Vor- und Nachgeburtsschmerzen, Gebärmutterblutungen, drohender Fehlgeburt und Hormonschwankungen, hat Abuta sich bewährt.
- Darüber hinaus vermag es den Blutdruck zu senken, Verdauungsstörungen zu beheben und Entzündungen und Schmerzen zu lindern.

Anwendungen auf einen Blick
- Schmerzen
- Entzündungen
- Menstruationsbeschwerden und Krämpfe
- Schmerzen und Blutungen vor und nach der Geburt
- Bluthochdruck
- Verdauungsbeschwerden

Zu den wirkungsvollen Inhaltsstoffen zählen vor allem Alkaloide, Saponine, Triterpene, ätherische Öle und Polyphenole.

Synergie: Abuta wirkt in Mischungen mit anderen Substanzen besonders intensiv, darunter Catuabarinde, Sarsaparillawurzel, Muira Puama, Chuchuhuasirinde, Damiana und Macawurzel.

Empfohlene Tagesdosis: Als Mittel gegen Menstruationsschmerzen und -störungen reichen im allgemeinen 1–2 g der pulverisierten Schlingpflanze oder der Wurzel aus oder 1–2 ml einer Tinktur (4:1).

Acerola: Vitaminbömbchen

Die ursprünglich in Süd- und Zentralamerika sowie auf Jamaika und den Westindischen Inseln beheimatete Strauchpflanze *Malpighia glabra* mit den kirschähnlichen roten Früchten hat wegen deren enorm hohen Vitamin-C-Gehalts Berühmtheit erlangt. Dieser nimmt in dem Maße ab, wie die Früchte reifen, sodass sie häufig grün geerntet werden. Verglichen mit Orangen ist ihr Gehalt 30–40 Mal so hoch. Auch weist sie einen doppelt so starken Gehalt an Magnesium und Pantothensäure auf, daneben beachtliche Mengen an den B-Vitaminen Thiamin, Riboflavin und Niacin.

Eigenschaften:
- Dem hohen Vitamin-C-Gehalt verdankt die Acerola-Frucht ihre stark antioxidativen Eigenschaften, sie wirkt den schädlichen Einflüssen der freien Radikale entgegen.
- In Labortests haben Früchte, Blätter und Rinde fungizide, d.h. pilzhemmende, Eigenschaften bewiesen.
- Als Extrakt in Hautpflegemitteln hemmt die Acerolapflanze aufgrund ihres Mineralien- und Vitamingehalts Zellalterungsprozesse und ist ein wirkungsvolles Aufbau- und Schutzmittel für trockene und abgeschlaffte Haut.

- Im Amazonasgebiet trinkt man Acerolasaft gegen Fieber und Verdauungsstörungen.

Anwendungen auf einen Blick
- Zellschutz (Antioxidans)
- Pilzbefall
- Müdigkeit
- Fieber
- Verdauungsstörungen

Empfohlene Tagesdosis: Im Regenwald wird bei Fieber und Verdauungsstörungen zwei bis drei Mal entweder ein halbes Glas Acerolasaft oder je eine Handvoll Früchte eingenommen.

Algen: die nahrhaftesten Nahrungsmittel

Algen sind ein Urnahrungsmittel: Nicht nur stehen sie am Anfang der Evolution des Lebens auf der Erde, sondern auch am Beginn der gesamten Nahrungskette. Sie sind einfach aufgebaut und daher vom Körper leicht zu verwerten. Kein anderes Nahrungsmittel enthält eine derart hohe Konzentration an Vitalstoffen wie bestimmte Algenarten.

Kelp: Für eine ausgeglichene Schilddrüse

Eigenschaften:
- Durch ihren Jodgehalt wirkt diese Alge ausgleichend auf die Schilddrüse, weswegen sie u.a. zur Behandlung von Dickleibigkeit, aber auch bei Magerkeit eingesetzt wird.
- Kelp hilft bei Blähungen und chronischer Verstopfung.
- Es stärkt Gehirn und Nerven.
- Es wird auch als Schutz bei starker Bestrahlung verwendet.

Die blaugrüne Alge: Nerven- und Hirnnahrung

AFA (*Alphanizomeon flos-aqua*) ist reich an Enzymen, Beta-Carotin, B-Vitaminen, Vitamin E und essenziellen Fettsäuren wie Gamma-Linolen und Chlorophyll. Sie besitzt zudem den höchsten Proteingehalt aller bekannten Nahrungsmittel und enthält Glycoprotein, das der Körper unmittelbar absorbieren kann.

Eigenschaften: Die blaugrüne Alge enthält 20 Aminosäuren, und zwar in einer für den Menschen optimalen Zusammenstellung. Dadurch stabilisiert sie den **Blutzuckerspiegel**, entgiftet die **Leber**, unterstützt die **Hirnfunktionen, Nervenimpulse** und harmonisiert **psychische Schwankungen**.

Spirulina: für einen gesunden Organismus

Diese Süßwasseralge ist eine stark basische Nahrung und wirkt dadurch der Übersäuerung entgegen. Sie enthält alle essenziellen Fettsäuren einschließlich Gamma-Linolensäure, alle essenziellen Aminosäuren, Enzyme, Chlorophyll, zwölf verschiedene Carotinoide, Eisen und Magnesium.

Eigenschaften:
- Spirulina kann die Aktivität des Enzyms Endonuclease in Gang setzen und dadurch eine beschädigte DNS wieder reparieren. Somit könnte sie eine Rolle im Kampf gegen **Krebs** spielen.
- Das die Alge blaugrün färbende Polypeptid Phycocyanin kann das Rückenmark zu einer verstärkten Stammzellenproduktion und damit zu vermehrter **Blutbildung** anregen. Deshalb wird Spirulina in Russland zur Behandlung von Erkrankungen durch radioaktive Strahlung eingesetzt.
- Ihr Gehalt an Phenylalanin bewirkt, dass sie den **Appetit** auf natürliche Weise **zügelt** und die **Blutzuckerwerte reguliert**.

Chlorella

Die einzellige Mikroalge *Chlorella pyrenoidosa* ist reich an Ballaststoffen und eine hervorragende Quelle für viele Mineralien und Vitamine, Proteine (bis zu 60%), Amino- und essenziellen Fettsäuren sowie Chlorophyll (7%!).

Eigenschaften:
- Chlorella **entgiftet** den Körper, indem sie Schwermetalle und Uran an sich bindet und eine natürliche Ausscheidung dieser Gifte ermöglicht.
- Sie erhöht den Albumingehalt im Blut, schützt den Körper so vor radikaler Oxidation und stimuliert außerdem die Produktion von T-Zellen und Interferon.
- Chlorella stärkt somit auf verschiedenen Ebenen das **Immunsystem**.

Anwendungen auf einen Blick
- Erschöpfungszustände, geschwächtes Immunsystem
- Vergiftungen durch Schwermetalle und radioaktives Uran
- Bestrahlungen
- Pilzerkrankungen wie Candida albicans
- Übergewicht
- Schmerzlinderung bei entzündlichen Krankheiten wie Arthritis

Empfohlene Tagesdosis: 1–3 g des Extrakts

Aloe vera: zur Entgiftung und Wundheilung

Eigenschaften:
- Aloe hat eine stark abführende Wirkung.

- Sie ist ein bekanntes Stärkungsmittel und reinigt Leber und Niere.
- Magengeschwüre können mit Aloe vera durch eine Reduzierung der Magensäure geheilt werden.
- Bei Reizdarm und Morbus Crohn, einer Darmentzündung, kann Aloe ebenfalls hervorragend die Beschwerden lindern.
- Äußerlich aufgetragen bewirkt der Aloe-Saft vor allem Kühlung und Linderung bei Brandverletzungen. Der Aloe-Saft ist ein vielseitiges Heilungsmittel bei verschiedenen Hautkrankheiten. Man reibt damit Ekzeme, Geschwüre und Furunkel ein. So angewendet bringt er auch Linderung bei Sonnenbrand und Sonnenstich, wirkt gegen Juckreiz bei Allergien und Insektenstichen und bekämpft Pilzerkrankungen.
- Das äußerlich verwendete Aloe-Gel wirkt wundheilungsfördernd, entzündungshemmend, reizmildernd und immunstimulierend. Nach Gewebeverletzungen und Verbrennungen kann der Heilungsprozess stark beschleunigt werden.
- Wegen seiner Feuchtigkeit spendenden und weich machenden Eigenschaften spielt Aloe-vera-Gel eine große Rolle in der Kosmetik: als Bestandteil von Nacht- und Handcremes, Körperlotionen, Aftershave-Produkten und Rasiercremes, Seifen, Shampoos und Reinigungscremes, Zahnpasten, Antitranspirantien usw. Wegen seiner entzündungshemmenden Wirkung wird es auch in Akne- und Sonnenschutzprodukten verarbeitet.
- Die offizinelle, d.h. in Apotheken erhältliche, Aloetinktur, hilft gegen Bienenstiche, sofern ein Tropfen direkt nach dem Stich auf die betroffene Stelle gerieben wird. Sowohl der übliche Schmerz als auch der Juckreiz bleiben aus.

Anwendungen auf einen Blick

- Allgemeine Schwäche
- Reinigung von Leber und Niere
- Infektionen

- Hauterkrankungen und -beschwerden: Akne, Ekzeme, Geschwüre, Furunkel, Verbrennungen, Sonnen- und Insektenstich, Juckreiz
- Pilzerkrankungen
- Verstopfung

In Fertigarzneimitteln ist Aloe häufig mit anderen Heilpflanzen gemischt, wie Fenchel, Senna, Kamille oder Enzian.

Empfohlene Tagesdosis: Eine Dosis von 0,2 bis 1 Gramm für die innere Anwendung wird als üblich angegeben; ab acht Gramm wirkt Aloe tödlich. Schwangere und stillende Frauen sollen Aloesubstanzen nicht einnehmen.

Artischocke/Cynarin: für verbesserten Gallenfluss und Leberentgiftung

Das in Süd- und Nordamerika wie auch in Europa geschätzte Gemüse *Cynara scolymus* war bereits bei den alten Ägyptern, Griechen und Römern wegen seiner Heilwirkungen und seines angenehm bitteren Geschmacks beliebt. Zu seinen wichtigsten Inhaltsstoffen zählt neben vielen Vitaminen, Mineralien und (Öl-)Säuren der Pflanzenwirkstoff Cynarin, dem die Artischocke viele ihrer positiven Eigenschaften verdankt und der als Konzentrat therapeutisch eingesetzt wird.

Eigenschaften:

- Cynarin regt die Produktion von Gallenflüssigkeit an, die für die Zerlegung von Fetten gebraucht wird.
- Es verhindert die Bildung von Gallensteinen.
- Es senkt den Gehalt von Triglyzeriden wie auch von LDL-Cholesterin im Blut.
- Gleichzeitig entgiftet und schützt es die Leber und hat sich auch zur Therapie bei Alkoholismus bewährt.

- In verschiedenen Naturmedizinen gilt Artischockenkonzentrat als Entgiftungsmittel bei Schlangenbiss und als Heilmittel bei Niereninsuffizienz, Verdauungsbeschwerden, Anämie, Diabetes und Arteriosklerose.

Anwendungen auf einen Blick

- Zu verbesserter Fettverdauung und beschleunigtem Gallefluss; bei Gallensteinen
- Übelkeit, Brechreiz
- Leberentgiftung und -schutz
- Rheuma, Gicht
- Drüsenschwäche
- Magenübersäuerung
- chronische Durchfälle
- Blasen- und Nierenschwäche
- erhöhte Blutfett- und Cholesterinwerte, Fettsucht

Empfohlene Tagesdosis: 3–5 g Artischockenblätter; die empfohlene Dosis an Cynarin-Kapseln beträgt 2 g.

Bärentraube: zur Desinfektion der Harnwege

Arctostaphylos uva-ursi enthält Glykoside, Gerbstoffe, Katechine und Flavone.

Eigenschaften: Bärentraubenauszug **desinfiziert die Harnwege**, vorausgesetzt der Urin ist alkalisch. Bei zu saurem Harn erreicht man eine Alkalisierung durch pflanzliche Ernährung sowie die Einnahme von 6–8 g Natriumbicarbonat täglich. In der Homöopathie verwendet man Bärentraubenpräparate bei **Harnblasenentzündung, chronischer Nierenbeckenentzündung, Harnröhrenentzündung und Harngrieß**.

Während der Schwangerschaft und der Stillzeit sollten Bärentraubenblätter nicht angewendet werden.

Einnahme-Empfehlung: Bärentraubenblätter wirken synergistisch in Mischungen mit Maisseide, Pfefferminz und anderen Diuretika sowie »Blasenkräutern« wie Goldrute, Birkenblätter und Schachtelhalm.

Blütenpollen: für neue Kraft

Dieses »gehaltvollste Nahrungsmittel aus der Natur« weist alle lebenswichtigen Aminosäuren, Vitamine, Mineralien und Fettsäuren auf.

Eigenschaften:
- Die Kraftnahrung der Bienen entfaltet auch im Menschen ihre immunstärkende und vitalisierende Wirkung. Mit ihr kann man einen z.B. nach Krankheit oder durch große Anstrengungen geschwächten Organismus wieder aufbauen.
- Blütenpollen wirkt entzündungshemmend und verfügt über antibiotische Eigenschaften. Er vermag Salmonellen und andere gefährliche Bakterien wirkungsvoll zu bekämpfen.
- Er reguliert und entgiftet die Darmflora sowie das Nieren-Blasen-System.
- Er schützt die Prostata und stabilisiert ihre Funktion.

Anwendungen auf einen Blick
- Erschöpfung, Rekonvaleszenz, allgemeine Schwäche
- Verdauungsbeschwerden, insbesondere Verstopfung
- Eisenmangel
- Prostataschutz
- Beschwerden des Nieren-Blasen-Systems

Blütenpollen wird häufig in Kombinationspräparaten zusammen mit anderen immunstärkenden Substanzen angeboten, z.B. Pau d'Arco, Knoblauch, Echinacea und Propolis. Deutlich stärker wirkt er, wenn er (ähnlich wie im Bienenstock) einem Fermentationsprozess unterzogen wurde und dadurch leichter verwertbar ist.

Empfohlene Tagesdosis: je nach Bedarf 30–500 mg

Bockshornklee: ein vielseitiges Stärkungsmittel

Trigonella foenum-graecum ist eine bereits von Hippokrates hochgeschätzte Heilpflanze mit vielseitiger Einsatzmöglichkeit. Die Samen enthalten 30% Pflanzenschleime, ein Steroidsaponin, Cholin, ätherisches und fettes Öl und 27% Proteine. Der Inhaltsstoff Trigonellin kann sich in Niacin umwandeln.

Eigenschaften:

- Äußerlich verwendet man die zermahlenen Samen als Breiumschläge gegen Furunkel, eitrige Hautentzündung und gewisse Lymphknotenentzündungen.
- Innerlich eingenommen ist Bockshornklee ein Stärkungsmittel bei Tuberkulose, Osteomyelitis (Knochenmarkentzündung), Skrofulose (tuberkulöse Hals- und Lymphknotenentzündung bei Kindern) und nach überstandenen schweren Krankheiten.
- Bockshornklee wirkt blutzuckersenkend.
- Er senkt einen hohen Cholesterinspiegel.
- Der Tee wird zu Spülungen der Mundhöhle bei Zahnfleischentzündungen, Zahnschmerzen und Parodontose gebraucht.
- In der Volksmedizin gilt er seit langem als Mittel gegen Katarrh, Magengeschwür sowie als Aphrodisiakum.

Anwendungen auf einen Blick
- Anwendungen auf einen Blick
- Lungenerkrankungen wie Tuberkulose
- Diabetes
- Magengeschwür
- Katarrh, Husten
- Zahnbeschwerden, Zahnfleischentzündungen, Parodontose
- Erhöhter Cholesterinspiegel
- Osteomyelitis
- Skrofulose
- Aphrodisiakum

Brennnessel: zur Körperentgiftung

Die Blätter von *Urtica dioica* enthalten einen histaminartigen Stoff, Ameisensäure, Kalium, Calcium, Eisen, Gerbstoff, Silizium, Chlorophyll sowie Vitamin A und C.

Eigenschaften:
- Brennnessel wirkt stark harntreibend und ist bei Prostataerkrankungen eine große Hilfe. Im frühen Stadium eingenommen führt sie dazu, dass der Harnstrahl sich verbessert und der Harndrang nachlässt.
- Sie wirkt blutstillend und blutbildend.
- Sie wirkt stark entwässernd, abführend und ist insgesamt ein Mittel zur Entschlackung des Organismus, weswegen Frühjahrskuren mit Brennnesselsaft eine lange Tradition haben.
- Das Nesselgift wirkt hautreizend und verstärkt die Durchblutung an den betroffenen Stellen. Äußerlich auf entzündete Stellen bei Rheuma und Arthritis angebracht, wirkt es schmerzlindernd.
- Brennnessel wirkt leicht blutzuckersenkend und ist für Diabetiker zur Unterstützung der Diät geeignet.

Anwendungen auf einen Blick

- Prostatabeschwerden
- Anämie
- Nasenbluten
- Schlechter Haarwuchs
- Wunden, Geschwüre (äußerlich)
- Diabetes
- Rheuma, Arthritis

Synergie: Bei Prostatabeschwerden eignet sich die Kombination von Brennnesseln und Sägepalmfrüchten.

Empfohlene Tagesdosis: 2–3 Tassen Tee; bei Prostatahypertrophie 500–1000 mg des Brennnesselwurzelextrakts

Carqueja: für Fruchtbarkeit bei Mann und Frau

In den Sümpfen des Amazonas ist die kleine, aber sehr vielseitige Strauchpflanze *Baccharis genistelloides* mit den gelborangefarbenen Blüten zu Hause.

Eigenschaften:

- Ein Tee aus den Blättern und Blüten von Carqueja wird traditionell gegen weibliche Sterilität und männliche Impotenz eingenommen.
- Carqueja wird als Tonikum, Bitter- und Fiebermittel sowie als Magen-Darm-Therapeutikum eingesetzt. Seine Anwendungsbereiche erstrecken sich auf Verdauungsbeschwerden, Magen-Darm-Entzündung, Lebererkrankungen und Durchfall.
- Auch gilt es als ein bedeutendes Blutreinigungsmittel.

Anwendungen auf einen Blick

- Unfruchtbarkeit
- Magen-Darm-Beschwerden
- Geschwüre
- Malaria
- Diabetes
- Halsentzündung, Angina
- Anämie
- Wassersucht
- Blasenentzündung, Nierenbeschwerden
- Würmer
- Lepra
- Kreislaufschwäche
- hohe Blutzuckerwerte

Neueste Studien weisen auf eine signifikante zytotoxische Wirkung gegenüber Krebszellen hin (1994). 1996 wurde nachgewiesen, dass Carqueja zudem Entzündungen, Schmerzen und der Entwicklung von Geschwüren entgegenwirkt.

Empfohlene Tagesdosis: Als Tee (1 l auf 2 Tassen getrockneter Pflanzenteile) wird Carqueja im Allgemeinen zwei- bis dreimal täglich auf nüchternen Magen eingenommen. Carqueja-haltige Tabletten oder Kapseln gegen Leber- und Verdauungsbeschwerden und Parasiten werden drei- bis viermal täglich eingenommen.

Cat's Claw (Uña de gato): Immunstärker und Allrounder

Ihren Namen »Katzenklaue" verdanken die Regenwaldranken *Uncaria guianensis* und *tomentosa* den klauenartigen Dornen. Seit über 2000 Jahren werden ihre Rinde, Wurzel und Blätter von den Völkern des Amazonasgebiets und anderen süd- wie zentralamerikanischen Gegenden als ein geradezu unglaublich starkes wie vielseitiges Heilmittel benutzt. Was diese Pflanze alles kann, ist so überwältigend, dass sie bei der ersten internationalen Konferenz der Weltgesundheitsorganisation 1994 offiziell als medizinische Pflanze anerkannt und ihre Entdeckung mit der von Chinin im 17. Jahrhundert in der Rinde einer peruanischen Baumart verglichen wurde.

Eigenschaften:

- Die Liste ihrer Inhaltsstoffe ist beeindruckend, besonders stark aber sind die verschiedenen Alkaloide, von denen laut vieler wissenschaftlicher Untersuchungen mindestens sechs in der Lage sind, auch in kleinsten Mengen die Immunfunktionen bis zu 50% zu erhöhen. Überall in der Welt wird daher Cat's Claw bei der unterstützenden Behandlung von Krebs und Aids eingesetzt, zumal außer den immunstimulierenden auch antimutagene, antileukämische und antitumoröse Eigenschaften entdeckt wurden.
- Unterstützt Cat's Claw eine traditionelle Krebsbehandlung mit Chemotherapie und Bestrahlung, so werden geringere Nebenwirkungen – Haarausfall, Gewichtsverlust, Übelkeit, Sekundärinfektionen und Hautprobleme – beobachtet.
- Cat's Claw enthält die stärksten bisher bekannten entzündungshemmenden Wirkstoffe, die 46% bis 69% der Entzündungen rückgängig machten. Nicht zufällig wird es in den Naturmedizinen gegen Arthritis und Rheuma sowie andere entzündliche Krankheiten, wie Magengeschwür, Darmentzündung, Neuralgie, Akne, Gastritis und Scheidenentzündung, eingesetzt. Antivirale Wirkungen konnten ebenfalls nachgewiesen werden, sodass der Pflanzenextrakt auch bei Herpes hilft.
- Verschiedene enthaltene Alkaloide haben blutdrucksenkende und gefäßerweiternde Eigenschaften und verhindern zudem die Blutplättchenaggregation und damit Thrombose. Außerdem führen sie zu einem verringerten Herzschlag und niedrigem Cholesteringehalt.

- Cat's Claw wird von den Regenwaldbewohnern als ein »Körpernormalisierer« betrachtet, da es die verschiedensten Systeme reguliert und Abweichungen und Fehlfunktionen beseitigt, ein »Systemreiniger«, der auch bei Blutungen und Hautunreinheiten normalisierend eingreift.
- Interessant ist auch seine Wirksamkeit auf den hormonellen Bereich. Nicht nur reguliert es den Menstruationszyklus und PMS-Symptome, sondern es ist auch als Verhütungsmittel bekannt. Bei bestimmten Volksstämmen Perus kocht man 5–6 kg der Wurzel in Wasser so lange ein, bis die Menge auf eine einzige Tasse eingedampft ist. In dieser hohen Konzentration während der Regelblutung eingenommen, soll der Absud für eine drei- bis vierjährige Unfruchtbarkeit sorgen.

Von Cat's Claw gibt es zwei enge Verwandte mit ähnlichen Wirkungen, die *Uncaria guianensis* und die *Uncaria tomentosa*. Bekannt sind jeweils folgende Indikationen:

Anwendungen auf einen Blick	
Uncaria guianensis	***Uncaria tomentosa***
Krebs (Blasenk. bei Frauen)	Abszesse (Umschläge)
Zirrhose	Arthritis
Empfängnisverhütung	Asthma (Saft und Wasser)
Diabetes	Blutreinigung
Dysenterie (Blattextrakt)	Knochenschmerzen
Magengeschwür	Krebs
Gastritis	Nebenwirkungen der Chemotherapie
Gonorrhöe (Tripper)	Empfängnisverhütung
Entzündungen	Vorbeugung versch. Krankheiten
Bauchschmerzen (Kindern)	Fieber
Rheuma	Magengeschwüre
Tumoren	Blutungen
Wunden (Umschlag)	

Anwendungen auf einen Blick	
Uncaria guianensis	***Uncaria tomentosa***
	Entzündungen Nierenreinigung Unregelmäßiger Menstruationszyklus Stärkung nach Geburt Rheuma Hautunreinheiten Magenbeschwerden Blasenentzündungen Schwäche Wunden

Empfohlene Tagesdosis:
- Zur allgemeinen Gesundheitsvorsorge: 500 mg – 1 g
- Arthritis, Verdauungsbeschwerden: 3-4 g
- Therapeutische Dosierungen gehen bis zu 10 g täglich.

Catuaba: Aphrodisiakum und Potenzmittel

Die Amazonas-Pflanze mit dem botanischen Namen *Erythroxylum catuaba* ist in Brasilien unter zwei botanischen Namen bekannt, *Juniperus brasiliensis* und *Erythroxylum catuaba*. Catuaba hat eine lange Tradition als Aphrodisiakum, die sich in einer überlieferten Redensart ausdrückt: »Bis ein Mann 60 ist, ist sein Sohn von ihm; danach stammt der Sohn von Catuaba.«

Eigenschaften:
- In der brasilianischen Kräutermedizin wird Catuaba als ein Stimulans für das zentrale Nervensystem mit aphrodisischen Eigenschaften betrachtet. Ein Absud aus der Rinde

hilft bei Impotenz, Nervosität, Neurasthenie, Vergesslichkeit, Überreiztheit und allgemeiner sexueller Schwäche. Nachweislich ist Catuaba ein wirkungsvolles Potenzmittel ohne jede schädliche Nebenwirkung. Frauen schätzen ebenfalls die aphrodisierende Wirkung.
- Auch Schlaflosigkeit, Hypochondrie und Schmerzen, die im Zusammenhang mit Störungen des zentralen Nervensystems stehen, werden damit behandelt.
- Zu den Inhaltsstoffen gehören Alkaloide, Tannine, Öle, Harze und Phytosterine. Klinische Studien haben antibakterielle und antivirale Wirkungen festgestellt, was erklärt, warum sich Infektionen bei HIV-Patienten damit bekämpfen lassen.

Anwendungen auf einen Blick
- Potenzschwäche, sexuelle Schwäche, Lustlosigkeit
- Hautkrebs (Peru)
- schwaches Zentralnervensystem
- Neurasthenie (Erschöpfung)
- Schlaflosigkeit, Nervosität

Synergie: Catuabarinde wirkt in Mischungen mit anderen Substanzen besonders intensiv, darunter Damiana, Sarsaparillawurzel, Muira Puama, Chuchuhuasirinde, Abuta und Macawurzel.

Empfohlene Tagesdosis: In der Naturmedizin werden ein bis drei Tassen Tee aus der Catuaba-Rinde getrunken. Von der stärker wirkenden Tinktur nimmt man 2–3 ml.

Chanca Piedra: (Gallen- und Nieren-) »Steinbrecher«

Tatsächlich bedeutet der spanische Name der in tropischen Gebieten vorkommenden Regenwaldpflanze *Phyllanthus niruri* »Steinbrecher« oder »Steinzerschmetterer«, was auf ihren vorwiegenden Gebrauch als Mittel gegen Gallen- und Nierensteine hinweist. In der Naturmedizin Südamerikas wie auch Indiens gilt Chanca Piedra als eine der wichtigsten und vielseitigsten Heilpflanzen, und tatsächlich gibt es kaum eine Wirkung, die ihr nicht zugeschrieben wird.

Eigenschaften:

- Außer als Mittel gegen Gallen- und Nierensteine gilt sie als schmerzstillend, blähungswidrig, leberschützend, gallensaft- und allgemein verdauungsfördernd,
- antiviral, antibakteriell,
- harntreibend,
- entspannend, blutdruck- und blutzuckersenkend,
- abführend, entwurmend und appetitanregend.
- Besonderes Interesse gilt der antiviralen Eigenschaft von Chanca Piedra im Hinblick auf ein mögliches Mittel gegen Hepatitis B. Einige wissenschaftliche Studien haben in diesem Zusammenhang ihre Wirkkraft nachweisen können, in anderen Untersuchungen blieb sie aus. Solche unterschiedlichen Forschungsergebnisse sind möglicherweise auf Qualität und Extraktionsverfahren der verwendeten Substanzen zurückzuführen.

Anwendungen auf einen Blick

- Gallen-, Nierensteine
- Leberinfektion, Hepatitis, Gelbsucht
- Fieber, Grippe, Typhus
- Diabetes
- Verdauungsbeschwerden, Verstopfung, Durchfall, Koliken
- Wassersucht
- Malaria
- Prostatabeschwerden, Blaseninfektion
- Asthma, Bronchitis
- Anämie

In den vielen wissenschaftlichen Untersuchungen erwies sich Chanca Piedra als frei von Nebenwirkungen und jeglicher Toxizität.

Empfohlene Tagesdosis: Zur Beseitigung von Gallen- oder Nierensteinen sowie zur Behandlung von Harnwegs- und Leberbeschwerden empfehlen Heilkundige ein bis zwei Tassen Tee.

Chitosan: zur Fettbindung

Chitosan wird zwar nicht aus Pflanzen, sondern aus dem im Panzer von Schalentieren enthaltenen Chitin gewonnen, ähnelt aber stark den pflanzlichen Ballaststoffen und verhält sich auch so.

Eigenschaften:
- Chitosan wird ungenutzt aus dem Körper wieder ausgeschieden. Auf seinem Weg durch den Verdauungstrakt bindet es Fett, und zwar ein Vielfaches seines Eigengewichts, das ebenfalls ungenutzt ausgeschieden wird. Auf diese Weise unterstützt Chitosan die Gewichtsabnahme.
- Es senkt einen zu hohen Cholesterinspiegel und schützt dadurch vor Arteriosklerose.
- Studien mit Mäusen zeigen dort, dass es einen Schutz vor Dickdarmkrebs bewirkt.

Warnhinweis: Da Chitosan nicht nur Fett, sondern auch essenzielle Nährstoffe absorbiert, sollte es nicht über einen längeren Zeitraum eingenommen werden. Während der Einnahme bedarf es einer Ergänzung mit fettlöslichen Vitaminen und essenziellen Fettsäuren.
Schwangere, Stillende, Kinder und Menschen mit Schalentierallergie sollten kein Chitosan einnehmen.

Empfohlene Tagesdosis: Die tägliche Dosis von 250–750 mg Chitosan zu den Mahlzeiten nimmt man mit jeweils zwei Gläsern Wasser ein, längstens über einen Zeitraum von 14 Tagen.

Chlorophyll: für Vitalität

Chlorophyll ist das Blattgrün der Pflanzen, ihr »Blut«. Tatsächlich ähnelt seine chemische Struktur der von Hämoglobin im menschlichen Blut. Im Prozess der Photosynthese macht Chlorophyll Sonnenenergie für die Pflanze verfügbar, hilft bei der Luftreinigung und erhöht die Sauerstoffwerte der Luft.

Eigenschaften:
- Chlorophyll reichert das Blut mit Sauerstoff an.
- Es unterstützt das Immunsystem und den Blutkreislauf, wobei es den ganzen Organismus entgiftet. Daher hilft es auch gegen schlechten Körper- und Mundgeruch.

Chuchuhuasi: gegen Arthritis und Rheuma

Die Rinde des riesigen Baumes des tropischen Regenwaldes mit dem botanischen Namen *Maytenus krukovit* ist in vielerlei Hinsicht ein sehr wirkungsvolles Heilmittel. Seine wörtliche Bedeutung »Zitternder Rücken« verweist auf die Hauptanwendung als Mittel gegen arthritisch oder rheumatisch bedingte Knochenschmerzen.

Eigenschaften:
- In der Naturmedizin des Amazonas ist Chuchuhuasi auch bekannt als Mittel zur Muskelentspannung, gegen Schmerz, zur Insektenabwehr, als Aphrodisiakum, zur Immunstärkung und zur Harmonisierung des weiblichen Menstruationszyklus.

- In Peru setzt man es zusätzlich zur Behandlung von Bronchitis, Durchfall, Hämorrhoiden und als ein allgemeines Tonikum ein, das die Heilung beschleunigt und in Kombination mit anderen Heilpflanzen diese bei vielen Krankheiten synergistisch unterstützt.
- Seit den 60er Jahren wird Chuchuhuasi wissenschaftlich erforscht, mit überzeugenden Ergebnissen: Entdeckt wurden starke immunstimulierende Eigenschaften mit Antitumorwirkungen. Insbesondere bei Hautkrebs ist der Extrakt ein wirkungsvolles Behandlungsmittel.
- Entzündungshemmende Eigenschaften und eine starke Schutzwirkung gegenüber Bestrahlungen wurden mit den aus der Rinde isolierten Triterpenen und Antioxidanzien in Zusammenhang gebracht.
- Und schließlich offenbarte die Entdeckung einer Gruppe bislang unbekannter Alkaloide in Chuchuhuasi den Grund für die starke Heilwirkung bei Rheuma und Arthritis. Diese Alkaloide vermögen die Produktion des Enzyms Protein-Kinase zu verhindern, das für viele Krankheitsprozesse verantwortlich ist, u.a. für Arthritis, Asthma, Hirntumor, Krebs und Herz-Kreislauf-Erkrankungen.

Anwendungen auf einen Blick

- Rheuma, Arthritis
- Entzündungen
- Asthma, Bronchitis
- (Haut-)Krebs, Tumore, Bestrahlung
- Immunstärkung
- Insektenabwehr
- Hämorrhoiden
- Durchfall
- Muskelverkrampfung
- Impotenz
- Menstruationsbeschwerden

Synergie: Chuchuhuasi wirkt in Mischungen mit anderen Substanzen besonders intensiv, darunter Catuabarinde, Sarsaparillawurzel, Muira Puama, Damiana, Abuta und Macawurzel.

Empfohlene Tagesdosis: Traditionell trinkt man von dem Rindenabsud ein bis zwei Tassen bzw. von einer Tinktur 3–6 ml über einen Zeitraum von fünf Tagen.

Copaiba / Copal: heilkräftiger Balsam

Der Copaiba- oder Copalbaum *Copaifera officinalis* aus dem südamerikanischen Regenwald liefert ein Ölharz mit einem 60-90%igem Anteil von ätherischem Öl, das über eine starke Heilwirkung verfügt und seit Jahrhunderten sowohl in Lateinamerika als auch in Europa genutzt wird.

Eigenschaften:
- Traditionell wird Copaibaöl zur Behandlung chronischer Blasenentzündung, Harninkontinenz, Bronchitis, Katarrh, Syphilis, Magengeschwür, Durchfall und Hämorrhoiden eingenommen oder äußerlich zur Wundheilung und bei Hauterkrankungen wie Psoriasis sowie zur Behandlung von Schuppen angewendet.
- In den USA verwendet man es vor allem als Desinfektions-, harntreibendes und Abführmittel. Außerdem ist es dort wegen seines angenehmen Duftes und der desinfizierenden Wirkung ein beliebter Zusatz in Seife und kosmetischen Produkten.

Seine vielseitige Verwendung wurde durch ausführliche wissenschaftliche Tests bestätigt.

Anwendungen auf einen Blick

- Bronchitis, Husten, Katarrh
- Narbenbildung, Wundheilung
- Hautentzündungen, Psoriasis, Ekzeme, Schuppen
- Magengeschwür
- Verstopfung
- Erschöpfung
- Blasenentzündung
- Hämorrhoiden
- Syphilis
- Muskel-, Gelenkschmerzen (äußerliche Anwendung)

Empfohlene Tagesdosis: Wie bei allen ätherischen Ölen sollte man mit der Einnahme vorsichtig sein und täglich nicht mehr als einige Tropfen in Wasser aufgelöst einnehmen. Laboruntersuchungen zufolge ist Copaibaöl in dieser Dosierung ungefährlich. Bei hohen Dosierungen können Durchfall, Brechreiz und Hautausschläge die Folge sein.
Die äußerliche Anwendung ist besonders angenehm, wenn man Copaibaöl mit einem anderen hautfreundlichen Öl wie Jojoba- oder Arnikaöl mischt. In Mischungen empfiehlt sich die Anwendung von täglich 2–5 ml Copaibaöl.

Damiana: Aphrodisiakum für Männer und Frauen

Die oberirdischen Teile der wohlriechenden Strauchpflanze *Turnera aphrodisiaca* sind ein altes Aphrodisiakum der Maya, das sie auch zum Zweck des »Schwindels und Gleichgewichtsverlusts« einnahmen.

Eigenschaften:

- Damiana hat eine aphrodisische Wirkung bei Männern und Frauen.

- Zudem wirkt es tonisierend, entwässernd, mild abführend, stimmungsaufhellend und als Mittel gegen Husten.
- Kopfschmerzen können damit gelindert und die Muskelkontraktionen des Harntrakts angeregt werden, sodass Damiana auch Bettnässern verabreicht wird.
- In Deutschland setzt man die Blätter ein, um bei geistiger Überanstrengung und nervöser Schwäche Entspannung zu erreichen und das Hormon- wie das zentrale Nervensystem zu harmonisieren.

Anwendungen auf einen Blick

- Steigerung der Libido
- Bettnässen, Harnwegsschwäche
- Depressionen, Stimmungsschwankungen
- geistige Überanstrengung, Nervosität
- Verstopfung
- Diabetes
- Malaria
- Geschlechtskrankheiten wie Syphilis

Wechselwirkung: Die Einnahme von Damiana kann die Eisenresorption beeinträchtigen.

Synergie: Damiana wirkt in Mischungen mit anderen Substanzen besonders intensiv, darunter Catuabarinde, Sarsaparillawurzel, Muira Puama, Chuchuhuasirinde, Abuta und Macawurzel.

Empfohlene Tagesdosis: 100–200 mg; als therapeutische Dosierungen werden 3–4 g genannt.

Doldengewächse: Freunde des Menschen

Zu den Doldengewächsen gehören viele wertvolle Gewürze, wie Anis, Fenchel, Kümmel, Koriander, Dill und Petersilie, sowie Gemüsesorten, deren gesundheitsfördernde Bedeutung in der Hausmedizin seit langem bekannt und neuerdings wissenschaftlich erwiesen ist. Sie sind reich an Beta-Carotin und schützen damit die Zellen vor freien Radikalen. Zu ihnen zählen u.a. Fenchel, Möhren, Sellerie und Pastinaken.

Anis: für eine gute Verdauung

Anissamen sind Bestandteile verdauungsfördernder Liköre, z.B. des griechischen Ouzo oder französischen Pernod, da sie den Körper zur Produktion von Verdauungssäften anregen. Man bereitet aus den gemahlenen Anissamen auch einen Tee, der bei Blähungen, Kopfschmerzen und trockenem Husten hilft.

Fenchel: für gesunde Atemwege

Fenchelknollen sind reich an Ballaststoffen, Kohlenhydraten, Carotin, Vitamin C, B-Vitaminen, Kalium, Calcium sowie Phosphor und weisen unter den Gemüsesorten fast den höchsten Eisengehalt auf. Zudem enthält Fenchel 2–3% ätherische Öle. Diese regen die Schleimhautdurchblutung in den Atemwegen und dem Verdauungstrakt sowie die Tätigkeit von Leber und Nieren an, wirken magenberuhigend und keimtötend. Aus Fenchelsamen bereitet man Tees, die Säuglingen bei blähungsbedingten Bauchschmerzen Linderung verschaffen.

Petersilie: Energiequelle

Die ganze Pflanze, insbesondere der Samen, enthält ein ätherisches Öl, mit den Hauptkomponenten Apiol und Myristicin. Vitamin C, B-Vitamine, Provitamin A und Mineralien sind ebenfalls in großer Menge in *Petroselinum crispum* enthalten, insbesondere das herzfreundliche Kalium.

Eigenschaften:

- Petersiliensamen wirkt entwässernd und blasen- und nierenstärkend, ist also hilfreich bei Harnstau, Rheuma und Gicht.
- Wegen ihrer keimtötenden Eigenschaften wirkt Petersilie Infektionen entgegen und unterstützt die Wundheilung.
- Petersilie klärt den Organismus und reinigt insbesondere die Leber, weswegen sie bei Gelbsucht angewandt wird.
- Sie fördert die Blutbildung sowie die Durchblutung verschiedener Organe, wie Magen, Haut und Lunge.
- Petersilie ist seit alters her ein geschätztes Aphrodisiakum, insbesondere für Männer.

Möhren: Heilnahrung für Haut und Augen

Möhren (*Daucus carota*) enthalten B-Vitamine, Folsäure, etwas Vitamin D, E und K, Flavone, ätherische Öle, Eisen, Magnesium, Calcium und Phosphor, vor allem aber Beta-Carotin. Da dieses ein fettlösliches Provitamin ist, sollten Möhren immer mit etwas Fett zubereitet werden, wenn man Vitamin A aus der Nahrung herauslösen und für den Körper verwertbar machen will.

Eigenschaften:

- Wegen des hohen Vitamingehalts sind Möhren eine Heilnahrung bei Vitaminmangel, der sich z.B. in Frühjahrsmüdigkeit äußert.
- Der hohe Vitamin-A-Gehalt macht Möhren zu einem wirkungsvollen Haut- und Augenschutzmittel. Zudem gelten die Carotinoide als ausgesprochene Krebsschutzstoffe, die das Immunsystem stärken und angegriffene Zellen reparieren.
- Der hohe Pektingehalt der Möhre macht sie zu einem Krebs und Arteriosklerose vorbeugenden Gemüse.

- Die ätherischen Öle hemmen Staphylokokken und Kolibakterien und schützen den Darm.
- Möhren wirken sich positiv auf die Schleimhäute aus und helfen daher bei Asthma, Erkältung, Darmentzündungen.
- Die Samen wirken blähungswidrig und harntreibend.

Sellerie

Apium graveolens kommt als Stielsellerie und als Knollensellerie vor. Zu seinen wirksamen Inhaltsstoffen gehören u.a. ätherische Öle, die in Blättern und vor allem in den Samen enthalten sind, Bitterstoffe, viele Vitamine und Mineralien, insbesondere Calcium.

Eigenschaften:
- Sellerie ist ein Diuretikum und hilft bei Nieren- und Blasenerkrankungen. Bei Lymphstau und Stoffwechselstörungen hilft er, den Körper zu reinigen.
- Er ist stark alkalisch und neutralisiert einen übersäuerten Magen.
- Sein hoher Calciumgehalt stärkt Zähne und Knochen, weswegen Sellerie von Kindern und Osteoporose-Kranken gegessen werden sollte.
- Sellerie steht seit jeher in dem Ruf, ein Potenzstärkungsmittel zu sein, wenngleich dies nicht belegt ist.

Da Sellerie Uteruskontraktionen bewirkt, sollten Schwangere Sellerie meiden. Auch akut Nierenkranke müssen vorsichtig sein.

Echinacea: zur Steigerung körpereigener Abwehrkräfte

Eigenschaften: Der im Roten Sonnenhut (*Echinacea purpurea*) enthaltene Wirkstoff Echinacin unterstützt die Abwehrkräfte des Organismus, indem er die Zahl der weißen Blutkörperchen steigert und deren Funktionsfähigkeit unterstützt.

Anwendungen auf einen Blick

- Infektanfälligkeit, einsetzender Infekt, Grippeerkrankungen
- übermäßiger Stress
- ständige UV-Bestrahlung, radioaktive Strahlen
- Neurodermitis, Herpes
- Pilzerkrankungen
- chronische Entzündungen
- Langzeittherapien mit Antibiotika, Operationen
- Stoffwechselerkrankungen wie Diabetes und Leberkrankheiten

Nebenwirkungen: In sehr seltenen Fällen kann es zu Überempfindlichkeitsreaktionen wie Juckreiz und Hautausschlag kommen.

Gegenanzeige: Bei bestimmten Erkrankungen, wie Tuberkulose, Leukämie, multipler Sklerose, Aids und anderen Autoimmunerkrankungen, sollte man Echinacea nicht anwenden.

Empfohlene Dosierungen: Bei den ersten Anzeichen einer Erkältung sollte man mit der Einnahme von Echinacea beginnen, das als Tee, in Tropfen- und Tablettenform angeboten wird. Die Tropfen werden in Abständen von 1–2 Stunden eingenommen, sodass in akuten Infektsituationen täglich ungefähr 20 ml empfohlen werden.
Damit sich der Reiz der Immunsystem-Stärkung nicht abschwächt, sollte man Echinacin nicht dauerhaft, sondern kurweise über einen Zeitraum von nicht länger als 6–8 Wochen einnehmen.

Gerstengras: die pure Kraft aus der Natur

In der jungen, aufschießenden Gerste (*Hordeum vulgare*) sind die höchste Konzentration an Beta-Carotin sowie viele andere Vitamine, Mineralien, Spurenelemente, Aminosäuren, Proteine, Chlorophyll und Enzyme enthalten. Zudem enthält es die starken Antioxidanzien Selen und Superoxid-Dismutase. Aus den in dieser Zeit geernteten Blattspitzen wird ein hoch leistungsfähiger Saft gewonnen, der reine Energie vermittelt.

Eigenschaften:
- Gerstengras wirkt reinigend. Aufgrund seines Selengehalts fördert es die Schwermetallausscheidung, insbesondere bei einer Quecksilberbelastung durch Amalgam-Zahnfüllungen.
- Durch den hohen Basenanteil neutralisiert es einen übersäuerten Organismus und schafft ein ausgeglichenes Säure-Basen-Verhältnis.
- Durch seinen hohen Vitamin-B_1-Gehalt ist Gerstengras ein ausgezeichnetes Nervenstärkungsmittel.
- Es regt den Stoffwechsel an und trägt zum Abbau überflüssiger Fett- und Eiweißdepots bei.
- Gerstengras stärkt die Leber, fördert die Vitalität und stärkt das Immunsystem.
- Gerstengrassaft trägt auch zum verstärkten Muskelaufbau bei und ist eine wertvolle Unterstützung für Sportler.

Anwendungen auf einen Blick
- Müdigkeit, Erschöpfungszustände
- Übergewicht
- Infektionsanfälligkeit
- Leistungssport
- Übersäuerung des Organismus
- Schadstoffbelastung des Körpers, insbesondere durch Quecksilber

Empfohlene Dosierungen: Gerstengrasextrakt wird als Nahrungsergänzung häufig in Kombination mit anderen Phytonährstoffen empfohlen, die ebenfalls das Immunsystem und die Vitalität stärken. Dazu gehören Extrakte aus Algen, Pilzen wie Shiitake und Reishi, bestimmten Gemüsesorten und Kräutern sowie Yucca. Empfohlen wird die tägliche Einnahme von 200–1000 mg des reinen Extrakts.

Ginkgo: für eine verbesserte Durchblutung und gegen freie Radikale

Die Ginkgobäume (*Ginkgo biloba*) mit ihren fächerartigen Blättern gibt es bereits seit 100 Millionen Jahren. Der zwischen Laub- und Nadelbaum angesiedelte *Ginkgo biloba* ist der einzige Vertreter seiner Gattung. Berühmt – und seit langem auch wissenschaftlich erforscht – sind die Blätter wegen ihrer starken antioxidativen Wirkung.

Eigenschaften:

- Ginkgo ist sehr reich an OPC, dem die Pflanze viele ihrer heilenden Eigenschaften verdankt, etwa ihre starke antioxidative Kraft gegenüber freien Radikalen.
- Auch die durchblutungsfördernde Wirkung vor allem im Gehirn und in den Beinen verweist deutlich auf OPC (s. S. 56). Über 400 medizinische Veröffentlichungen weisen nach, dass das Gehirn besser mit Nährstoffen versorgt wird und Abfallstoffe daraus schneller abtransportiert werden. Innerhalb einer Stunde nach Einnahme von Ginkgo verbessert sich die Blutzufuhr zum Gehirn um 57%. Ginkgo-Extrakte verbessern die Fließeigenschaften des Blutes und können der Bildung von Blutgerinnseln entgegenwirken. Sie erweitern die Blutgefäße, versorgen das Gewebe mit ausreichend Sauerstoff und schützen es gleichzeitig vor den Angriffen der radikalen Sauerstoffverbindungen.

- Diese Eigenschaften führen dazu, dass Ginkgo in vielen Körperbereichen Degenerations- und Alterungserscheinungen verhindert bzw. verlangsamt.

Anwendungen auf einen Blick

- Hirnleistungsstörungen wie schlechtes Gedächtnis, Konzentrationsschwäche, Alzheimer
- Schwindel und Tinnitus (Ohrgeräusche)
- Durchblutungsstörungen, insbesondere in den Beinen
- Potenzprobleme
- Muskelschmerzen
- Krebsprophylaxe

Verträglichkeit: Auch über einen längeren Zeitraum eingenommen lassen sich für Ginkgo so gut wie keine Nebenwirkungen feststellen.

Empfohlene Tagesdosis: Die Einnahme von 50–150 mg des standardisierten Ginkgo-Extrakts wird häufig empfohlen.

Ginseng: gegen Stress

Diese mittlerweile weltweit bekannte Heilpflanze alter chinesischer Tradition ist die Wurzel eines Strauches (*Panax ginseng, quinquefolius; Eleutherococcus senticosus*), die umso stärker wirkt, je älter der Strauch ist. Der Name »Ginseng« (»Menschenwurzel«) rührt von der menschenähnlichen Wurzelform her.

Eigenschaften:

- Chronische Erkrankungen wie Arthritis und Darmentzündungen lassen sich mit Ginseng erfolgreich behandeln.
- Die Wurzel ist »adaptogen«, d.h. sie sorgt für eine Anpassung der unterschiedlichen Regelmechanismen im Körper, wenn diese aus der Harmonie geraten sind.

- Ginseng ist ein wunderbares Mittel zur Bewältigung von physischem wie auch mentalem Stress. Es regeneriert einen erschöpften Organismus, versorgt ihn mit neuer Energie, stärkt die Leistungs- und Konzentrationsfähigkeit.
- Ginseng stärkt das Immunsystem und erhält die Jugendlichkeit.
- Auch als Schutz gegen Strahlenschäden hat es sich bewährt.

Anwendungen auf einen Blick

- Erschöpfung durch Stress
- Beschwerden in den Wechseljahren
- vorzeitige Alterungserscheinungen
- Nervosität
- Erschöpfung, Konzentrationsschwäche, Antriebslosigkeit, Leistungsschwäche
- Diabetes
- Leberentgiftung
- Herzstärkung

Verträglichkeit: Ginseng wird auch bei längerer Einnahme gut vertragen. Bei standardisierten Ginseng-Präparaten ist mit Unverträglichkeitsreaktionen nicht zu rechnen. Man sollte sie möglichst nicht vor dem Schlafengehen einnehmen.

Empfohlene Tagesdosis: 500 mg–3 g

Gotu Kola: für innere Ruhe und geschärftes Denkvermögen

Die in der ayurvedischen Medizin unter dem Namen Brahmi geschätzte Pflanze (*Cola vera*) hat die Eigenschaft, zu beruhigen und dabei gleichzeitig das Denkvermögen und die Konzentrationsfähigkeit zu schärfen. Sie wirkt bei stressbedingten Beschwerden, wie z.B. Hauterkrankungen.

Anwendungen auf einen Blick
- Stress, Nervosität, Unruhezustände
- Konzentrations- und Lernstörungen
- Psoriasis, Ekzem, Neurodermitis

Grüne Bohne: gut für Diabetiker

Dieses wertvolle Gemüse (*Phaseolus vulgaris*) ist reich an Chlorophyll, Eisen, Kalium, Calcium, Magnesium, Phosphor, Niacin, Pantothensäure, Vitamin C und enthält außerdem Flavone sowie Glucokinine, die ähnlich wie Insulin wirken.

Eigenschaften:
- Grüne Bohnen fördern die Verdauung.
- Sie regen die Blutbildung an und können auch den Cholesterinspiegel senken.
- Wegen der Glucokinine sind sie ein für Diabetiker besonders bekömmliches Gemüse.
- Ihre stark harntreibende Wirkung empfiehlt sie auch als heilsame Nahrung bei Rheuma, Gicht und Erkrankungen der Nierenwege.

Bei der Zubereitung von Bohnengemüse ist unbedingt auf ausreichendes Kochen zu achten. Erst nach 12 bis 15 Minuten werden verschiedene in den Bohnen enthaltene Giftstoffe unschädlich.

Grüner Tee: zur Vermeidung von Krebs

Grüner Tee, der in den letzten Jahren in der westlichen Welt einen ungeheuren Boom erlebt hat, verdankt seinen Erfolg der Tatsache, dass asiatische Grünteetrinker sehr viel weniger an den westlichen Zivilisationskrankheiten wie Krebs und Arteriosklerose mit den dazugehörigen Symptomen erkranken. Ein Blick auf die Inhaltsstoffe gibt hierfür die Erklärung: Grüner Tee ist reich an Polyphenolen, insbesondere Katechinen, die antioxidativ sind und damit Krebs entgegenwirken.

Eigenschaften:
- Vergleichende Studien haben ergeben, dass regelmäßige Grünteetrinker seltener an Krebs erkranken, insbesondere an Magen-, Lungen-, Speiseröhren-, Bauchspeicheldrüsen- und Darmkrebs. Selbst Raucher sind in diesem Zusammenhang vor einer Krebserkrankung geschützter als solche, die keinen grünen Tee trinken.
- Die Polyphenole wirken heilend auf die Haut. Bei Verbrennungen, Sonnenbrand u.ä. kann man die betroffenen Hautstellen mit grünem Tee betupfen.
- Herzerkrankungen treten signifikant seltener bei Grünteetrinkern auf als in Vergleichsgruppen. Insbesondere harmonisiert grüner Tee einen erhöhten Cholesterinspiegel und stärkt die Blutgefäße. Somit verhindert er arteriosklerotische Degenerationen.
- Der Extrakt aus grünem Tee hat eine bakterizide Wirkung auf *Streptococcus mutans,* einen Karieserreger. Als Grund hierfür wird der Katechingehalt im Tee angenommen.

Empfohlene Dosierungen: Seine schützende Wirkung entfaltet grüner Tee ab einer täglichen Menge von fünf bis zehn Tassen. Da er Koffein enthält, kann man, wenn man auf Koffein verzichten möchte, auf Grüntee-Extrakte ausweichen, die koffeinfrei sind.

Grünlippige Muschel: zur Linderung von Gelenkschmerzen bei Arthritis

Ein lyprinolhaltiger Extrakt aus *Perna canaliculus,* einer Muschelart aus Neuseeland, hat sich als wichtiger Heilstoff zur Be-

handlung von Arthritis erwiesen. Er enthält wertvolle Eicosatetraensäuren (ETA) und ein extrem gesundes Verhältnis von Omega-3- zu Omega-6-Fettsäuren. Wissenschaftlichen Untersuchungen zufolge kann der Extrakt der grünlippigen Muschel entzündungsfördernde Substanzen hemmen und somit Beschwerden wie Gelenkschmerzen und Schwellungen entgegenwirken. In einer in Glasgow durchgeführten Studie, bei der 66 Patienten mit schwerer Arthritis täglich 350 mg des Extrakts einnahmen, zeigten sich bei 68 Prozent der Patienten mit rheumatoider Arthritis signifikante Besserungen. Steifheit und Schmerzen gingen zurück, und der Allgemeinzustand verbesserte sich deutlich. Ein noch besseres Ergebnis erbrachten zwei Doppelblindstudien in England und Dänemark. Hier zeigten 80% der Patienten mit rheumatoider Arthritis und 76% der Osteoarthrose-Patienten deutliche Verbesserung ihres Zustands. Die Entzündung ging zurück und der Prozess der Kollagenzerstörung wurde aufgehalten.
Auch Allergien und Asthma, die ebenfalls auf Entzündungen zurückgehen, können durch den Wirkstoff Lyprinol gehemmt werden.
Im Gegensatz zu herkömmlichen Arzneimitteln wurden Nebenwirkungen des reinen Extrakts nicht festgestellt.

Empfohlene Tagesdosis: ca. 1000 mg im akuten Stadium, bei Besserung auf 350–700 mg reduzieren

Fallbeispiele:
Frau C.S. schreibt: »Ich habe Colitis ulcerosa (Dickdarmentzündung mit Eiterung und Geschwürbildung) mit rheumatischen Schmerzen in den Händen und im Rücken bzw. Lendenwirbelbereich, was mich nachts oft nicht schlafen ließ. Seit zwei Wochen nehme ich ein Produkt aus dem konzentrierten Extrakt der grünlippigen Muschel Perna canalicus. Bereits in der ersten Woche spürte ich eine Verbesserung meines Zustandes. Heute nehme ich kein Cortison mehr. Ich kann besser schlafen und habe kaum noch Rheumaschmerzen.
Frau M. S. schreibt: »Vor fünf Jahren wurde bei mir ein angeborenes

Hüftleiden festgestellt (Hüftschale nur zu zwei Dritteln vorhanden). Schmerzen plagten mich täglich, und nachts konnte ich nicht schlafen. Seit drei Wochen nehme ich einen Lyprinol-Extrakt und bin seither total schmerzfrei. Ich fühle mich wie neugeboren.«

Guarana: für Wohlbefinden und Leistungsvermögen

Guarana (*Paulinia cupana*) ist im gesamten Amazonasgebiet ein seit Jahrhunderten bekannter Energielieferant, der von Millionen Brasilianern regelmäßig zur Steigerung des allgemeinen Wohlbefindens, der Ausdauer und körperlicher wie geistiger Leistungsfähigkeit eingenommen wird. Die belebende Wirkung verdanken die Früchte des kleinen Kletterbaums ihrem Koffeingehalt. Guarana ist ein häufiger Getränkezusatz.

Eigenschaften:

- Guarana steigert das körperliche und geistige Leistungsvermögen.
- Es vermag auch Kopfschmerzen und Migräne zu lindern, Fieber zu senken, Durchfall und Krämpfe zu bekämpfen und Arteriosklerose vorzubeugen.
- Es hilft gegen Verdauungsbeschwerden und Dickleibigkeit.
- Die Brasilianer versprechen sich von der Substanz einen verzögerten Alterungsprozess und Blutreinigung. Und dies zu Recht, wie die Ergebnisse wissenschaftlicher Forschung belegen. Insbesondere hat sich herausgestellt, dass Guarana ein bewährtes Herztonikum ist und die Blutplättchenaggregation verhindert bzw. verklumpte Blutplättchen auflöst. Insofern ist es ein Mittel zur Verhinderung von Thrombose und akuten Herz-Kreislauf-Vorfällen.
- Ätherische Öle in der Pflanze scheinen die Ursache für eine verbesserte Gedächtnisfähigkeit zu sein.
- Antibakterielle Wirkungen konnten im Hinblick auf *Escherichia coli* und Salmonellen nachgewiesen werden.

Anwendungen auf einen Blick

- Arteriosklerose, Herztonikum
- körperliche Leistungssteigerung
- Vergesslichkeit, schwache Denk- und Konzentrationsfähigkeit
- Krämpfe
- Kopfschmerzen, Migräne
- Verdauungsstörungen, Blähungen, Durchfall
- Dickleibigkeit, Fettsucht
- Neuralgie

Empfohlene Tagesdosis: Die therapeutische Dosis beträgt 4–5 g der zerstampften Früchte.
Schwangere und Menschen mit Bluthochdruck sollten Guarana wegen seiner tonisierenden Wirkung meiden.

Heidelbeere: für elastische Blutgefäße

Die Heidelbeere (*Vaccinium myrtillus*) enthält ganz besondere Inhaltsstoffe, die diese kleine Frucht zu einer »Geheimwaffe« machen. Sie ist reich an den Schutzvitaminen Carotin und C, Eisen, Gerbstoffen und dem blauen Farbstoff Anthocyan.

Eigenschaften:

- Anthocyan, Eisen und Vitamin C unterstützen die Blutbildung.
- Sie sorgen für elastische Blut- und Lymphgefäße im Körper. Insbesondere wirkt sich Heidelbeere in diesem Zusammenhang positiv auf die feinen Kapillaren in den Augen aus.
- Die Gerbstoffe sorgen für eine Entgiftung des Darms und helfen vor allem gegen Durchfall. Heidelbeersaft wirkt nachweislich keimtötend.
- Der Tee aus Heidelbeerblättern hilft bei Magenschmerzen, Durchfall und Blasenschwäche.

Anwendungen auf einen Blick

- Sehprobleme, Nachtblindheit, Lichtempfindlichkeit, diabetische Retinopathie
- Gefäßerkrankungen: Ödeme, Beinmüdigkeit, Hautkribbeln, Durchblutungsstörungen
- Durchfall
- Magenbeschwerden
- Blutarmut

Empfohlene Tagesdosis: 0,5–1,5 g des Extrakts

Iporuru: gegen Rheumaschmerzen

Aus den Blättern, Wurzeln und der Rinde des in den Niederungen des Amazonas heimischen Busches *Alchornea castaneifolia* werden Heilsubstanzen gewonnen, die äußerlich und innerlich eingesetzt werden.

Eigenschaften:

- Die verbreitetste Anwendung ist die zur Behandlung von arthritischen und rheumatischen Schmerzen der Knochen wie auch der Muskeln.
- Auch als Mittel gegen Erkältungen, Husten und zur Vorbeugung gegen Durchfall ist Iporuru bekannt.
- Es ist ein Stärkungsmittel bei männlicher Impotenz und steigert die Fruchtbarkeit bei Frauen.
- In den USA genießt diese Substanz einen Ruf als Mittel zur Stärkung von Muskeln und Gelenkstrukturen.
- Untersuchungen haben gezeigt, dass Iporuru antibakterielle Eigenschaften besitzt und wirksam gegen einen Penicillin-G-resistenten Stamm von *Staphylococcus aureus, Escherichia coli* und *Aspergillus niger* vorgeht.
- Bei Diabetikern vermag es den Zuckergehalt in Blut und Urin zu senken.

Anwendungen auf einen Blick
- Rheuma, Arthritis (innerlich und äußerlich)
- Durchfallprophylaxe
- Erkältung, Husten
- Impotenz, Libidoschwäche
- Muskel- und Gelenkstärkung
- Infektionen
- Diabetes

Empfohlene Tagesdosis: Gegen Impotenz hilft täglich dreimal eine halbe Tasse Tee aus den getrockneten Blättern. Diabetiker bereiten sich einen Tee aus einer halben Tasse getrockneter Blätter auf $^1/_2$ l Wasser und trinken nach jeder Mahlzeit davon. Bei Entzündungen, Arthritis und Schmerzen helfen Rindenextrakte in einer durchschnittlichen therapeutischen Dosierung von 2–3 g täglich.

Isländisch Moos: freie Atmung und gute Verdauung

Die Flechte *Cetraria Islandica* wird von den nordischen Völkern seit langem als Speise wie auch als Heilmittel verwendet. Sie ist reich an Pflanzenschleimen und enthält Säuren mit antibiotischer Wirkung.

Eigenschaften:
- Isländisch Moos wirkt, als Tee eingenommen, gegen Atemwegserkrankungen wie Katarrh, Bronchitis, Heiserkeit, Keuchhusten, Asthma und wird sogar bei Lungentuberkulose eingesetzt.
- Es wirkt Magen-Darm-Entzündung, Appetitlosigkeit und dem Brechreiz entgegen.
- Als Nahrungsmittel wirkt es verdauungsfördernd, stärkend und leicht stoffwechselanregend.

- Auch bei Nieren- und Harnstörungen hilft die Einnahme von Isländisch Moos.

Empfohlene Tagesdosis: 5 mg

Jatoba: gegen Pilze und für Energie

Rinde, Harz und Blätter des gewaltigen Regenwaldbaumes *Hymenaea jaborandi* eignen sich zur Herstellung heilender Substanzen.

Eigenschaften:
- Die Pflanze wird gegen Blasenentzündung, Hepatitis und Prostataentzündung verwendet.
- Husten und Bronchitis lassen sich mit dem Pflanzensaft heilen.
- Ein Tee aus der Rinde hilft bei Magenproblemen.
- Fußpilz behandelt man ebenfalls mit Jatobatee und zusätzlich äußerlich mit einer Wasser-Apfelessig-Lösung, der man einige Tropfen der Jatobatinktur zufügt.
- Darüber hinaus werden Jatobarinde weitere Wirkungen nachgesagt: Allgemeine Erschöpfung, Blut im Harn oder im Hustenauswurf, Durchfall, Dysenterie, Verdauungsbeschwerden, Verstopfung sowie Beschwerden der oberen Atemwege können mit ihr behoben werden.
- Wissenschaftliche Untersuchungen haben blutstillende, entzündungshemmende, fungizide, antioxidative, leberschützende und blutzuckersenkende Eigenschaften feststellen können. Die pilzhemmenden und antibakteriellen Wirkungen sind wahrscheinlich den Terpenen und Phenolen zuzuschreiben.

Anwendungen auf einen Blick

- Arthritis, Rheuma
- Diabetes, erhöhter Blutzuckerspiegel
- Pilzinfektionen, Fußpilz, Candida
- Fieber, Erschöpfung
- Asthma, Bronchitis, Katarrh
- Blasenentzündung
- Malaria
- Hepatitis
- Prostataentzündung
- Verdauungsbeschwerden, Durchfall, Verstopfung
- Blutungen
- Mundgeschwüre
- Kehlkopfentzündung

Empfohlene Tagesdosis: 2–3 Tassen Jatobarindentee mit etwas Zitronensaft oder 4–5 ml Tinktur gelten als therapeutische Dosierungen.

Johanniskraut: für Entspannung und gute Laune

Eigenschaften:

- Hyperizin, der Hauptwirkstoff des bei uns weit verbreiteten Johanniskrauts (*Hypericum perforatum*), wirkt sich positiv auf den Dopaminstoffwechsel im Gehirn aus und fördert dadurch die Entspannung. Es unterstützt den tiefen Schlaf und wirkt Depressionen und Schwermut entgegen.
- Flavone helfen gegen Nervosität und Angst mit den entsprechenden Symptomen.
- Der Wirkstoff Hyperforin besitzt keimtötende Eigenschaften und fördert die Wundheilung. Es bremst das Wachstum von multiresistenten Bakterienstämmen. In Laboruntersuchun-

gen verhinderte es auch solche Bakterien, die dem Einsatz verschiedener Antibiotika widerstanden hatten.

- Gerbstoffe steigern die Durchblutung und Funktionsfähigkeit des Herzens.

Anwendungen auf einen Blick

- Entzündungen und Infektionen, wie Gastritis, Bronchitis, Husten, Durchfall
- psychische und psychosomatische Erkrankungen, wie übersteigerte Angst, reaktive Depressionen (d.h. solche, die aufgrund eines besonderen Ereignisses wie Tod u.ä. auftreten), Konzentrations- und Schlafstörungen, Nervosität, Wetterfühligkeit
- Wunden, Verbrennungen
- Blutergüsse, Verstauchungen, Prellungen
- Stärkung des Herzmuskels
- Menstruationsbeschwerden

Die Lichtempfindlichkeit steigt unter dem Einfluss von Johanniskraut an, sodass man sich möglichst nicht starker Sonneneinwirkung aussetzen sollte.

Empfohlene Tagesdosis: 0,2–1,0 mg Hyperizin bzw. 2–4 g Johanniskrautextrakt. Zur Behandlung von reaktiven Depressionen, Angst etc. benötigt man ein Minimum von 1000 mg. Diese Menge sollte man aber nicht länger als zwei bis vier Wochen einnehmen. Spricht Johanniskraut in diesem Zeitraum nicht an, sollte man einen Arzt konsultieren.

Wechselwirkungen: Johanniskraut darf nicht gleichzeitig mit Antidepressiva eingenommen werden. Hingegen ist die Kombination der natürlichen Substanzen Johanniskraut, Kava Kava und Ginkgo günstig.

Kava Kava: für Entspannung und gute Stimmung

Eigenschaften: Die Inhaltsstoffe Kava-Lactone dieser auch Rauschpfeffer genannten Südseepflanze entspannen die Muskeln, den gesamten Körper und die Seele. Sie senken gleichzeitig das Stressempfinden und wirken stimmungsaufhellend. Auch Angst kann man mit Kava Kava lösen und die dazugehörigen Symptome wie Mundtrockenheit, Übelkeit u.ä. überwinden.

Anwendungen auf einen Blick

- Stress
- Angst und ihre Symptome Mundtrockenheit, Übelkeit u.a.
- Verkrampfung, Anspannung
- Trauer, Melancholie

Verträglichkeit: Studien haben gezeigt, dass Kava Kava die gleiche Wirksamkeit hat wie herkömmliche Beruhigungsmittel, gleichzeitig aber frei ist von deren Nebenwirkungen, etwa einem beeinträchtigten Reaktionsvermögen.

Empfohlene Tagesdosis: 250–750 mg

Knoblauch: zur Blutdrucksenkung und Desinfektion

Der Knoblauch (*Allium sativum*) ist nicht nur ein wohlschmeckendes Würzmittel und Gemüse, sondern weist auch erstaunliche Heileigenschaften auf. Diese verdankt er seinen ätherischen Ölen und dem Inhaltsstoff Allicin. Zudem enthält Knoblauch Kalium, Phosphor, Calcium sowie reichlich Vitamin B und C.

Eigenschaften:

- Knoblauch senkt den Blutdruck, verdünnt das Blut und verhindert so die Bildung von Gerinnseln. Auf diese Weise wirkt er auf unterschiedliche Arten der Arteriosklerose entgegen. Seine Schutzwirkung im Hinblick auf Herz- und Hirninfarkt ist mittlerweile auch von der Schulmedizin anerkannt.
- Knoblauch hilft bei Darmbeschwerden, da er den Darm desinfiziert. Darmparasiten können durch Knoblauch vertrieben werden.
- Er wirkt als natürliches Antibiotikum und wurde in dieser Eigenschaft früher von der russischen Armee eingesetzt, weswegen Knoblauch auch als »russisches Penicillin« bezeichnet wurde.
- Er unterstützt die Absonderung von Gallenflüssigkeit und reinigt das Blut von Glucose.
- Knoblauch hat sich auch als schleimlösendes Mittel bei Bronchitis sowie zur Linderung von Grippe bewährt.
- Neuesten Forschungen zufolge soll Knoblauchöl die Entwicklung von Tumoren hemmen.
- Äußerlich aufgelegt lindert Knoblauch die Wirkung von Insektenstichen.

Anwendungen auf einen Blick

- Bluthochdruck
- Erhöhter Cholesterin- und Blutzuckerspiegel
- Arteriosklerose: zur Blutverdünnung bei Gefahr von Thrombose, Herzinfarkt und Schlaganfall
- Darmbeschwerden, Parasiten
- Tumorprophylaxe
- Blutreinigung
- Bronchitis, Grippe, Halsschmerzen

Wer den Geruch oder Geschmack von Knoblauch nicht mag, kann Knoblauchextrakte in Form von geruchlosen Kapseln einnehmen.

Empfohlene Tagesdosis: 1,5–3 g

Kreuzblütler: die Familie der krebsschützenden Kohlgemüse

Seit Jahren schon werden vor allem in den USA Kreuzblütler, die sogenannten »Cruciferen«, als Gemüsearten empfohlen, deren häufiger Konsum die Wahrscheinlichkeit einer Krebserkrankung reduziere. Zu ihnen gehören alle Kohlarten, Rettiche, Radieschen, Rübchen, Meerrettich, Kresse und Senf. Die Kohlarten enthalten unterschiedlich viele Vitamine, darunter Vitamin A bzw. Beta-Carotin, B-Vitamine und Folsäure und Vitamin C; sie sind aber alle reich an Mineralien, weswegen sie Kraft und Vitalität vermitteln. Auch sind in fast allen Kohlarten Schleim- und Bitterstoffe sowie Chlorophyll enthalten.

Eigenschaften:
- Die im Kohl enthaltenen Senföle wirken antibiotisch, keimtötend und reinigend und vermögen erhöhte Cholesterinwerte zu senken.
- Seine vorbeugende Wirkung gegenüber Krebs erklärt sich durch die reichliche Menge an Ballaststoffen sowie an Thiocyanaten. Diese wirken enzymaktivierend und keimtötend.
- Der Verzehr von rohem Kohl senkt aufgrund der Thiocyanatwirkung sogar die Gefahr einer Karieserkrankung.
- Kohl erhöht die Abwehrkraft, wirkt Entzündungen im ganzen Körper entgegen und heilt kleinere Wunden.
- Er stärkt die Atemwege.
- Kohlsaft kann unter Umständen sogar Magen- und Darmgeschwüre ausheilen.

Blumenkohl: ein Körperreiniger

Unter den Kohlsorten ist der Blumenkohl (*Brassica oleracea*) die bekömmlichste. Er enthält viel Vitamin C, etwas Beta-Carotin und einige B-Vitamine, zudem Phosphor, Kalium, Calcium, Magnesium, Natrium und Eisen, daneben selten Spurenelemente wie Zink, Kupfer, Jod und Fluor.

Eigenschaften:
- Wegen seiner reinigenden Wirkung ist Blumenkohl ein empfehlenswertes Gemüse bei Asthma, Arthritis, Nieren- und Blasenbeschwerden.
- Roh gegessen soll er eine Heilwirkung auf entzündetes Zahnfleisch haben.
- Er eignet sich auch für Menschen mit empfindlichem Magen oder Darm sowie für Diabetiker.

Menschen mit Schilddrüsenüberfunktion sollten Blumenkohl wegen seines Jodgehalts nur in Maßen essen.

Brokkoli: grüne Schutznahrung gegen Krebs

Brokkoli (*Brassica oleracea*) gehört zu den Gemüsesorten, die auf der Liste der Schutznahrung gegen Krebs und Arteriosklerose ganz oben stehen. Er ist reich an Calcium, Eisen, Kalium, Selen (Stiele), Beta-Carotin, B-Vitaminen und Vitamin C.

Eigenschaften:
- Das Carotin ist gesund für Augen, Haut und Nerven.
- Ebenfalls haut- und nervenstärkend sind die B-Vitamine, darunter auch die Folsäure.
- Vitamin C stärkt die Abwehrkraft.
- Die Indole und Flavone wirken Krebs entgegen und können die Bildung von Tumoren verhindern.
- Das Calcium stärkt die Knochen und hilft gegen Osteoporose.

- Brokkoli hat eine entgiftende Wirkung und unterstützt die Zellerneuerung.
- Das Kalium senkt den Blutdruck.
- Bitterstoffe regen die Verdauung an und unterstützen den Fluss der Verdauungssekrete.

Rüben: Krebsschutznahrung

Die weißen Rübchen sind voll mit den Vitaminen A, C, B und enthalten reichlich Magnesium, Calcium, Eisen und Jod.

Eigenschaften:
- Sie stimulieren die Bildung roter und weißer Blutkörperchen.
- Sie wirken belebend auf die Nervenzellen.
- In den USA zählen Rübchen offiziell zu den »Schutzgemüsen« gegen Krebs und auch gegen Herzinfarkt.
- Ihr Saft soll Harnsteine und -grieß auflösen.

Senf: zur Stoffwechselankurbelung

Der Samen von Senf (*Brassica nigra, Sinapis alba*) enthält schwefelhaltige fette und ätherische Öle, das Glykosid Sinigrin, das Cholinderivat Sinapin und Enzyme.

Eigenschaften:
- Senf aktiviert die Sekretion von Verdauungssäften wie Speichel, Magen- und Gallensaft und stärkt einen schlaffen Darm.
- Er fördert die Durchblutung und hilft bei mattem Kreislauf, Schnupfen und Bronchitis.
- Senf kurbelt den Stoffwechsel an: Er beschleunigt die Ausscheidung von Abfallstoffen aus dem Körper, weswegen er sich bei Rheuma, Fieber u.ä. bewährt hat. Außerdem trägt er zu einer gründlichen Versorgung aller Körperzellen mit Nährstoffen und Sauerstoff bei.

- Äußerliche Senfumschläge helfen bei Ischias, Muskelschmerzen, Gelenkentzündungen und Hauterkrankungen.

Kürbiskern: gegen Prostatavergrößerung

Die Samenkerne von *Cucurbita pepo* werden in vielen Heiltraditionen geschätzt.

Eigenschaften:
- Als mildes Entwurmungsmittel werden sie frisch oder getrocknet gegen Würmer gegessen.
- Maya-Frauen, die unter Schwangerschaftsübelkeit leiden, kauen morgens vor dem Aufstehen einige Kürbiskerne.
- Vor allem aber sind Kürbiskerne seit alters her eine Hilfe für Männer gegen Prostatavergrößerungen. Heute greift auch die Schulmedizin auf Kürbiskernsamen zurück, wenn es um die Behandlung von Prostatahypertrophien geht. Die Vorbeugung bewirken vor allem die Inhaltsstoffe Zink sowie Phytosterine, die eine hormonartige Wirkung haben.
- Kürbiskerne haben allgemein blasenstärkende Eigenschaften, weshalb sie auch für Kinder hilfreich sind, die aus nichtorganischen Gründen in fortgeschrittenem Alter Bettnässer sind.

Empfohlene Tagesdosis: 2–3 EL der Kerne

Kurkuma: Leberschutz

Das in Indien beliebte Gewürz Kurkuma, das dort auch »Gewürz des Lebens« heißt, wird aus Gelbwurz gewonnen und gibt dem Currypulver seine intensive gelbe Farbe. Es enthält die heilenden Wirkstoffe Curcumin und Cumin.

Eigenschaften:
- Curcumin ist ein starkes Antioxidans.
- Es wirkt entzündungshemmend, insbesondere bei Arthritis.
- Es ist ein Leberschutzmittel, wirkt Entzündungen und anderen Erkrankungen der Leber, z.B. Hepatitis C, entgegen.
- Auch bei der Behandlung von Gallensteinen wurde Curcumin erfolgreich eingesetzt.
- Eine möglicherweise krebshemmende Wirkung, insbesondere gegen Haut-, Brust- und Dickdarmkrebs, wird getestet.
- Es senkt erhöhte Cholesterinwerte und kann die Bildung von Blutgerinnseln verhindern. Somit schützt es vor Arteriosklerose und den Folgekrankheiten Herzinfarkt und Schlaganfall.

Anwendungen auf einen Blick
- Lebererkrankungen, Entzündung, Hepatitis C
- erhöhte Cholesterinwerte
- Gefahr der Bildung von Blutgerinnseln
- Gallensteine
- Arthritis, Rheuma
- Krebsprophylaxe

Neben- und Wechselwirkungen: Curcumin ist frei von Nebenwirkungen. Sinnvollerweise wird es mit Bromelain kombiniert, da dieses die Curcumin-Resorption fördert.

Empfohlene Tagesdosis: 0,5–1,5 g zu den Mahlzeiten

Laktobakterien: für eine gesunde Darmflora

Milchsäurebakterien besiedeln den menschlichen Verdauungstrakt. Allein die Darmflora umfasst 10^{14} Mikroorganismen, von denen die meisten im Dickdarm angesiedelt sind. Wichtige

Milchsäurebakterien sind die Stämme *Lactobacillus acidophilus, Lactobacillus bulgaricus, Lactobacillus bifidus* und *Lactobacillus salivarius.*

Eigenschaften:
- Ihre Aufgabe besteht darin, eine Schranke gegen die Ansiedlung und das Wachstum von schädlichen Bakterien zu bilden. Somit erfüllen die Milchsäurebakterien im Körper eine bedeutsame immunologische Aufgabe.
- Die Darmflora baut Kohlenhydrate, Fette, Proteine und Zucker ab, wandelt die Gallensäure um und ist somit an der Energiezufuhr der Körperzellen beteiligt.
- Darmkeime unterstützen die Bildung von B- und T-Lymphozyten und damit das Immunsystem bei der Zerstörung von Krankheitserregern.
- Im Darm produzieren Bakterien Vitamin K und bestimmte B-Vitamine.
- Sie sorgen für den richtigen pH-Wert des Darms.

Anwendungen auf einen Blick
- Zur Darmsanierung bei gestörter Darmflora durch Antibiotika, Stress, Umweltgifte, übermäßigen Gebrauch von Abführmitteln
- Magen-Darm-Erkrankungen, wie Durchfall, Magen-, Darmgeschwür und -krebs, Darmentzündung, Pilzbefall, Morbus Crohn
- allergische Erkrankungen
- Neuralgien
- Migräne, vasomotorische (die Gefäßnerven betreffende) Kopfschmerzen
- Arteriosklerose
- Rheuma

Empfohlene Dosierungen: Milchsäurebakterien sind in großer Menge in Sauerkraut und probiotischem Joghurt enthalten. Es gibt sie auch als Trockenpulver-Präparate in Kapseln, die sich erst an der gewünschten Stelle im Verdauungstrakt öffnen.

Fallbeispiel: Welch weitreichenden Einfluss eine gesunde Darmflora für den Körper hat, zeigt folgende Darstellung.
Frau P.R. schreibt: »Vor vier Jahren hatte ich im Alter von 33 Jahren meinen ersten Bandscheibenvorfall. Nach einer vierwöchigen Kur ging es mir relativ gut, aber ich hatte immer wieder Schmerzen, vor allem bei Kälte und Regenwetter. Vor drei Monaten hatte ich meinen zweiten Bandscheibenvorfall (S1, L5 und L4). Ich konnte nicht mehr laufen und kroch auf allen Vieren. Meine Kinder mussten mich anziehen und mir von der Toilette herunter helfen. Man schlug mir eine Operation vor. Da versuchte ich es mit einer Darmsanierung. Ich nahm zwei Präparate ein, die Ballast- und milde Abführstoffe wie Flohsamen bzw. Psyllium sowie Acidophilus-Kulturen und die Aminosäuren Methionin und Cystein enthalten. Bereits nach fünf Tagen konnte ich wieder laufen, nach zehn Tagen waren die Schmerzen verschwunden. Selbst bei Wetterumschwüngen spüre ich nichts mehr.«

Leinsamen: für eine gute Verdauung

Der aus der Leinpflanze gewonnene *Semen lini* enthält 5–6% Schleim, 30–40% fettes Öl, das reich an Omega-3-Fettsäuren ist, sowie 20% Eiweiß.

Eigenschaften:

- Bereits ein gehäufter Esslöffel Leinsamen reicht aus, um eine ins Stocken geratene Verdauung wieder in Gang zu bringen, und selbst bei chronischer Verstopfung schafft er auf schonende Weise Abhilfe.
- Leinsamen reguliert darüber hinaus eine durch die Einnahme von Antibiotika oder durch Missbrauch von Abführmitteln gestörte Darmflora und scheidet Fäulnisbakterien

aus. Diese Fähigkeit verdankt er seiner starken Quelleigenschaft, die sich im Verdauungstrakt entwickelt.

- Das Leinöl enthält ungesättigte Fettsäuren, die bei Regulierung des Cholesterinspiegels und Vorbeugung vor Arteriosklerose eine wichtige Rolle spielen.
- Äußerlich auf raue Haut aufgetragen, lindert das Öl Beschwerden, z.B. bei Gürtelrose.
- Auch helfen Ölumschläge bei Krampfadern.
- Kaltgepresstes Leinöl ist eine Schutznahrung für die Galle.

Anwendungen auf einen Blick

- (chronische) Verstopfung
- Darmstörungen nach Einnahme von Antibiotika und Abführmittelmissbrauch
- Gallenbeschwerden
- Krampfadern
- Hautjucken, -reizungen
- Arterioskleroseprophylaxe
- erhöhter Cholesterinspiegel
- Arthritis

Empfohlene Tagesdosis: 1 EL des frisch geschroteten Leinsamens

Löwenzahn: für eine gesunde Galle

Die jede Kuhwiese mit fröhlichen gelben Flecken durchsetzende Blume mit dem botanischen Namen *Taraxacum officinale* enthält in Wurzel und Stängel den Bitterstoff Taraxacin, Gerbstoffe, Harz, Kautschuk und ätherisches Öl. Die Blätter sind reich an Carotin, Calcium, Magnesium, Phosphor, Eisen und Vitamin C. Im weißen Milchsaft sind Inulin und Cholin enthalten.

Eigenschaften:

- Ein Extrakt aus Löwenzahnwurzeln und -blättern kann den Gallenfluss um bis zu 40% steigern. Wegen seiner stark galletreibenden Eigenschaft lindert er die Anfangsstadien der Zirrhose.
- Er ist ein sehr gutes Diuretikum, stimuliert Niere und Blase und ist daher bei Wassersucht heilsam.
- Die frischen Löwenzahnstängel und -blätter ergeben einen stärkenden und blutreinigenden Salat, der cholesterinsenkende und gefäßstärkende Wirkung hat.

Anwendungen auf einen Blick

- Verdauungsbeschwerden
- Gallensteine
- Lebererkrankungen wie Gelbsucht
- Anregung von Milz und Bauchspeicheldrüse
- Blutreinigung
- Ödeme, Wassersucht

Einnahmeempfehlungen: Als verdauungs- und insbesondere gallefördernde Tees sind Mischungen sinnvoll, in denen außer Löwenzahn auch Pfefferminzblätter, Gelbwurz, Goldrute, Enzianwurzel, Schöllkraut, Boldoblätter, Erdrauchkraut und Berberitzenwurzel enthalten sind.

Maca: für Energie und Fruchtbarkeit

Die in großen Höhen der Anden wachsende Kriechpflanze *Lepidium meyenii*, deren Wurzeln schon vor 2000 Jahren von den Inkas als Nahrungs- wie auch Heilmittel gebraucht wurden, liefert mittlerweile weltweit eine Pflanzenmedizin zur Stärkung von Fruchtbarkeit und allgemeiner Leistungsfähigkeit. Bereits die Spanier erlebten die Kraft dieser Knolle. Auf ihren Eroberungszügen durch Südamerika mussten sie feststellen, dass ihre Tierherden sich in den hohen Andenregionen kaum noch fortpflanzten. Auf Rat der Einheimischen gaben sie dem Vieh Maca, das die Fruchtbarkeit dramatisch steigerte.

Eigenschaften:
- Wegen seiner energetisierenden Wirkung bezeichnet man Maca auch als peruanischen Ginseng, wenngleich die beiden Pflanzen nicht miteinander verwandt sind.
- Mit Maca kann man vor allem die Fruchtbarkeit von Mensch und Tier stärken, es steigert die Libido und die männliche Potenz.
- In der peruanischen Kräutermedizin wird es auch bei Menstruationsbeschwerden, Störungen des weiblichen Hormonhaushalts, in der Menopause und beim chronischen Erschöpfungssyndrom verordnet.
- Darüber hinaus hat es immunstimulierende Wirkungen, verbessert die Gedächtnisleistungen und gilt auch als Heilmittel bei Anämie, Tuberkulose und Magenkrebs.

Inhaltsstoffe: Ein Blick auf die Inhaltsstoffe dieser gründlich erforschten Pflanze macht deutlich, warum sie die Energie, insbesondere das körperliche wie auch geistige Durchhaltevermögen steigert: Die Macawurzel ist reich an Kohlenhydraten (59%), Proteinen (10,2%), essenziellen Aminosäuren, Eisen und Calcium, Fettsäuren wie Linolen-, Palmitin- und Ölsäuren. Außerdem enthält sie eine Menge Sterine, Mineralien, Alkaloide, Tannine und Saponine.

Anwendungen auf einen Blick
- Steigerung der Libido und Fruchtbarkeit, Impotenz
- Anämie
- Chronisches Erschöpfungssyndrom (CES)
- Gedächtnisschwäche
- hormonelle Schwankungen, Menopause
- Tuberkulose

Empfohlene Tagesdosis: Die pulverisierten Wurzeln gibt es in Kapselform. Therapeutische Dosierungen reichen von 5–20 g täglich.

Maitake: zur Immunstärkung und Krebsbekämpfung

Aus dem japanischen Maitake (*Grifola frondosa*), einem delikaten Speisepilz, wird ein heilender Extrakt gewonnen. Der Name »tanzender Pilz« dieses bis zu 50 cm Durchmesser umfassenden und fast ebenso viele Kilogramm schweren Pilzes leitet sich von den Freudentänzen ab, die Sammler früher aufführten, wenn sie den kostbaren Pilz fanden. Wissenschaftliche Studien belegen viele der ihm nachgesagten Heileigenschaften.

Eigenschaften:

- Maitake aktiviert die Abwehrzellen des Körpers und schützt vor Viren und Krebs. In Tierversuchen konnte gezeigt werden, das der Mäusen injizierte Extrakt zu einer Rückbildung von Tumoren führt, in Kombination mit einem Chemotherapeutikum sogar um 99% innerhalb von zwei Wochen. Zudem scheint Maitake die unangenehmen Nebenwirkungen von Chemotherapie wie Übelkeit abzumildern.
- Auch Infektionen werden erfolgreich mit Maitake behandelt, sogar bei Aids-Patienten konnten durch Einsatz von Maitake (neben anderen Medikamenten) deutliche Verbesserungen erreicht werden.

Anwendungen auf einen Blick

- Stärkung des Immunsystems
- Infektanfälligkeit
- Krebsprophylaxe
- Tumoren, Chemotherapie
- Unterstützung von Aids-Therapie

Empfohlene Tagesdosis: Die tägliche Einnahme von ca. 100 mg Maitake-Extrakt gilt der allgemeinen Vorsorge und Immunstärkung. Diese wird intensiviert, wenn Maitake mit synergistisch wirkenden Stoffen wie Reishi, Shiitake, Algen oder Gerstensaft kombiniert wird.

Maracuja – Passionsblume: für innere Ruhe und starke Nerven

Die in den tropischen und subtropischen Gebieten Amerikas heimische Maracuja (*Passiflora edulis, incarnata*) ist eine Schlingpflanze mit holzigem Stamm. Sie liefert eine köstliche Frucht. Für heilende Zwecke werden neben dieser auch die Blätter und holzigen Teile verwendet.

Eigenschaften:
- Der Tee aus Maracujablättern wirkt beruhigend und gleichzeitig tonisierend. Nervosität, Schlaflosigkeit, Epilepsie, Krämpfe, Hysterie und Hyperaktivität bei Kindern sind daher wichtige Einsatzbereiche, die in Amerika und Europa seit über 200 Jahren dokumentiert sind.
- Zudem hilft Maracuja gegen Schmerzen.
- Es senkt den Blutdruck und wirkt allgemein ausgleichend, auch bei hormonellen Schwankungen.
- In Südamerika gilt es als Wurmmittel und wird auch bei Durchfall, Grippe, Kopfschmerzen, Alkoholismus, Koliken und Lähmungserscheinungen eingesetzt.
- Äußerlich angewandt gilt es aufgrund seiner entzündungshemmenden und schmerzlindernden Wirkungen als ein Heilmittel bei Hautbeschwerden, Entzündungen, Allergien, Hämorrhoiden und Verbrennungen.

Inhaltsstoffe: Maracuja enthält zwei Hauptgruppen an Substanzen, die Glykoside und Flavonoide, außerdem Alkaloide. Interessanterweise wirken diese isolierten Substanzen ganz anders, wenn man sie einzeln einnimmt. Nur in der Mischung weisen sie auch als Extrakt die gewohnten Eigenschaften auf. Die Früchte sind reich an Vitaminen, Mineralien und Aminosäuren und haben ebenfalls eine beruhigende und tonisierende Wirkung. Ihr Saft wird in Brasilien gegen Asthma, Husten, Keuchhusten und Bronchitis verabreicht. Untersuchungen zufolge hat er antibakterielle und pilzhemmende Eigenschaften, sodass er auch bei Harnwegsinfektionen therapeutisch eingesetzt wird. Auch wirkt er mild entwässernd.

Anwendungen auf einen Blick	
Blätter und holzige Teile	***Frucht(-saft)***
• Schlaflosigkeit, Nervosität, Hysterie, Neurasthenie, Hyperaktivität, Neuralgie, Epilepsie, Parkinson, Alkoholismus • Schmerzen, Koliken, • Krämpfe • Asthma, Bronchitis, Husten • Würmer • Grippe • Kopfschmerzen • Entzündungen • Bluthochdruck • PMS, Menstruationsbeschwerden • Verdauungsbeschwerden, Durchfall, Hämorrhoiden • Augenkrankheiten	• Nervosität, Hyperaktivität (bei Kindern) • Herztonikum • Asthma, Husten, Keuchhusten, Bronchitis • Harnwegsentzündungen • Mildes Entwässerungsmittel

Empfohlene Tagesdosis: Von einer Mischung von pulverisierten Blättern und holzigen Teilen kann man therapeutisch 6 g täglich als Tee aufgebrüht zu sich nehmen. Maracuja gilt als nichtgiftige Pflanze, die auch für Kinder und Säuglinge ungefährlich ist. Kindliche Hyperaktivität kann mit zwei Gläsern Maracujasaft normalisiert werden.

Muira Puama – »Potenzholz«: Aphrodisiakum, Tonikum und Rheumamittel

Muira Puama (*Ptychopetalum olacoides*), auch unter dem Namen »Potenzholz« bekannt, stammt aus Brasilien. Es handelt sich dabei um einen Busch, der kleine weiße, nach Jasmin duftende Blüten hervorbringt. Medizinisch werden alle Teile genutzt, besonders wirkungsvoll aber sind Rinde und Wurzeln. Sie sind reich an ungesättigten Fettsäuren, essenziellen Ölen, pflanzlichen Sterinen, Alkaloiden, Tanninen und Cumarin.

Eigenschaften:

- Die Pflanze hat in der Kräutermedizin eine lange Tradition als Aphrodisiakum, Nerventonikum, Antirheumatikum und als Heilmittel bei Magen-Darm-Verstimmungen.
- Bei den Amazonasindianern gilt der Tee aus gemahlener Rinde und Wurzel als wichtiges Hilfsmittel auch bei Impotenz, Grippe, Herzschwäche, Verdauungsschwäche, neuromuskulären Beschwerden und zur Vorbeugung von Haarausfall.
- In Europa und den USA wird es auch bei der Behandlung eines gestörten weiblichen Hormonzyklus sowie bei Beschwerden des prämenstruellen Symptoms (PMS) verwendet. Verschiedene Studien haben gezeigt, dass Muira Puama ein wirkungsvolles Mittel zur Steigerung der Libido und Behebung erektiler Dysfunktionen, sprich männlicher Impotenz, ist.

Anwendungen auf einen Blick

- Impotenz, Unfruchtbarkeit
- PMS, Menstruationsbeschwerden
- Neurasthenie, Störungen des zentralen Nervensystems

- Rheuma
- Störungen des Magen-Darm-Bereichs
- Grippe
- Durchfall

Empfohlene Tagesdosis: Zur Behebung von Impotenz hilft eine tägliche Dosis von 1,5 g. Allerdings sind die im Pulver enthaltenen aktiven Substanzen nicht wasserlöslich, weshalb es mindestens 20 Minuten oder länger gekocht und mit Alkohol versetzt werden sollte, damit sie ihre Wirkung entfalten können.

Nachtkerzenöl: voll kostbarer essenzieller Fettsäuren

Aus stecknadelkopfkleinen Samenkörnern wird das Öl von *Oenothera biennis* kalt gepresst, was es zu einem der teuersten Samenöle macht. Der Preis ist den intensiven und vielfältigen Heilungsmöglichkeiten durchaus angemessen. Nachtkerzenöl weist einen extrem hohen Gehalt an Gamma-Linolensäure und Linolsäure auf.

Eigenschaften:

- Nachtkerzenöl reguliert auf tiefgreifende Weise den gesamten Stoffwechsel und heilt auch schwere Hauterkrankungen.
- Es unterstützt die körpereigene Herstellung von Prostaglandin E_1, einem wichtigen Gewebshormon. Dieses erweitert die Blutgefäße und senkt den Arteriendruck, weshalb es bei der Behandlung von Thrombosen und Raucherbeinen eingesetzt wird.
- Nachtkerzenöl reguliert die weiblichen Sexualhormone und gleicht psychische Schwankungen aus.
- Es wirkt der Arthritis entgegen.
- Es senkt einen erhöhten Cholesterinspiegel und regeneriert und schützt die Leber.

Anwendungen auf einen Blick

- Hauterkrankungen: Ekzeme, Neurodermitis, Schuppenflechte
- Herzerkrankungen, Bluthochdruck, hoher Cholesterinspiegel
- Thrombose, Raucherbein
- Rheumatische Erkrankungen, Arthritis
- Multiple Sklerose
- Erkrankungen der Atemwege
- Allergien
- Frauenleiden, PMS, Menstruationsbeschwerden
- Brustkrebs
- nervöse Erkrankungen

Empfohlene Tagesdosis: 250–750 mg

Fallbeispiel:
Anne L.: »Um meinen 40. Geburtstag herum hatte ich eine Art »Midlife crisis«. Ich war deprimiert, und gesundheitlich ging es mir plötzlich gar nicht mehr gut. Dabei summierten sich die Beschwerden. Ich fühlte mich abgespannt und müde, hatte häufig Kopfschmerzen, eine graue Haut, Stimmungsschwankungen. Ich fühlte mich einfach nicht gesund. Ich glaube, mein Immunsystem arbeitete nicht mehr normal. Ich war bei mehreren Ärzten, doch blieb unklar, was genau mit mir los war. Einer schlug mir eine Kur mit Nachtkerzensamenöl vor. Ich kaufte mir eine Packung (nicht gerade billig) und nahm täglich zwei Kapseln à 200 mg ein. Nach sechs Wochen war ich wie verwandelt, hatte wieder Energie und Lebensfreude, mein Haut strahlte, meine Stimmungsschwankungen waren wie weggeblasen, ich fühlte mich wie neugeboren. Seitdem spendiere ich mir einmal im Jahr eine Nachtkerzenöl-Kur. Diese Investition lohnt sich.«

Pau d'Arco / Lapacho: ein starker Allrounder

Dieser wunderschöne, fast 50 Meter hoch wachsende Baumriese des Amazonas-Regenwaldes (*Tabebuia impetiginosa, heptaphylla, avellanedae*) trägt große purpurrote Blüten und ist ein beliebter Landschaftsbaum. Wegen der hohen Qualität seines Holzes ist er leider auch von Holzfällern begehrt. Zu Heilzwecken nimmt man die Rinde und das Herzholz. Pau d'Arco hat eine lange und gut dokumentierte Heilgeschichte, die bis in die Zeiten vor den Inkas zurückreicht und sich auf eine erstaunliche Bandbreite an Anwendungen bezieht.

Eigenschaften:

- In der Kräutermedizin Südamerikas gilt Pau d'Arco als ein Mittel mit antibakteriellen, entzündungshemmenden, fungiziden, adstringierenden und abführenden Wirkungen, das sich bei der Behandlung von Geschwüren, Prostataentzündung, Verstopfung und Allergien bewährt hat.
- In Nordamerika und Europa schätzt man dieses Mittel zusätzlich als Antioxidans und Schmerzmittel und wegen seiner antiviralen sowie Parasiten und Krebs bekämpfenden Eigenschaften.
- Wissenschaftliche Untersuchungen ergaben, dass sich der Wirkstoff Lapachin positiv bei Leukämie auswirkt. Bei neun an verschiedenen Krebsarten erkrankten Patienten wurde 1980 in einer Studie nachgewiesen, dass reines Lapachin die Tumoren verkleinerte und tumorbedingte Schmerzen verringert wurden. Bei drei Patienten gelang eine völlige Remission.
- Neben Lapachin enthält Pau d'Arco noch mindestens 20 andere aktive Wirkstoffe, die eindeutig gegen viele verschiedene Krankheitserreger vorgehen und vermutlich die Sauerstoffversorgung im Körper stark erhöhen.

Anwendungen auf einen Blick

- Allergien
- Anämie
- Leukämie, Hodgkin-Krankheit
- Krebs, Tumor
- Arthritis
- Diabetes
- Erkältungskrankheiten, Husten, Atemwegsbeschwerden
- Magen-Darm-Erkrankungen, Magenentzündung, Verstopfung
- Syphilis
- Geschwüre, Warzen, Lupus
- Kreislaufbeschwerden
- Lebererkrankung
- Knochenmarkentzündung (Osteomyelitis)
- Parkinson
- Prostataentzündung

Die Rinde oder Holzspäne von Pau d'Arco müssen mindestens zehn Minuten gekocht werden, damit die aktiven Wirkstoffe ins Teewasser übergehen. Ein solcher einfacher Tee wirkt bereits heilsam, allerdings enthalten die meisten verkauften Produkte kein Lapachin. Vergleichende Tests haben leider ergeben, dass einige als Pau d'Arco exportierte Tees aus den Sägemehlabfällen von Holzfabriken bestanden. Solche betrügerischen Artikel haben lange auch die Heilkraft dieser Pflanze in Zweifel gezogen. Daher empfiehlt sich für den Laien die Einnahme standardisierter Extrakte, die den Gehalt von Lapachin garantieren.

Empfohlene Tagesdosis: 1 Tasse Tee

Pomeranze (Bitterorange): ein Allround-Heilmittel

Die Zitrusart *Citrus aurantium* stammt ursprünglich aus den tropischen Gebieten Asiens, wird aber mittlerweile wegen ihrer medizinischen Verwendbarkeit in vielen warmen Gegenden kultiviert.

Eigenschaften:
- Bitterorange hilft bei unterschiedlichen körperlichen Beschwerden, wie Appetitlosigkeit, Verdauungsproblemen, Erkältungen oder Schlaflosigkeit.
- Der frisch gepresste Fruchtsaft einer Pomeranze soll zu hohen Blutdruck senken. Man nimmt ihn über einen Zeitraum von zehn Tagen morgens ein.

Anwendungen auf einen Blick
- Verdauungsbeschwerden, wie Brechdurchfall, Koliken
- Magenerkrankungen
- Bluthochdruck (Fruchtsaft)
- fiebrige Erkältung, Grippe
- Appetitlosigkeit
- Schlaflosigkeit

Empfohlene Dosierungen: 3 Tassen Tee (aus den Blättern und der Schale) über den Tag verteilt

Propolis: natürliches Antibiotikum

Propolis ist der klebrige Kittharz, den die Bienen an Pflanzen sammeln, um damit Waben zu bauen und ihren Stock zu versiegeln. Sie verhindern so das Eindringen von Schädlingen. Verirrt sich dennoch ein anderes Insekt in ihrem Stock, töten sie es und balsamieren es mit Propolis ein, da diese stark desinfizierende Substanz die Verwesung unterbindet.

Eigenschaften:
- Propolis wirkt als natürliches Antibiotikum antiseptisch, antiviral und entzündungshemmend. Untersuchungen zufolge beseitigt Propolis Staphylokokken und andere Krankheitserreger, die oft gegen herkömmliche Antibiotika resistent sind. Auch der Herpesvirus kann mit Propolis bekämpft werden.
- Es entgiftet den Körper und wirkt vor allem Entzündungen entgegen.
- Bei Hals-, Mund- und Zahnfleischentzündungen wirkt es heilend und schmerzlindernd.

Anwendungen auf einen Blick
- Halsschmerzen
- Wundheilung
- Immunstärkung
- Infektionen, wie Zahnfleisch-, Mund-, Hals- und Blasenentzündungen
- Herpes
- Entgiftung des Organismus

Propolis ist reich an Vitaminen, Mineralstoffen, Harzen, Bioflavonoiden und OPC. Es kann äußerlich als Salbe oder Mundspülung und innerlich angewendet werden.
Zur Immunstärkung wird Propolis häufig in Kombinationspräparaten zusammen mit Echinacea, Blütenpollen, Vitaminen, Lapacho u.a. angeboten.

Empfohlene Tagesdosis: 200 mg

Reishi: ein erprobtes Heilmittel – von Herzbeschwerden bis Krebs

Dieser ursprünglich in China beheimatete Pilz (*Ganoderma lucidum, applanatum*) wird in Form von Tee oder Tabletten angeboten. Seinen Inhaltsstoffen verdankt der ansonsten nicht genießbare Pilz ein hohes Ansehen als Heilmittel.

Eigenschaften:

- Reishi bekämpft Viruserkrankungen, indem es die Interferon-Produktion anregt.
- Es hemmt Bakterien wie Streptokokken.
- Den in ihm enthaltenen Polysacchariden wird seine immunmodulatorische Funktion zugeschrieben. Diese erhöhen die RNS und DNS im Knochenmark, wo Immunzellen hergestellt werden.
- Reishi wird von der japanischen Regierung offiziell als Behandlungsmittel gegen Krebs aufgeführt. Bei Tierversuchen entwickelten sich 50% der Krebstumoren bei Mäusen nach der Injektion von Reishi innerhalb von zehn Tagen völlig zurück. Bereits in kleinen Dosierungen hemmte der Extrakt 100% der Tumoren in Mäusen.
- Reishi vermindert die Blutfettwerte, einschließlich des Cholesterinspiegels.
- Es senkt den hohen Blutdruck. Bei in neun chinesischen Krankenhäusern durchgeführten Studien verbesserte sich der Zustand bei 82% der Herzpatienten durch die Einnahme von Reishi.
- Reishi wirkt als Adaptogen, d.h. es harmonisiert und normalisiert den gesamten Organismus.
- Es hemmt die Thrombozytenaggregation, also die Verklumpung der Blutplättchen.
- Es wirkt beruhigend und schmerzlindernd.
- Da es die Freisetzung von Histamin hemmt, hilft Reishi bei Allergien.

- Als Antioxidans schützt es vor freien Radikalen und wirkt Entzündungen und starken Strahleneinflüssen entgegen.

Anwendungen auf einen Blick

- geschwächtes Immunsystem
- Krebs und Krebsprophylaxe
- Infektionen
- Herzerkrankungen und Beschwerden wie Arrhythmien, Beklemmungsgefühle, Angina pectoris
- Thrombosegefahr
- Kurzatmigkeit
- Schlaflosigkeit
- Kältegefühl in den Gliedmaßen
- Müdigkeit
- Kopfschmerzen und Schwindel
- Nervosität
- Schmerzempfinden
- Allergien
- Leberbeschwerden
- Diabetes

Wechselwirkungen: Die gleichzeitige Einnahme von Vitamin C steigert die Wirkung von Reishi bei der Behandlung von Krebs und anderen Krankheiten.

Empfohlene Tagesdosis: Reishi wird häufig in Präparaten mit anderen immunstimulierenden Substanzen wie Gerstengras, bestimmten Regenwaldpflanzenstoffen und Algen kombiniert. Für eine regelmäßige vorbeugende Einnahme wird als tägliche Dosis 300 mg – 3 g empfohlen.

Rosmarin: für eine erhöhte Konzentrationsfähigkeit

Rosmarinus officinalis weist einen hohen Gehalt an ätherischem Öl auf und enthält zudem den »Rosmarin-Kampfer«, dazu Bitter- und Gerbstoffe, Saponine und Flavanole.

Eigenschaften:

- Rosmarin hat eine antioxidative Wirkkraft, d.h. es schützt den Körper vor den Angriffen radikaler Sauerstoffmoleküle, die für viele Krankheiten und vorzeitige Alterung verantwortlich sind.
- Ein Tee aus Rosmarinnadeln hilft gegen Appetitlosigkeit und Magenverstimmung, wirkt verdauungsfördernd, antiseptisch und blähungswidrig.
- Rosmarin entwässert, regt den Gallenfluss an und entgiftet die Leber.
- Er beeinflusst den Hormonhaushalt und aktiviert die Eierstockproduktion, weswegen er in der Volksheilkunde seit alters her als Mittel zur Potenz- und Libidosteigerung angesehen wird.
- Das ätherische Öl ist u.a. auch in Krankenhäusern wegen seiner antiseptischen Eigenschaften als Desinfektionsmittel bekannt.
- Es gilt als ein wirkungsvolles Mittel gegen Müdigkeit und zur Steigerung der Konzentration.
- Äußerlich als Salbe verwendet, kann Rosmarin rheumatische Beschwerden lindern.

Anwendungen auf einen Blick

- Krebsprophylaxe
- Vergesslichkeit, Konzentrationsschwäche
- Müdigkeit, Schwächezustände
- Impotenz
- Verlust des Geruchsinns

- Kreislaufschwäche
- Leberentgiftung
- Rheuma
- Bronchitis, Husten und Asthma
- Migräne und Kopfschmerzen
- Verdauungsbeschwerden, Appetitlosigkeit

In hoher Dosierung wirkt das ätherische Rosmarinöl toxisch und muss daher von Schwangeren, Epileptikern, Kleinkindern und Menschen mit hohem Blutdruck gemieden werden.

Rote Bete: zur Blutbildung

Die Gemüsesorte *Beta vulgaris* steht seit Jahrhunderten in dem Ruf, blutbildend zu sein, und sogar bei Leukämie soll ihr Saft hilfreich sein. Sie enthält reichlich Kohlenhydrate und die Aminosäuren Asparagin, Glutamin und Betain, zudem viel Kalium, Magnesium, Natrium, Eisen und Kupfer sowie die Vitamine A, B, C, Folsäure und Pantothensäure. Auch Bioflavone, Betanidin, Rutin und Cholin sind wichtige Bestandteile.

Eigenschaften:
- Die letztgenannten Inhaltsstoffe üben eine Vitamin-P-Funktion aus, d.h. sie festigen die feinen Blutgefäße.
- Cholin verflüssigt das Fett im Blut, verhindert so seine Anlagerung an den Arterienwänden und wirkt der Arteriosklerose entgegen.
- Betain wirkt magensäurebildend, antibakteriell und regt Leber und Galle an.

Rote Bete schützt dank seiner antioxidativ wirkenden Flavone die Zellen vor den Angriffen freier Radikale und stärkt insgesamt das Immunsystem. In den USA wird Rote Bete als Anti-Krebs-Diät empfohlen.

Sägepalme: für eine gesunde Prostata auch im Alter

Die von den nordamerikanischen Indianern lange gegen Prostataprobleme und Harnwegsinfektionen benutzten Beeren der Sägepalme (*Serenoa repens*) wurden mittlerweile systematischen wissenschaftlichen Untersuchungen unterzogen und ihre heilenden Kräfte bestätigt: Die Erfolgsrate bei Sägepalmen-Extrakt liegt etwa bei 90%.

Eigenschaften: Das Öl der Sägepalmbeeren hemmt die Bildung von Dihydrotestosteron, das im männlichen Körper zu einer starken Vermehrung der Prostatazellen führt. Somit stellt die regelmäßige Einnahme dieses Extrakts für Männer ab 40 eine wirksame Vorbeugung gegen die lästige bis gefährliche Prostatavergrößerung im Alter dar. Die Einnahme von Sägepalmextrakten im frühen Stadium der Prostatavergrößerung führt dazu, dass der Harnstrahl sich verbessert und der Harndrang nachlässt.

Synergie: Die Wirkung des Sägepalmextrakts wird durch bestimmte Aminosäuren und andere Wirkstoffe verstärkt, weswegen er häufig in Kombinationspräparaten zusammen mit L-Alanin, L-Glycin, Glutaminsäure, Zink, Beta-Carotin, Brennnessel, Kürbiskern, Maisseide u.a. angeboten wird.

Empfohlene Tagesdosis: 300–1000 mg

Sarsaparilla: zur Blutreinigung

Die in Zentral- und Südamerika heimische verholzte Schlingpflanze *Smilax officinalis* wurde im 15. Jahrhundert nach Europa gebracht und wird seit langem weltweit wegen ihrer vielseitigen Heilwirkungen hoch geschätzt. Diese werden vor allem auf zwei Wirkstoffgruppen zurückgeführt, die Steroide und Saponine.

Letzteren wird die Fähigkeit zugeschrieben, das Absorptionsvermögen des Körpers von Phytochemikalien und anderen Substanzen, d.h. deren Bioverfügbarkeit, zu erhöhen, weshalb Sarsaparilla traditionell ein Bestandteil von Kräutermischungen ist.

Eigenschaften:
- Sarsaparilla wird anregend, blutreinigend, entwässernd und schweißtreibend.
- Weltweit gilt es als ein wirkungsvolles Mittel gegen Syphilis und andere Geschlechtskrankheiten. Bei klinischen Forschungen in China ergab sich anhand des Blutbefundes, dass Sarsaparilla in 90% der akuten und 50% der chronischen Fälle von Syphilis wirksam war.
- Es wird bei Gicht, Gonorrhö, Arthritis, Erkältungs- und Hautkrankheiten, bei Bluthochdruck, Fieber, Verdauungsbeschwerden und bei Krebs angewendet.
- 1942 wurde bewiesen, dass es Psoriasis dramatisch zu verbessern vermochte.
- In den 50er Jahren wurden seine antibiotischen Eigenschaften und seine wirkungsvolle Unterstützung bei der Behandlung von Lepra dokumentiert.

Anwendungen auf einen Blick
- sexuelle Erschöpfung und Lustlosigkeit
- Erkrankungen der Harnorgane
- Appetitmangel
- Kopfschmerzen, auch chronische
- Bauchschmerzen
- Geschwüre
- Krebs
- Syphilis
- Erschöpfungszustände, Anämie
- Gelenkrheumatismus, Arthritis, Gicht
- Vergiftungen
- Leber- und Milzbeschwerden

- Hauterkrankungen, wie Ausschlag, Krätze, Flechten; Juckreiz
- Psoriasis
- Skorbut

Nebenwirkungen: Sarsaparilla ist nicht toxisch und seine Einnahme ist ohne Nebenwirkungen. Allerdings können hohe Dosierungen wegen des Saponingehalts zu Verdauungsproblemen führen.

Empfohlene Tagesdosis: Traditionell kocht man eine Handvoll der zerhackten Wurzel in einem halben Liter Wasser und trinkt dreimal täglich eine Tasse. Sarsaparillawurzel ist auch in der Apotheke erhältlich. Als therapeutische Dosierung werden 1–3 g des Extrakts empfohlen.

Schafgarbe: krampflösend und entzündungshemmend

Das in der Volksmedizin vor allem in Kombination mit anderen Kräutern verwendete *Achillea millefolium* enthält ätherisches Öl und Bitterstoffe.

Eigenschaften:
- Die Bitterstoffe und das ätherische Öl helfen bei Magenbeschwerden.
- Schafgarbe wirkt krampflösend. Zusammen mit Frauenmantelkraut ist sie ein wirkungsvolles Mittel bei krampfartigen Unterleibsbeschwerden und schmerzhaften Regelblutungen.
- Haut- und Schleimhautentzündungen können durch Schafgarbe gelindert werden. Die äußerliche Anwendung als Voll- oder Teilbad wirkt Entzündungen z.B. der Geschlechtsorgane, entgegen.

- Wegen seiner adstringierenden und antibakteriellen Wirkung hilft Schafgarbe bei Mund- und Racheninfektionen.

Empfohlene Tagesdosis: 2–3 Tassen Tee

Schwarzkümmelöl: für ein funktionierendes Immunsystem

Das aus den Samen der ägyptischen Schwarzkümmelpflanze (*Nigella sativa*) kalt gepresste Öl weist vielseitige Wirkkräfte auf.[5]

Eigenschaften:
- Schwarzkümmelöl reguliert und stärkt das Immunsystem.
- Es fördert die Bildung der lebenswichtigen Prostaglandine und schützt so das Herz, reguliert den Cholesteringehalt im Blut und senkt zu hohen Blutdruck.
- Es heilt bzw. lindert Hautkrankheiten wie Psoriasis, Neurodermitis, Akne.
- Es wirkt sich regulierend auf das Hormonsystem aus und kann so hormonell bedingte Störungen wie PMS-Symptome, Menstruationsbeschwerden, Depression, Unfruchtbarkeit, Impotenz und Haarausfall beseitigen.
- Wegen seiner bronchialerweiternden Wirkung hilft Schwarzkümmelöl bei chronischen Atemwegserkrankungen, Asthma, Husten und akuter Atemnot.
- Seine immunstimulierende Wirkung senkt die Infektanfälligkeit, beseitigt Pilzerkrankungen und wirkt dem chronischen Erschöpfungssyndrom entgegen.
- Es hilft bei Verdauungsbeschwerden.
- Äußerlich aufgetragen wirkt Schwarzkümmelöl lindernd bei Verbrennungen.

5 Ausführliche Darstellung in meinem Buch *Das Schwarzkümmel Praxisbuch. Allergien. Abwehrschwäche und Infektionen natürlich vorbeugen.* Bern, München, Wien 1997

Anwendungen auf einen Blick

- Hauterkrankungen: Akne, Neurodermitis, Ekzeme, Psoriasis
- Verbrennungen, Sonnenbrand
- Atemwegserkrankungen: Asthma, Husten, Bronchitis
- Erkrankungen infolge eines Immundefekts: Chronisches Erschöpfungssyndrom, Infektanfälligkeit, Allergie, Heuschnupfen, Viruserkrankungen
- Magen- und Darmerkrankungen: Darmparasiten, Blähungen, Bauchschmerzen, Darmentzündung, Hämorrhoiden, Sodbrennen
- Diabetes
- erhöhte Cholesterinwerte
- Rheuma
- Nieren- und Harnwegserkrankungen, Nierensteine
- hormonelle Störungen: Menstruationsbeschwerden, Kopfschmerzen, Depressionen, Unfruchtbarkeit, Impotenz
- Pilzerkrankungen: Darm-, Vaginal-, Hautpilz

Empfohlene Tagesdosis: ca. 500–1000 mg; zu therapeutischen Zwecken bis zu 4 g

Fallbeispiel:

Angelika F.: »Mein achtjähriger Sohn leidet seit seinem dritten Lebensjahr unter Neurodermitis. Seit er Schwarzkümmel-Kapseln einnimmt, sind die unangenehmen Symptome wie Juckreiz, schuppige Haut und schubweise Entzündungen stark zurückgegangen. Seit zwei Jahren nimmt er täglich dreimal 1 Kapsel von jeweils 50 mg zusammen mit Vitamin B-, Vitamin E-, Zink- und Beta-Carotin-Präparaten. Diese natürliche Behandlung hat sich bisher bewährt.

Ich selber habe eher zufällig eine wunderbare Einsatzmöglichkeit gefunden. Vor der Periode habe ich oft richtig eklige Bauchschmerzen. Herkömmliche Schmerzmittel, die mir meine Frauenärztin verschrieben hat, helfen mir kaum. Wenn ich aber nachts wegen der

krampfartigen Schmerzen aufwache, nehme ich zwei Kapseln Schwarzkümmelöl, und bereits nach fünf Minuten ist der Schmerz völlig verschwunden. Der Bauch ist entspannt, und ich schlafe weiter.«

Shiitake: für ein starkes Immunsystem

Shiitake (*Lentinus edodes*) ist ein in Asien seit Jahrtausenden wegen seines köstlichen Geschmacks wie auch seiner Heilkraft geschätzter Pilz. Zu Recht bezeichnen ihn die Chinesen als »Elixier des Lebens«.

Eigenschaften:
- Seinem Inhaltsstoff Lentinan, einem Polysaccharid, verdankt er seine enorme immunstärkende Wirkung, die auf eine Intensivierung der T-Zellen-Funktionen zurückgeht.
- Auch reguliert Lentinan den Cholesteringehalt des Blutes und senkt einen zu hohen Cholesterinspiegel.
- Herz- und Kreislauffunktionen werden gestärkt.
- Lentinan bekämpft Viren und soll auch die Entwicklung von Tumoren hemmen.

Anwendungen auf einen Blick
- Stärkung der natürlichen Abwehrkräfte und der Vitalität
- Neigung zum Frösteln
- Müdigkeit, Stress, Überlastung
- Rekonvaleszenz
- Empfindlichkeit gegenüber äußeren Einflüssen
- erhöhter Cholesterinspiegel
- Prophylaxe von Herz- und Kreislauferkrankungen

Empfohlene Dosierungen: Shiitake, dessen Extrakt 1995 von einer unabhängigen Jury zum Nahrungsergänzungsmittel des Jahres 1995 gewählt wurde, sollte kurweise im Frühjahr und im

Herbst über einen Zeitraum von drei Wochen eingenommen werden. Dabei empfiehlt sich die tägliche Einnahme von ca. 20–40 mg Lentinan.

Soja: reichhaltige Eiweißquelle

Seit Jahrhunderten verdanken Chinesen und Japaner ihrer sojareichen Ernährung eine beeindruckende Gesundheit. Statistisch haben sie eine höhere Lebenserwartung und weniger Todesfälle durch Krebs und Herzerkrankungen als die Menschen anderer Kulturen. Dies liegt auch an den erstaunlichen Inhaltsstoffen der so unscheinbaren Bohne, die sich vielfältig verarbeiten lässt: zu Sojamilch, -quark (Tofu), -paste (Miso), -sauce und Öl. Soja ist doppelt so reich an hochwertigem Eiweiß wie Fleisch, enthält 14–19% Fett mit mehrfach ungesättigten Fettsäuren, vor allem Linol- und Linolensäure – gleichwohl ist Soja cholesterinfrei – und 20–30% Kohlenhydrate mit Ballaststoffen. Der extrem hohe Mineralstoffgehalt – Magnesium, Eisen, Calcium, Kalium, Selen – beträgt 4,5–5%; daneben enthält es die Vitamine A, mehrere B-Vitamine, Pantothensäure und Folsäure, Saponine, Flavone, Pektin, Phytoöstrogene, insbesondere die Isoflavone Genistein und Daidzein und Lecithin.

Eigenschaften:
- Wegen seines hohen Lecithingehalts verbessert Soja die Gehirndurchblutung und hält die Funktionen des Zentralnervensystems in Gang.
- Es senkt den Cholesteringehalt und beugt so Arteriosklerose und Herzinfarkt vor.
- Es wird als Leber-Therapeutikum eingesetzt und hilft bei Hepatitis, Leberzirrhose, Fettleber, Vergiftungen und Gallenstein-Operationen.
- Soja wirkt alkalisierend und neutralisiert ein gestörtes Säure-Basen-Gleichgewicht des Organismus.

- Für Milchallergiker bietet Soja einen vollwertigen Ersatz für Milch und Milchprodukte; einzig Vitamin B_{12} sollte zusätzlich eingenommen werden.
- Soja ist eine Möglichkeit, dem Östrogenverlust in den Wechseljahren entgegenzuwirken, die Knochendichte aufrechtzuerhalten und Hitzewallungen zu mildern.
- Dank seines Gehalts an Antioxidanzien stützt es das Immunsystem.

Anwendungen auf einen Blick

- erhöhter Blutfett- und Cholesterinspiegel
- Leberbeschwerden wie Hepatitis, Fettleber
- Vergiftungen
- Gallensteine
- geschwächtes Immunsystem
- Prophylaxe von Arteriosklerose und Herzerkrankungen
- Krebsprophylaxe
- klimakterische Beschwerden, wie Hitzewallungen
- Osteoporose
- Milchallergie
- Übersäuerung
- Störung des Zentralnervensystems

Sojabohnen dürfen nie roh gegessen werden, da sie giftige Stoffe enthalten.

Spinat: fördert die Blutbildung

Spinat (*Spinacia oleracea*) ist als Salat und als Gemüse zu genießen. Er enthält viel Eisen, wenn auch nicht ganz so viel, wie ihm nachgesagt wird, sowie extrem viel Folsäure, insgesamt zehn Vitamine, 13 Mineralien, darunter Calcium, Phosphor, Kalium, Magnesium, Jod, Schwefel, hochwertiges Eiweiß, viel Chlorophyll und Enzyme.

Eigenschaften:
- Der Inhaltsstoff Sekretin regt die Sekrete, vor allem der Bauchspeicheldrüse, an und unterstützt den Verdauungsprozess.
- Bitterstoffe tonisieren Herz, Leber und Nerven.
- Vor allem aber fördert die günstige Zusammensetzung der Spinat-Inhaltsstoffe die Bildung der roten und weißen Blutkörperchen und stärkt damit das Immunsystem.
- Wegen seines hohen Carotingehalts stärkt Spinat die Sehkraft und schützt Haut und Schleimhäute. Das macht ihn zu einem guten Gemüse für Menschen mit Ekzemen und anderen Hautbeschwerden.
- Die Mineralien wirken sich knochenstärkend und wachstumsfördernd auf den Organismus aus.

Süßholzwurzel: für eine gute Verdauung

Eigenschaften:
- Bei uns eher als Lakritze bekannt, ist die Süßholzwurzel ein wirkungsvolles Abführmittel.
- Sie wirkt Störungen des Magen-Darm-Trakts, wie Magengeschwüren und chronischer Verstopfung, entgegen.
- In Asien hat die Süßholzwurzel eine lange Heiltradition bei entzündlichen Erkrankungen wie Arthritis und Allergien.
- Neuesten Erkenntnissen zufolge hemmt Süßholzwurzel ein überschießendes Immunsystem und kann möglicherweise bei der Autoimmunkrankheit *Lupus erythematodes* helfen, bei der Immunzellen körpereigenes Gewebe angreifen.
- Süßholzwurzel wirkt antiviral.
- Sie festigt Gewebe und insbesondere Bindegewebe.
- Bei Tieren vermag sie das Wachstum von Krebstumoren zu verhindern.
- Einer israelischen Studie zufolge wirkt Süßholzwurzel antioxidativ und beugt der Arteriosklerose vor, indem sie die Oxidation des LDL-Cholesterins verhindert.

Anwendungen auf einen Blick

- Prophylaxe von Krebs und Arteriosklerose
- Virusinfektionen, wie Grippe, Herpes u.a.
- *Lupus erythematodes*
- entzündliche Infektionskrankheiten, wie Arthritis, Magen-Darm-Infektionen, Magengeschwür
- chronische Verstopfung
- Allergien
- Bronchitis, Husten

Empfohlene Tagesdosis: 300–1000 mg

Die industriell hergestellte Lakritze besteht meist nicht aus Süßholzwurzel und weist auch nicht deren Eigenschaften auf. Echter Süßholzextrakt sollte von Menschen mit hohem Blutdruck gemieden werden.

Suma / Brasilianischer Ginseng: zur sexuellen und Immunstimulation

Suma (*Pfaffia paniculata*) ist eine 1826 erstmals dokumentierte tropische Schlingpflanze Süd- und Zentralamerikas, die dort eine lange Heiltradition hat und auch als »para toda« bezeichnet wird: »für alles«.

Eigenschaften:

- Suma gilt als ein »Adaptogen«, d.h. es hat einen allgemein normalisierenden und harmonisierenden Einfluss auf den Organismus (s. Glossar). Suma ist ein immunstärkendes, tonisierendes, ausgleichendes, aphrodisierendes Mittel, das bei vielen Krankheiten und Beschwerden hilft.
- Es gilt als Tonikum des kardiovaskulären Systems, des zentralen Nerven-, des Fortpflanzungs- und des Verdauungssystems.

- In vielen Ländern wird es zur Behandlung von hormonellem Ungleichgewicht, sexuellen Dysfunktionen und Sterilität, Diabetes, Kreislauf- und Verdauungsbeschwerden, Rheuma, Arteriosklerose, Bronchitis, hohem Blutzucker- und Cholesterinspiegel, Erschöpfung und Stress verwendet.
- Suma ist auch als das »russische Geheimnis« bezeichnet worden. Es wurde von russischen Olympia-Athleten zum Muskelaufbau und für eine erhöhte Ausdauer eingenommen, wobei die mit Steroiden üblicherweise verbundenen Nebenwirkungen nicht eintraten. Diese Wirkung verdankt Suma einem anabolika-ähnlichen Wirkstoff, dem Beta-Ekdysteron sowie anderen neu entdeckten Glykosiden.
- Außerdem enthält Suma 19 verschiedene Aminosäuren, eine große Anzahl an Elektrolyten, Spurenelemente, einschließlich Eisen, Magnesium, Kobalt, Silizium, Zink, und die Vitamine A, B_1, B_2, E, K und Pantothensäure. Der hohe Gehalt an Germanium sorgt zudem für eine gute Sauerstoffversorgung der Zellen.
- Die Sumawurzel besteht bis zu 11% aus zum Teil neu entdeckten Saponinen, die sich in klinischen Tests als Antitumorwirkstoffe erwiesen haben und als solche in Japan patentiert wurden.

Anwendungen auf einen Blick

- Hormonstörungen, Menopause
- sexuelle Dysfunktion, Impotenz, Sterilität
- Diabetes
- Arteriosklerose, erhöhter Cholesterinspiegel
- Rheuma
- Kreislaufbeschwerden
- Bronchitis
- Anämie
- Verdauungsbeschwerden
- Geschwüre
- Erschöpfungszustände, Chronisches Erschöpfungssyndrom

- PMS
- Stress
- Tumor
- Epstein-Barr
- Muskelaufbau

Empfohlene Tagesdosis: Als therapeutische Dosierung wird die Einnahme von 4–5 g empfohlen.

Tang Kwei: für stressfreie Wechseljahre

Diese chinesische Pflanze, deren Name auch »Dong Quai« geschrieben wird, ist in Asien ein traditionelles Heilmittel bei klimakterischen Beschwerden.

Eigenschaften:

- Zu ihren Inhaltsstoffen zählen natürliche Phytohormone. Diese den Östrogenen sehr ähnliche Substanzen wirken vitalisierend, besonders auf Frauen in den Wechseljahren. Sie lindern deren Symptome wie Ermattung, Hitzewellen und Scheidentrockenheit.
- Tang Kwei reduziert das subjektive Stressempfinden.

Empfohlene Tagesdosis: 0,5–1,5 mg

Tayuya: zur Schmerzlinderung

Die Wurzel dieser Ranke des Amazonas-Regenwaldes (*Cayaponia tayuya*) spielt in der brasilianischen Kräutermedizin seit prähistorischen Zeiten eine große Rolle.

Eigenschaften:

- Tayuyawurzel ist ein starkes Tonikum und Blutreinigungsmittel und wird seit Jahrhunderten gegen Schlangenbiss, Rheuma, bei entzündeten Augen und einer Reihe von Hautkrankheiten erfolgreich eingesetzt.
- Sie ist ein deutlich wirkendes Mittel zur Linderung diverser Schmerzen. Die analgetische (schmerzlindernde) Wirkung ist ebenso nachgewiesen wie eine entzündungshemmende und antioxidative.
- In Brasilien wie auch in Nordamerika wird Tayuya heute als Blutreinigungs- und Entgiftungsmittel eingesetzt, ebenso wegen seiner harntreibenden, schmerzlindernden, ausgleichenden Wirkung, bei Cholera, Verdauungsbeschwerden, Erschöpfung und Debilität, bei rheumatischen und Stoffwechselerkrankungen, Anämie, Epilepsie u.a.

Anwendungen auf einen Blick

- Schmerzlinderung bei vielen Beschwerden, wie Kopf-, Rücken-, Ischias- und Bauchschmerzen
- Verdauungsbeschwerden, Verstopfung, Durchfall
- Stoffwechselstörungen
- Epilepsie
- Rheuma, Arthritis, Gicht
- Neuralgien
- Erschöpfung, Depression
- Hauterkrankungen, wie Akne, Ekzem, Gesichtsrötung, Herpes
- Ödeme
- Augenentzündungen
- Schlangenbiss

Empfohlene Tagesdosis: Als therapeutische Dosierung wird die Einnahme von 3–4 g täglich empfohlen.

Teebaumöl: ein natürliches Breitbandmittel

Das aus dem australischen Teebaum *Melaleuca alternifolia* gewonnene ätherische Öl hat dank seiner starken und vielseitigen Wirkkräfte einen Siegeszug um die Welt gemacht. Schon in geringsten Dosierungen beweist es heilende Wirkung.[6]

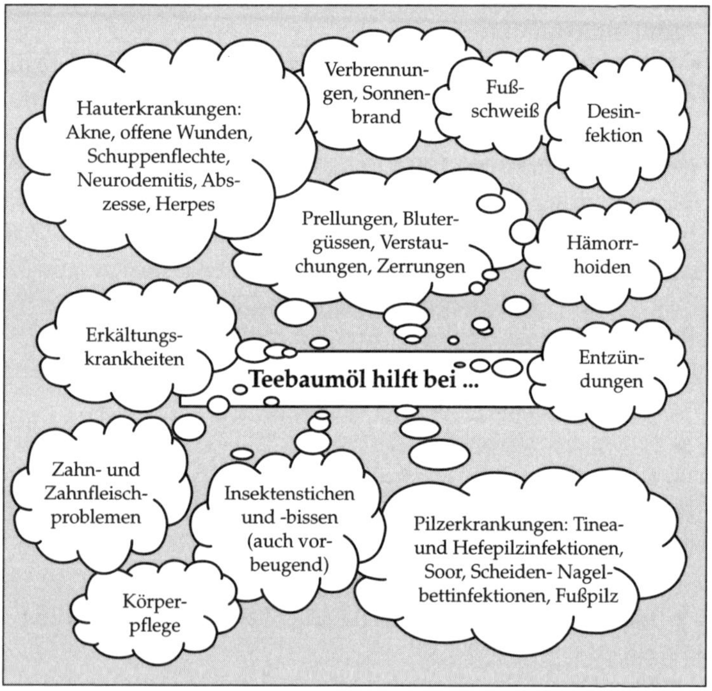

Abbildung 12: Ausgewählte Anwendungen von Teebaumöl

Eigenschaften:

- Teebaumöl wirkt antiseptisch (keimabtötend), fungizid bzw. antimykotisch (pilzabtötend) und antiviral (virenabtötend).

[6] Siehe hierzu ausführlich mein mit C.-M. Diedrich verfasstes *Teebaumöl-Praxisbuch*. Bern, München, Wien [15]1999

Dabei ist es gleichzeitig extrem hautverträglich und völlig ungiftig.

- Auf offene Wunden aufgetragen wirkt es sterilisierend und beschleunigt zugleich die Wundheilung.
- Wegen seiner starken keimabtötenden Kraft wird es auch als natürliches Desinfektionsmittel benutzt.
- Zudem stärkt es das Immunsystem.

Fallbeispiel:
Sabine L.: Als ich einmal einen lästigen und hartnäckigen Fußpilz hatte, riet mir eine Freundin, Teebaumöl zu benutzen. Ich machte morgens und abends Fußbäder in einem Liter Wasser, in das ich zehn Tropfen Teebaumöl gegeben hatte. Anschließend cremte ich meine Füße mit einer neutralen Hautcreme ein, in die ich ebenfalls einige Tropfen Teebaumöl rührte. Der Fußpilz war innerhalb einer Woche verschwunden. Seither gehört Teebaumöl in meine Kosmetiktasche: Ob ich einen Pickel, eine Hautverletzung oder Mückenstich habe: Ein Tropfen Teebaumöl drauf, und das Problem löst sich schnell.
Kürzlich hatte ich eine Stirnhöhlenvereiterung. Ich nahm dreimal täglich ein Kopfbad, indem ich in eine Schüssel kochendes Wasser über einen Beutel Kamillentee schüttete und zehn Tropfen Teebaumöl hinzufügte. Dann hielt ich den Kopf zehn Minuten in den Dampf – zugegeben, man muss sich etwas zwingen, aber die Wirkung ist hervorragend: Nach drei Tagen war meine Stirn völlig frei, und als angenehme Begleiterscheinung war meine Haut auch noch ausgesprochen frisch und klar.«

Tomate: zur Blutbildung und Immunstärkung

Der Inhaltsstoff Lycopin der Tomate (*Solanum lycopersicum*) ist der Hauptgrund für eine vor wenigen Jahren entdeckte statistische Tatsache: Männer in mediterranen Ländern wie Italien, Spanien und Griechenland erkranken seltener an Prostatakrebs als Männer in anderen europäischen Ländern. Denn sie essen viel mehr verarbeitete Tomaten, deren Farbstoff Lycopin offensichtlich eine wichtige Krebsschutzsubstanz ist. Darüber hinaus ist die Tomate reich an den Vitaminen A, B, C, E, an Kalium, Magnesium, Eisen, Calcium, Phosphor, Kupfer, den seltenen Substanzen Kobalt, Zink und Nickel. Sie enthält natürliche Hormone, Kortisone, ätherische Öle und weitere Phytonährstoffe.

Eigenschaften:
- Das Carotinoid Lycopin schützt vor Krebs.
- Die Mineralien wirken blutbildend und durchblutungsfördernd.
- Tomaten regen den Fluss der Verdauungssäfte sowie die Darmperistaltik an.
- Sie wirken vitalisierend und aufmunternd und zugleich schlaffördernd.
- Sie senken einen überhöhten Cholesterinspiegel.
- Dank ihrer antiseptischen Eigenschaften entgiften sie den Darm von Fäulnisbakterien.
- Tomaten sind alkalisch, helfen also gegen Übersäuerung und sind daher auch bei leichten Magengeschwüren heilsam.

Wacholder: für eine kräftige Durchblutung

Die ganze Pflanze von *Juniperus communis,* vor allem aber die Beeren, enthalten ein ätherisches Öl, das reich an Alpha-Pinen, Camphen und Terpineol ist. Die Beeren, die in der Küche gern zum Würzen von Sauerkraut und anderen Speisen verwendet werden, enthalten einen Bitterstoff, organische Säuren und 30% Zucker.

Eigenschaften:
- Wacholderbeeren regen den Blutkreislauf stark an und wirken harntreibend. Aus diesem Grund sind sie auch traditionell ein geschätztes Mittel zur Steigerung der Potenz.

- Sie regen den Appetit und die Verdauungsfunktionen an, weswegen Wacholderlikör auch ein beliebtes Digestivum ist.
- Die Beeren desinfizieren die Harnwege und werden bei Harnblasenentzündung (Cystitis) eingesetzt.
- Äußerlich angewendet hilft die Tinktur aus den Zweigen bei Hauterkrankungen und Haarausfall.

Empfohlene Tagesdosis: 50–100 mg Wacholderbeeröl

Weihrauch: lindert Rheuma- und Arthritisbeschwerden

Die Bedeutung von Weihrauch (*Boswellia*), der in der ayurvedischen Tradition als Heilpflanze einen festen Platz hat, ist von der Alternativmedizin vor noch nicht langer Zeit (wieder-)entdeckt worden – sehr zum Wohl vieler Menschen.

Eigenschaften:
- Boswelliasäuren hemmen die Bildung entzündungserregender Hormone, sogenannter Leukotrienen, welche die Bildung freier Radikale begünstigen und somit an vielfältigen Degenerationserscheinungen beteiligt sind. Zu den entzündungshemmenden Inhaltsstoffen von Weihrauch zählt u.a. Curcumin.
- Bei chronischer Polyarthritis und rheumatischen Beschwerden lindert es Schmerzen und wirkt entzündlichen Schüben entgegen.
- Entzündungen wie Psoriasis (Schuppenflechte) oder entzündliche Dickdarmerkrankungen, z.B. *Colitis ulcerosa*, werden ebenfalls wirkungsvoll mit Boswellia behandelt.
- Indische Studien weisen nach, dass es überhöhte Blutfettwerte senkt und damit einen Schutz vor Herz-Kreislauf-Erkrankungen bietet.

Anwendungen auf einen Blick

- Rheuma, chronische Polyarthritis
- erhöhte Cholesterin- und Triglyzeridwerte
- Herzschutz
- Darmentzündung (Kolitis), Darmgeschwür
- Schuppenflechte (Psoriasis)

Verträglichkeit: Während die meisten Medikamente gegen rheumatische Erkrankungen Nebenwirkungen haben und den Organismus stark belasten können, ist Boswellia frei von solchen negativen Begleiterscheinungen. Man kann es innerlich (Kapseln) und äußerlich (Salbe) anwenden.

Empfohlene Tagesdosis: 0,5–1,5 g

Yams: zur Empfängnisverhütung

Von der nach dem griechischen Arztes Dioskurides benannten tropischen Pflanze *Dioscorea* findet man viele Arten in den warmen feuchten Gegenden überall auf der Welt. Die Wurzelknollen, auch als Süßkartoffeln bekannt, werden sowohl als Grundnahrungsmittel wie die Kartoffel kultiviert als auch in der Volksmedizin weltweit genutzt.

Eigenschaften:

- Die Yamswurzel enthält das Steroid Diosgenin, das ein Schwangerschaftshormon simuliert und so dem Körper eine bereits bestehende Schwangerschaft vortäuscht. Aus dem Wirkstoff Diosgenin stellt man teilweise Arzneistoffe vom Typ der Steroide – Kortikosteroide, Sexualhormone und Ovulationshemmer – her.
- Dank ihres großen Saponingehalts ist Yams ein bewährtes Mittel bei Rheuma, Arthritis und zur Blutreinigung.

- Die stark eisen- und mineralhaltige Pflanze hilft bei Blutarmut, Nierenbeschwerden und Diabetes.
- In der chinesischen Medizin wird eine Yamsart bei Spermatorrhö empfohlen. Hierbei handelt es sich um eine funktionelle Genitalstörung, bei der ohne geschlechtliche Erregung Samen austritt.

Anwendungen auf einen Blick

- Empfängnisverhütung
- Menstruations-, klimakterische Beschwerden, Hitzewallungen
- Rheuma, Arthritis
- Spermatorrhö
- Anämie
- Nierenbeschwerden
- Diabetes

Empfohlene Tagesdosis: Aus der zerstoßenen Wurzel kocht man zehn Minuten lang einen Tee, der schluckweise über den Tag verteilt getrunken wird. Yamswurzelextrakt wird in einer Menge von 50–450 mg empfohlen.

Fallbeispiel:
Sigrid M.: »Meine Wechseljahre äußerten sich vor allem in Stimmungsschwankungen. Ohne Grund empfand ich immer häufiger eine tiefe Traurigkeit. Mir machte nichts mehr richtigen Spaß. Ich erlebte mein Leben wie unter einem Grauschleier. Mein Beruf machte mir keine Freude mehr, und das sonst so häufig empfundene Glücksgefühl über meinen Sohn und meinen Mann suchte ich oft vergeblich. Ich wollte aber keine Hormone einnehmen. Meine Frauenärztin verschrieb mir eine Salbe auf Naturbasis, die den Extrakt von Dioscorea enthält. Diese Salbe strich ich mir abends auf den Bauch, und nach zwei Wochen hellte sich mein Leben wieder auf. Die depressive Stimmung hat nachgelassen, ich kann mich wieder freuen.«

Yerba Mate: zur allgemeinen Kräftigung

Die Blätter des südamerikanischen Baumes *Ilex paraguariensis* liefern einen sowohl medizinisch wirksamen als auch allgemein erfrischenden Tee, weshalb Yerba Mate in Südamerika als »Nationalgetränk« gilt und in Europa auch als das »grüne Gold der Indios« bezeichnet wird. Im allgemeinen trinkt man zwei bis drei Tassen des Tees aus den pulverisierten Blättern zu den Mahlzeiten.
Zu seinen Inhaltsstoffen zählen u. a. Koffein, Theobromin, Saponine, Sterine, Mineralien und 15 Aminosäuren.

Eigenschaften:
- Yerba Mate wird als Tonikum, Diuretikum und zur Stimulation des zentralen Nervensystems verwendet.
- Es wirkt allgemein entgiftend und mentaler und physischer Erschöpfung entgegen.
- Seine tonisierende Wirkung führt zu einer Harmonisierung der verschiedenen Körpersysteme, ohne dass es jedoch zu einer Überreizung kommt. Sogar ein gestörter Schlafrhythmus kann wieder normalisiert werden.
- Weitere wichtige Wirkungen bestehen darin, dass der Organismus allgemein gestärkt wird bei gleichzeitiger Reduzierung des Hungergefühls. Yerba Mate gilt daher als ein ideales natürliches Mittel zum Abnehmen.
- Es steigert die Kortisonproduktion im Körper, verstärkt die Heilkräfte anderer Kräuter, weist antioxidative Eigenschaften auf und stimuliert das Immunsystem.
- Zudem steht zu vermuten, dass es auch über antidiabetische Wirkstoffe verfügt.

Anwendungen auf einen Blick
- Immunstärkung
- Allergien, Heuschnupfen
- Verstopfung, Hämorrhoiden

- Schwächezustände, Müdigkeit
- Immunstärkung
- Allergien, Heuschnupfen
- Verstopfung, Hämorrhoiden
- Schwächezustände, Müdigkeit
- Entgiftung
- Stress
- Diabetes
- Fettleibigkeit
- Arthritis, Rheuma
- Kopfschmerzen

Empfohlene Tagesdosis: 2–3 Tassen Tee

Yohimbe: für den potenten Mann

Der in Afrika beheimatete Baum *Pausinystalia yohimbe* wird (wie das brasilianische Muira Puama) auch als »Potenzholz« bezeichnet. Aus seiner Rinde, die das Alkaloid Yohimbin enthält, wird ein Extrakt gewonnen, der in dem Ruf steht, ein stark wirksames Aphrodisiakum für Männer zu sein.

Eigenschaften:
- Yohimbin steigert die Libido und die sexuelle Leistungsfähigkeit. Es beeinflusst die Lustzentren im Gehirn und ruft die Produktion von Dopamin hervor.
- Es weitet die Kapillargefäße (winzige Blutgefäße) im Penis, sodass dort mehr Blut fließen und eine Erektion stattfinden kann.

Nebenwirkungen/Überdosierung: Bei zu hoher Dosierung können Zittern, Blutdruckabfall, Herzstörungen, Angstattacken und Übelkeit auftreten. Wegen seiner blutdrucksenkenden Wirkung sollte Yohimbe nicht von Menschen mit niedrigem Blutdruck eingenommen werden. Das Alkaloid Yohimbin zählt zu den toxischen Stoffen. Die Einnahme sollte nur nach Absprache mit einem Arzt oder Heilpraktiker erfolgen.

Synergie: Meist wird Yohimbin als Wirkstoff in Kombinationspräparaten empfohlen, etwa zusammen mit Ginkgo biloba, Zink, L-Arginin, Rosmarin und Capsaicin.

Empfohlene Tagesdosis: 0,5–1,5 g

Yucca: für eine gründliche Darmentgiftung

Yucca schidigera lebt unter extremen klimatischen Bedingungen und hat daher einzigartige Widerstandsstoffe aufgebaut, um zu überleben. Die Indianer Nord- und Mittelamerikas haben den Wert des »Baums des Lebens« vor langer Zeit erkannt und nutzen seine heilenden Kräfte. Zu seinen Inhaltsstoffen zählen neben Enzymen, Chlorophyll und Aminosäuren vor allem in großer Menge Saponine, natürliche Steroide, die ähnlich aufgebaut sind wie das entzündungshemmende Medikament Kortison, das normalerweise zur Behandlung von Arthritis und Dermatitis eingesetzt wird.

Eigenschaften:
- Die Wirk- und Vitalstoffe von Yucca sorgen für eine gründliche Aktivierung des gesamten Stoffwechsels. Sie filtern Giftstoffe aus dem Organismus und bauen Fettablagerungen ab.
- Besonders die »Seifenwirkung« der Saponine führt zu einer gründlichen und zugleich milden Reinigung und Entgiftung des Dickdarms sowie des gesamten Organismus.

Anwendungen auf einen Blick

- Rheuma, Arthritis; Gelenkschmerzen und Steifheit
- Schuppen
- Bluthochdruck
- Migräne
- Colitis, Dickdarmkatarrh, Darmstörungen
- Übergewicht
- Wundversorgung
- Akne
- erhöhter Cholesterinspiegel
- Regulieren der Kreislauffunktionen
- schlechter Mundgeruch

Empfohlene Dosierungen: Es empfiehlt sich, Yucca kurweise über einen Zeitraum von 2–3 Monaten im Frühling oder im Herbst einzunehmen.

Teil 4:
Beschwerden natürlich behandeln – Anwendungen von A bis Z

Im folgenden sind in alphabetischer Reihenfolge Beschwerden und Krankheiten aufgeführt, die in Mangelerscheinungen begründet sind oder durch bestimmte natürliche Substanzen wie Vitamine, Pflanzenwirkstoffe, Enzyme, Mineralien u.ä. wirkungsvoll behandelt werden können. Sie finden hier eine kurze Beschreibung der Krankheit und anschließend Hinweise auf Substanzen, die erfolgversprechend sind. Zu diesen finden Sie in den Teilen 1 und 2 des Buches die jeweiligen ausführlichen Darstellungen.

Warnhinweis

Es sei an dieser Stelle noch einmal ausdrücklich darauf hingewiesen, dass die Behandlung von Krankheiten einer medizinischen Ausbildung und Erfahrung bedarf. Der Laie sollte in jedem Fall Rücksprache mit einem Arzt oder Heilpraktiker halten, bevor er sich therapiert. Selbst die Einnahme von Vitaminen kann in bestimmten Zusammenhängen ungünstig sein, daher bitte jede Behandlung von fachlicher Seite überprüfen lassen.

Abwehrschwäche

Umweltgifte, psychische Belastungen, bestimmte Pharmaka, Bewegungsarmut, falsche Ernährung und Übergewicht belasten unser Immunsystem. Ein geschwächtes Immunsystem führt dazu, dass die körpereigene Abwehr von schädlichen Eindringlingen wie Bakterien, Viren und freien Radikalen nicht mehr ausreichend funktioniert und unterschiedliche Krankheiten nicht im erforderlichen Maß ferngehalten werden können. Insbesondere ab dem 40. Lebensjahr ist eine zusätzliche Stärkung des Immunsystems wichtig, da zu diesem Zeitpunkt einige Immunfunktionen deutlich zurückgehen.

Was kann man tun?

- Eine gesunde Ernährung, ausreichende Bewegung an der frischen Luft und die Vermeidung von Stress sind wichtige Faktoren zur Erhaltung eines funktionierenden Immunsystems.
- Wechselduschen sowie wechselwarme Arm- und Fußbäder stärken die Immunabwehr.
- Eine Reihe von wichtigen Wirkstoffen unterstützen die Abwehrkräfte, darunter die Vitamine A, C, D, E, Beta-Carotin, B_1, B_6, B_{12}, Folsäure, OPC, Enzyme, essenzielle Fettsäuren, Haifischleberöl, Laktobakterien, Selen, Zink, Molybdän, Mangan, Kupfer, Kobalt, Germanium, Jod, Magnesium, Glutathion, Cystein, Histidin, Arginin, Glycin, Isoleucin, Lysin und Melatonin.
- Pflanzen zur Stärkung der Abwehrkräfte sind u.a. Yerba Mate, Suma, Teebaum(-öl), Soja, Shiitake, Reishi, Spinat, rote Bete, Tomate, Maitake, Propolis, Schwarzkümmel(-öl), Nachtkerzen(-öl), Maca, Ginseng, Gerstengras, Möhren, Echinacea, Chuchuhuasi, Blütenpollen, Lapacho, Knoblauch, Aloe vera und Chlorella.

Akne

Akne ist eine Hautentzündung, die besonders Jugendliche betrifft. Die Talgdrüsen verstopfen, es kommt zu entzündlichen Pickeln, die häufig lebenslange Narben hinterlassen. Die Ursachen von Akne sind nicht befriedigend geklärt. Verschiedene Faktoren können bei der Entstehung dieser unangenehmen Hautkrankheit eine Rolle spielen: fettige Haut, Hormone, Nahrungsmittel-Unverträglichkeiten, Stress und eine ungesunde Ernährung.

Was kann man tun?

- Zur Verhinderung von Akne sollte man eine ungesunde, fett- und zuckerreiche Ernährung umstellen und besonders zu rohem Gemüse, frischem Obst und Fruchtsäften, Vollkornprodukten sowie Fisch und Meeresfrüchten greifen.

- Den Körper ausreichend mit Vitamin A, Beta-Carotin, Vitamin E, OPC, Vitamin D, Vitamin B_6, Magnesium und Chrom versorgen.
- Zink in Verbindung mit Selen einnehmen.
- Nachtkerzenöl (Gamma-Linolensäure) in Verbindung mit Vitamin E einnehmen.
- Aloe vera und Teebaumöl (äußerlich) anwenden.
- Heilsame Pflanzen sind u.a. Yucca, Cat's Claw, Schwarzkümmelöl und Tayuya.

Fallbeispiel:
Markus G.: „Meine schlimme Akne habe ich mit verschiedenen Hautreinigungsmitteln zu behandeln versucht, was natürlich nicht sehr viel brachte. Eine Verbesserung stellte sich erst ein, als ich zur Sanierung meines angegriffenen Darms eine Yucca-Kur machte, Zinkpräparate einnahm und gleichzeitig meine entzündete Haut morgens und abends mit einer Lösung aus Kamillentee und Teebaumöl reinigte. Auf ein halbes Glas Kamillentee gab ich drei Tropfen Teebaumöl und tupfte diese Lösung vorsichtig mit einem jeweils frischen Leinentuch auf die betroffenen Stellen in Gesicht und Nacken."

Allergie

Allergien sind übertriebene Reaktionen des Körpers auf harmlose Stoffe, die er irrtümlicherweise als gefährlich einstuft und abwehrt. Normalerweise unterscheidet unser Immunsystem zwischen nicht schädlichen und schädlichen Stoffen, im Fall der Allergie aber funktioniert dieses Unterscheidungsvermögen nicht mehr. In überschießender Weise greift es plötzlich nicht mehr nur Schädlinge wie Bakterien und Viren an, sondern sogar eigene Zellen und Gewebe.
Auslöser dieser „Autoimmunreaktion" (*auto* = „selbst"), sogenannte Allergene, sind meist tierischer oder pflanzlicher Art:

Blütenpollen, Staub, Tierhaare, körperfremde Proteine, Insektenstiche, Medikamente, Farben, Kunststoffe, ja sogar Sonne, Wasser und Gefühlsregungen wie Angst, Ekel oder Ärger und Stress.
Die häufigsten allergischen Syndrome sind Heuschnupfen, Asthma und Ekzeme, hervorgerufen durch eine starke Produktion von Histamin. Behandelt werden Allergien daher mit Antihistaminika. Diese gibt es in synthetischer Form mit verschiedenen negativen Nebenwirkungen, es gibt aber auch milde natürliche und weniger schädliche Antihistamine.

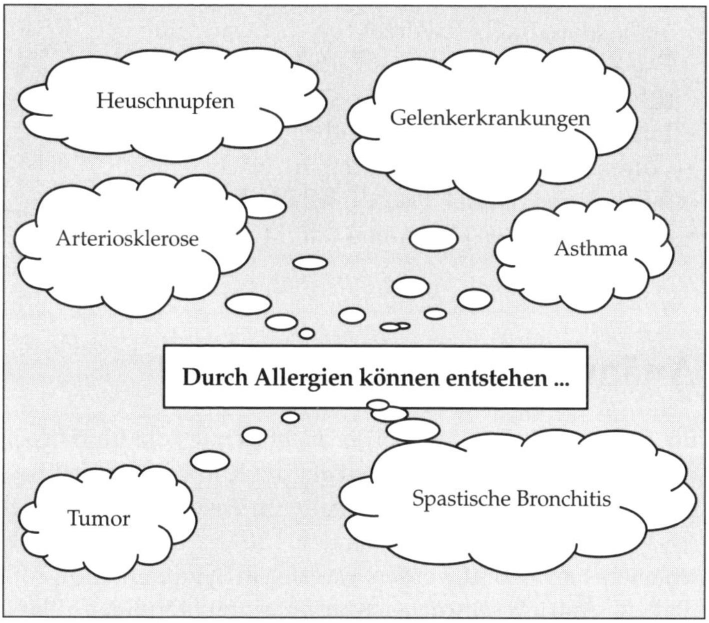

Abbildung 13: Die wichtigsten Folgeerkrankungen bei Allergien

Es gibt verschiedene Allergieformen, die sich jeweils auf unterschiedliche Organsysteme niederschlagen und vielfältige Allergene haben können. Auch die Dauer, bis eine allergische Reaktion bemerkbar wird, ist unterschiedlich und reicht von wenigen Sekunden bis zu 14 Tagen. Da die Allergien so vielfältig sind und so viele verschiedene Ursachen und Auslöser haben können, ist eine Behandlung oft schwierig.

Was kann man tun?

- Allergiker sollten sich vollwertig ernähren und strikt an die für sie gültigen Diätempfehlungen halten. Vorrangig muss die allergieauslösende Substanz ausfindig gemacht werden.
- Natürliche Antihistaminika sind Vitamin C, die B-Vitamine, insbesondere Niacin und Pantothensäure, Calcium und Magnesium.
- Heilpflanzen, die bei Allergien helfen können, sind u.a. Yerba Mate, Süßholzwurzel, Soja, Schwarzkümmelöl, Reishi, Pau d'Arco, Aloe vera (äußerlich) und Teebaumöl (äußerlich).
- Enzyme können Allergien vorbeugen.
- Gamma-Linolen-Säure (Borretsch-, Nachtkerzenöl), Omega-3-Fettsäuren (Leinöl, Fischöl) helfen ebenso wie
- die Aminosäuren Glutathion und Methionin.

Anämie (Blutarmut)

Bei der Anämie hat der Körper nicht genug rote Blutkörperchen. Da diese die Aufgabe haben, die Körperzellen mit Sauerstoff zu versorgen, sinkt im Fall von Anämie die Fähigkeit des Blutes, Sauerstoff aufzunehmen. Die Gewebe können nicht ausreichend versorgt werden, was sich in Symptomen wie Müdigkeit, Antriebsschwäche, Konzentrationsstörungen, Blässe und Kurzatmigkeit äußert. Häufige Ursachen sind Blutverlust, auch durch die regelmäßige Menstruation bei Frauen, Eisenmangel, eine zu geringe Versorgung mit Folsäure und Vitamin B_{12}.

Was kann man tun?

- Zur Blutbildung braucht der Körper genügend Folsäure, Eisen und Vitamin B_{12}, die im Falle eines Mangels supplementiert werden müssen.
- Eisenpräparate, möglichst zusammen mit Vitamin C, einnehmen.
- Blutbildend wirken dunkelgrüne Gemüse, wie Spinat, Obst sowie Yams, Tayuya, Suma, Sarsaparilla, Pau d'Arco, Maca, Chanca Piedra, Carqueja, Brennnessel, Artischocke, Isländisch Moos, Luzerne, Brunnenkresse, Bitterdistel und Engelwurz.

Antialterung

Alterungsprozesse laufen unterschiedlich schnell ab. Während der eine schon mit 30 Jahren graue Haare bekommt und faltig wird, haben andere noch mit 60 eine glatte Haut und sind körperlich und geistig beweglich wie ein junger Mensch. Die Gründe für diese Unterschiede sind vor allem in der Lebensweise zu suchen. Unsere DNS erlaubt uns 120 Jahre zu leben. Im Laufe der Menschheitsentwicklung haben wir es mittlerweile auf eine beachtliche statistische Lebenserwartung gebracht, die sich unter bestimmten Voraussetzungen sicher auch noch erhöhen lässt. Allerdings ist die im Vergleich zu früheren Generationen erhöhte Lebenserwartung nicht gleichzusetzen mit einem besseren Leben. Unsere moderne Lebensweise ist geprägt von den Begleiterscheinungen der sogenannten Zivilisationskrankheiten, degenerativen Erkrankungen, die dem Leben vielleicht nicht immer ein Ende setzen, seine Qualität allerdings erheblich einschränken, denken wir etwa an die verbreiteten Krankheiten Rheuma und Krebs sowie an die Herz-Kreislauferkrankungen.

Eine Hauptursache für deren Entstehung ist auch für die Zellalterung verantwortlich: die freien Sauerstoffradikalen

(s. S. 45f.). Diese hochaggressiven Moleküle entstehen u.a. aus Umweltgiften, Strahlen, durch Stress und greifen die Zellen an, insbesondere die Zellmembranen und die DNS. Gibt es mehr freie Radikale im Körper als Antioxidanzien, so läuft er Gefahr, zu erkranken und beschleunigt zu altern.

Was kann man tun?

- Antioxidanzien schützen, insbesondere OPC, die Vitamine C, E, Carotinoide und Selen.
- Eine ausreichende Versorgung mit Pantothensäure wirkt der Alterung von Haut und Haaren entgegen.
- Melatonin einnehmen.
- Pflanzenwirkstoffe aus Acerola, Ginkgo, Ginseng, Guarana und Rosmarin wirken den Zellalterungsmechanismen entgegen.

Arteriosklerose

Die Arteriosklerose ist eine in den Industrieländern weitverbreitete Gefäßerkrankung, die durch allmähliche Fett- und Kalkablagerungen an den Innenwänden der Blutgefäße entsteht. Geschieht dies in den zu Herz und Gehirn führenden Arterien, so bereiten die Ablagerungen Herzinfarkt oder Schlaganfall vor.

Die gesunde Arterienwand ist kräftig, elastisch und passt sich durch Verengung oder Ausdehnung dem Innendruck der Arterie an. Bei der Arteriosklerose aber verlieren Arterien aufgrund der Ablagerungen ihre Elastizität, sie werden starr und röhrenartig und verengen sich zunehmend. Cholesterin- und Calciumablagerungen verstopfen allmählich die Blutgefäße so stark, dass der Blutfluss blockiert wird. Ein Herzinfarkt folgt dann, wenn durch den starken Druck auf eine verengte oder blockierte Stelle ein Stück der Ablagerung in einem Herzkranzgefäß herausbricht oder wenn die Blutplättchen verklumpen, das Blut dickflüssig wird und sich schließlich ein Gerinnsel vor einer Ablagerungsstelle bildet. Dadurch entsteht ein Verschluss, und das Blut fließt nicht mehr weiter. Findet dieser Prozess in einer Arterie statt, die das Gehirn versorgt, führt diese Blockierung zu einem Schlaganfall.

Warnsignale: Wenn man nach anstrengender Bewegung plötzlich unangemessen erschöpft ist und Herzschmerzen oder schmerzende Stiche in der Brust empfindet, kann dies ein Warnsignal sein. Nach solcher Angina pectoris muss man sofort einen Arzt aufsuchen. Aber so weit sollte man es gar nicht erst kommen lassen, sondern stattdessen vorbeugen.

Was kann man tun?

- Unbedingt das Rauchen meiden.
- Hohen Blutdruck und überhöhten Cholesterinwert senken.
- Übergewicht abbauen.
- Sich ausreichend bewegen und fettarm ernähren.
- Den Körper ausreichend mit herz- und gefäßschützenden Substanzen versorgen: Folsäure, OPC, Vitamin C, Vitamin E, Niacin, Vitamin B_6, Chrom, Magnesium, Selen, Vanadium, Kupfer, Jod, Koenzym Q_{10}, Carnitin, Omega-3-Fettsäuren (EPA, DHA), Gamma-Linolensäure, Enzyme, Cholin, Lecithin, Cystein, den Aminosäuren Arginin und Carnitin, Laktobakterien.
- Hilfreiche natürliche Substanzen gegen Arteriosklerose sind: Suma, Süßholzwurzel, Soja, Leinsamen, Ginkgo biloba, Weißdorn, Gelbwurz, Knoblauch, Guarana, grüner Tee, Möhren, Brokkoli, rote Bete, Chitosan, Artischocke, Ballaststoffe wie Pektin u.a.
- Zuviel Vitamin D meiden.

Asthma

Asthma ist eine chronische allergische Erkrankung, die anfallweise auftritt. Bei einem Anfall ziehen sich die Bronchien so stark zusammen, dass es zu Atemnot kommt, häufig begleitet von Angstgefühlen. Mögliche Auslöser sind ungünstige klimatische Bedingungen wie feuchtkalte Luft und Nebel, starke Luftverschmutzung, psychische Überlastung durch Stress und häufige Infekte. Die Behandlung von Asthma gehört unbedingt in ärztliche Hände.

Was kann man tun?

- Auf eine vollwertige Ernährung achten, Salz reduzieren, Lebensmittel-Unverträglichkeiten herausfinden; keinesfalls rauchen; Techniken zur Entspannung und zum Aggressionsabbau erlernen.
- Natürliche Antihistaminika sind Vitamin C, OPC, Vitamin B_6 und B_{12}, Vitamin E, Vitamin-B-Komplex, Magnesium, Omega-3-Fettsäuren und Gamma-Linolensäure.
- Zu den hilfreichen natürlichen Substanzen zählen Schwarzkümmelöl, Rosmarin, Maracuja, Jatoba, grünlippige Muschel, Möhren, Blumenkohl, Chuchuhuasi und Brennnessel.

Atemwegserkrankungen

Die häufigsten Erkrankungen der Atemwege sind Schnupfen, Bronchitis, Stirnhöhlen- und Kieferhöhlenentzündungen. Die Schleimhäute sind gereizt und entzündet, bei der Bronchitis auch die Bronchien. Symptome sind quälender Husten, Schmerzen, Atemprobleme, manchmal auch Fieber und Gliederschmerzen.

Was kann man tun?

- Rauchen einstellen, insbesondere bei chronischer Bronchitis.
- Immunsystem stärken (s. „Abwehrschwäche").
- Die Aminosäure Cystein erleichtert die Schleimabhustung.
- Pflanzen mit einem hohen Anteil an ätherischem Öl wirken auswurffördernd, wie Anis, Thymian, Eukalyptus, Fichtennadel, Salbei, Pfefferminzblätter. Anis und Thymian haben zudem desinfizierende Eigenschaften.
- Schleimdrogen wie Isländisch Moos desinfizieren, wirken dem Reizhusten entgegen und schützen die Schleimhäute der Atemwege.
- Die Enzyme Papain, Bromelain, Chymotrypsin, Trypsin und Pankreatin haben sich als wirksames Heilmittel bei chronischer Bronchitis erwiesen.
- Der Körper sollte ausreichend mit den Vitaminen A und C versorgt sein sowie mit Beta-Carotin.
- Zu den heilenden Pflanzen bei Atemwegserkrankungen zählen Suma, Süßholzwurzel, Pleuritiswurzel (*Asclepias tuberosa*), Yerba Mate, Bockshornklee, Schwarzkümmel(-öl), Rosmarin, Maracuja, Knoblauch, Jatoba, Johanniskraut, Senf, Copaiba(-öl), Chuchuhuasi und Chanca Piedra.

Augenleiden

Sehschwäche hat außer mit angeborener Fehlsichtigkeit auch mit Überlastung, Stress und den Angriffen freier Radikale zu tun. Im Zusammenhang mit letzteren gibt es natürliche Möglichkeiten, sich zu schützen und die Sehkraft auch im Alter zu erhalten.

Was kann man tun?

- Überlastungen der Augen vermeiden: nicht zu lange am Computer/Fernseher sitzen; bei ausreichender Beleuchtung lesen; die Augen vor Sonnenlicht schützen.

- OPC stärkt das Sehvermögen, insbesondere im Fall von diabetischer Retinopathie, bei Makula-Degeneration, grauem und grünem Star sowie Nachtblindheit.
- Den Körper ausreichend mit Vitamin A und Carotinoiden, insbesondere Lutein, versorgen, sowie mit den Vitaminen C, E, B_1, B_2, Glutathion, Selen und Zink.
- Heidelbeerextrakte unterstützen die Durchblutung der feinen Kapillaren in den Augen.

Blähungen

Viele Menschen sind von Blähungen betroffen. Diese gehen häufig von einer gestörten Darmflora aus, bei der bestimmte, Gas erzeugende Bakterien übermäßig wachsen. Nahrungsmittel-Unverträglichkeiten oder eine Überdosierung von Vitamin C können eine Ursache für Blähungen sein.

Was kann man tun?

- Laktobakterien können Blähungen stark mindern.
- Ballaststoffreiche Kost oder Präparate auf der Basis von Flohsamen vermindern die Symptome. Die Dosis sollte aber langsam und entsprechend der Verträglichkeit gesteigert werden.
- Eine ausreichende Versorgung mit Vitamin E und dem Vitamin-B-Komplex wirkt sich hilfreich aus.
- Blähungswidrig wirken u.a. auch Kelp, Fenchel, Guarana und Schwarzkümmelöl.

Bluterguss

Wenn jemand dazu neigt, schon nach einem geringfügigen Stoß einen Bluterguss zu bekommen, ist dies ein Hinweis auf ein geschwächtes Gefäßsystem: Die winzigen Blutgefäße unter der Haut sind durch den Stoß beschädigt worden, sodass Blut in das Gewebe austritt und die Verfärbung verursacht.

Was kann man tun?

- OPC – als das Vitamin P, das die Permeabilität von Gefäßen reguliert – stärkt in Verbindung mit Vitamin C die Blutgefäßwände.
- Eine ausreichende Versorgung mit Kupfer stärkt die Kapillarwände.
- Die äußerliche Anwendung von Johanniskraut- und Teebaumöl unterstützt den Heilungsprozess.

Bluthochdruck (Hypertonie)

Als Blutdruck bezeichnet man den Druck, den das Blut gegen die Arterienwände ausübt. Ein normaler Blutdruck liegt ungefähr bei 120/80, wobei der erste Wert sich auf den Druck bezieht, der entsteht, wenn der Herzmuskel sich zusammenzieht, während der zweite Wert den Druck in der Ruhephase zwischen zwei Herzschlägen angibt. Menschen mit zu hohem Blutdruck laufen Gefahr, irgendwann einmal einen Herzinfarkt, einen Schlaganfall oder ein Nierenversagen zu erleiden. Deshalb sollte man regelmäßig den Blutdruck kontrollieren und bei zu hohem Blutdruck Gegenmaßnahmen ergreifen.

Was kann man tun?

- Übergewicht abbauen; sich regelmäßig bewegen; tierische Fette durch pflanzliche (Olivenöl) ersetzen; auf Zucker, Salz, Nikotin und Alkohol verzichten, bei Stress Entspannungstechniken anwenden.
- Den Körper ausreichend mit Vitamin D, Magnesium, Calcium, Kalium, Taurin, Cystein, Lysin, Tryptophan, Koenzym

Q_{10}, Gamma-Linolensäure und Omega-3-Fischsäuren (EPA) versorgen.
- Zu den blutdrucksenkenden Pflanzen zählen Knoblauch, Cat's Claw, Yohimbe, Chanca Piedra, Abuta, Brokkoli, Maracuja, Kelp, Reishi, Schwarzkümmelöl und Nachtkerzenöl.

Candida-Pilz-Infektion (Candidosis)

Candida albicans ist ein Hefepilz, der in geringer Menge im menschlichen Organismus auf der Haut, im Dickdarm, in der Scheide und im Mund neben anderen Pilzen und Bakterien existiert. Geht dieses Gleichgewicht verloren und der Pilz breitet sich aus, so hat das weitreichende negative Folgen. Die Ursachen einer Pilzinfektion liegen in falscher Ernährung, die durch eine fett- und zuckerreiche, ballaststoffarme Kost gekennzeichnet ist, sowie in einem durch Stress oder Antibiotika geschwächten Immunsystem.

Symptome: Blähungen, Verstopfung, Krämpfe, Müdigkeit, Nagel- und Hautinfektionen, Juckreiz, regelmäßige Kopfschmerzen, Harnwegs- und Scheideninfektionen, Mund- und Halswundheit, Gelenkschmerzen

Was kann man tun?
- Entsprechende Ernährungsrichtlinien sind genau zu beachten: Vermeidung von Weißmehl, Hefe, Zucker, Alkohol, industriell verarbeiteten Lebensmitteln; Bevorzugung von Sojamilch, frischem Gemüse, besonders Sauerkraut, Mineralwasser ohne Kohlensäure, Kräutertees, Samen, Vollkorn und kaltgepressten Ölen.
- Ein geschwächtes Immunsystem muss gestärkt werden (s. „Abwehrschwäche").
- Äußerlich aufgetragen hemmt Teebaumöl die Pilzentwicklung.

- Unterstützende Substanzen im Kampf gegen die Candidosis sind Vitamin A, Schwarzkümmelöl, Haifischleberöl, Caprylsäure, Acerola, Chlorella, Aloe vera, Echinacea und Jatoba.

Cellulitis

Cellulitis betrifft vor allem Frauen, deren Bindegewebe schwächer ist als das von Männern. Das unter der Haut befindliche elastische Bindegewebe stützt u.a. die Fettzellen. Zerbricht es, so bilden diese kleine Inseln, die auf Druck sichtbar werden, die ungeliebte „Orangenhaut".

Was kann man tun?

- Übergewicht abbauen und regelmäßig Sport treiben.
- Den Körper ausreichend mit Vitamin C, OPC, Zink, Kupfer und hochwertigem Protein (Eier, Fisch, mageres Fleisch, fettarme Milchprodukte) versorgen.

Cholesterin

Cholesterin ist ein für die Zellbildung und Verdauung lebensnotwendiges Fett. Es wird in der Leber hergestellt und ins Blut abgegeben, wo es sich nicht auflöst. Da wir aber mit fetten, vor allem tierischen Nahrungsmitteln zusätzlich Cholesterin aufnehmen, bewegt sich zuviel davon im Blut. Das Risiko eines Herz- oder Hirninfarkts steigt durch einen hohen Cholesterinspiegel stark an. Überschüssiges Cholesterin haftet sich an den Innenseiten der Arterien an und trägt so zur Bildung der Arteriosklerose bei. Hierbei handelt es sich vor allem um das LDL-Cholesterin, das von Lipoproteinen geringer Dichte („Low Density Lipoproteins") getragen und landläufig als das „schlechte" Cholesterin betrachtet wird. Es gibt aber auch das HDL-Cholesterin: Überschüssiges Cholesterin wird durch die

HDLs (High Density Lipoproteins – Lipoproteine hoher Dichte) aufgesammelt und in die Leber zurücktransportiert. Bei einem gesunden Menschen sind beide Werte ausgeglichen, hier sammelt sich kein Cholesterin an den falschen Stellen, also zum Beispiel in den Arterien, an.

Was kann man tun?

- Ausreichend Antioxidanzien – OPC, Vitamin C, Vitamin E, Beta-Carotin, Selen – zu sich nehmen, um Cholesterin und anderes Fett vor der Oxidation zu schützen.
- Fette tierischen Ursprungs meiden und pflanzliche Fette, wie Olivenöl, vorziehen.
- Nahrungsmittel, die den Cholesterinspiegel senken, bevorzugen: viel frisches Obst und Gemüse, insbesondere rohe Zwiebeln, Knoblauch, Äpfel, Avocados, Tomaten, grüne Bohnen, Kohlgemüse, Artischocken und Grapefruits; Fisch (Schellfisch, Seelachs, Scholle, Seezunge, Zander, Forelle oder Rotbarsch), Muscheln und Austern, Mandeln, Haferkleie, grüner Tee, Rotwein in Maßen, Ballaststoffe (Flohsamen, Pektin, Leinsamen).
- Der Körper braucht eine ausreichende Versorgung mit Niacin, Inositol, Kupfer, Vanadium, Arginin, Omega-3-Fettsäuren, Cholin und Lecithin.
- Cholesterinsenkende Wirkung geht auch aus von Bockshornklee, Chilischoten, Cat's Claw, Chitosan, grünem Tee, Gelbwurz, Löwenzahn, Nachtkerzenöl, Schwarzkümmelöl, Reishi, Shiitake, Soja, Süßholzwurzel, Suma, Weihrauch und Yucca.

Depression

Unter Depression versteht man ein Syndrom, das von Traurigkeit bis zu vollständiger Hoffnungslosigkeit reicht und zu dem Appetitlosigkeit, Schlafstörungen, depressive Stimmungen,

Konzentrationsschwierigkeiten und eine dauerhafte Unfähigkeit gehören, Freude zu empfinden. Im Extremfall kann die Depression zum Selbstmord führen. Als mögliche Ursache für Depressionen kommt ein gestörtes chemisches Gleichgewicht im Gehirn in Betracht, nämlich zu niedrige Werte bestimmter Botenstoffe zwischen Nervenzellen, sogenannter Neurotransmitter.

Was kann man tun?

- Der Körper sollte ausreichend mit dem Vitamin-B-Komplex, Biotin, Vitamin C, Vitamin A, OPC, Magnesium, Zink, Phenylalanin, PABA, Mangan, Methionin, Tyrosin, GABA, Omega-3-Fettsäuren, dem Koenzym FAD versorgt sein.
- Zucker und große Mengen an Kaffee müssen gemieden werden.
- Pflanzen, die bei Depression helfen können: Damiana, Johanniskraut, Schwarzkümmelöl, Tayuya.
- Im Fall von Schlafproblemen hilft die Aminosäure Tryptophan, die den Serotoninspiegel erhöht. Tryptophanreiche Lebensmittel sind z.B. Banane, Milch und Milchprodukte, Soja, Walnüsse, Eier und Fisch.

Diabetes

Die chronische Krankheit Diabetes zeichnet sich durch einen hohen Blutzuckergehalt aus. Die Bauchspeicheldrüse (Pankreas) produziert nicht in ausreichender Menge das Hormon Insulin, das den Kohlenhydratstoffwechsel aufrechterhält. Die Glukose wird den Zellen somit nicht verfügbar gemacht. Sie bleibt in zu hoher Menge im Blut und wirkt dort giftig. Die Zellen müssen aber mit Energie versorgt werden, und deshalb mobilisiert der Körper Fettreserven, die dann in großer Menge im Blut zirkulieren. Dieses ist in der Situation überlastet mit Glukose und Fett, was zu schweren Schädigungen von Blutgefäßen und Nerven führen kann. Langzeitschäden einer solchen Störung sind Nierenversagen, Erblindung (diabetische Retinopathie) und Herzinfarkt.

Man unterscheidet zwischen zwei Formen des Diabetes: Bei dem in jungen Jahren auftretenden Typ produziert der Körper überhaupt kein Insulin mehr, und dieses muss durch Injektionen regelmäßig zugeführt werden. Beim Altersdiabetes hingegen reicht meist die Einhaltung einer bestimmten Diät.

Neben der lebenswichtigen Aufgabe der Insulinproduktion hat die Bauchspeicheldrüse eine weitere bedeutende Funktion. In ihr werden die wichtigsten Verdauungsenzyme gebildet: Lipasen, die Fette abbauen, Trypsine, die Proteine in Aminosäuren zerlegen, und Amylasen, die Kohlenhydrate aufspalten. Daher ist es wichtig, die Bauchspeicheldrüse zu stärken.

Was kann man tun?

- Eine ausreichende Versorgung mit Vitamin A ist für eine funktionierende Bauchspeicheldrüse Voraussetzung.
- Bei Diabetes kann die Supplementierung mit Vitamin E, Vitamin C und dem Vitamin-B-Komplex den Insulinbedarf reduzieren.
- Die Enzyme Lysin, Pancrealipase, Pancreatin sowie die Aminosäuren Methionin und Arginin schützen und unterstützen die Bauchspeicheldrüse.
- Eine ausreichende Versorgung mit Chrom, Zink, Mangan und Magnesium hilft bei Diabetes, Nervenschädigungen einzuschränken und den Insulinbedarf zu reduzieren.
- Unterstützende Heilpflanzen bei Diabetes sind Bockshornklee, Heidelbeere, Goldrute, Sojabohne, Bohne, Spinat, Löwenzahn, Brennnessel, Vogelmiere, Artischocke, Carqueja, Cat's Claw, Chanca Piedra, Damiana, Iporuru, Ginseng, Jatoba, Pau d'Arco, Reishi, Suma, Yams und Yerba Mate.
- Diabetiker sollten eine ballaststoffreiche Ernährung mit viel Gemüse, Frischobst und Vollkornprodukten zu sich nehmen.

- Inositol und Alphaliponsäure sind bei Diabetes bekömmliche Substanzen.

Ekzeme

Ein Ekzem ist ein Hautausschlag mit Juckreiz, Rötungen, Schwellungen und Schuppenbildung. Meist äußert sich das Ekzem, das auch chronisch werden kann, durch eine Entzündung an Hautstellen, an denen sich viele Schweiß- und Talgdrüsen befinden. Häufig wird es durch Berührung mit bestimmten Stoffen (z.B. Lösungsmitteln) oder durch eine Nahrungsmittel-Unverträglichkeit hervorgerufen.

Was kann man tun?
- Falls eine Nahrungsmittelallergie vorliegt, unbedingt die entsprechenden Ernährungsrichtlinien befolgen; im Falle einer Kontaktallergie die entsprechenden Stoffe meiden.
- Der Körper sollte ausreichend mit Vitamin A, Vitamin C, Zink, Silizium, Schwefel, Calcium, Riboflavin, OPC, Gamma-Linolensäure, Omega-3-Fischsäuren (die beiden letztgenannten zusammen mit Vitamin E) versorgt sein.
- Hilfreiche Pflanzen sind u.a. Tayuya, Teebaumöl (äußerlich), Schwarzkümmelöl, Nachtkerzenöl, Spinat, Copaibaöl und Aloe vera.

Erkältungen

Meist werden Erkältungen durch Erreger ausgelöst und treten epidemieartig in der kalten Jahreszeit auf. Sie äußern sich in einer Nasen- und Halsinfektion mit Schnupfen und Husten.

Was kann man tun?

- Wenn man sich ständig bemüht, sein Immunsystem zu stärken, ist man weniger anfällig für Erkältungen (s. „Abwehrschwäche"). Insbesondere ist eine ausreichende Versorgung mit OPC, Vitamin C, Zink und Beta-Carotin wichtig.
- Während einer Erkältungswelle (ebenso bei Grippewellen) sollte man Menschenansammlungen meiden und sich gründlich die Hände waschen, nachdem man mit einer erkälteten Person in Kontakt gekommen ist.
- Unterstützend können u.a. folgende Substanzen bei Erkältungen wirken: Teebaumöl, schwarze Johannisbeere, Rosmarin, Salbei, Holunder, Sarsaparilla, Pau d'Arco, Iporuru, Echinacea und Haifischleberöl.

Gallensteine

Gallensteine entstehen durch eine fettreiche Ernährung. Das in der Galle enthaltene Cholesterin bildet kleine Steinchen, welche die Innenwand der Gallenblase reizen und den Gallefluss blockieren können.

Was kann man tun?

- Auf eine zucker- und tierfettreiche Ernährung verzichten, viele Ballaststoffe zu sich nehmen, Kaffee meiden, Übergewicht senken.
- Eine ausreichende Versorgung mit den Vitaminen C und E sowie Taurin schützt vor der Bildung von Gallensteinen.
- Pflanzen, die bei Gallebeschwerden helfen können, sind u.a. Chanca Piedra, Löwenzahn, Boldoblätter, Pfefferminzblätter, Artischocke und Aloe vera.

Gedächtnis- und Konzentrationsschwäche

Das Gehirn reagiert außerordentlich empfindlich auf den Mangel an Sauerstoff und Nährstoffen. Besonders im Alter nimmt die Zahl der funktionsfähigen Hirnzellen ab, was sich auf die Erinnerungs- und Konzentrationsfähigkeit auswirkt.

Was kann man tun?

- Eine ausreichende Versorgung mit den B-Vitaminen, insbesondere Thiamin, Niacin, Folsäure und Vitamin B_{12}, ist unerlässlich.
- Vitamin C und OPC schützen das Gehirn vor Oxidation und unterstützen die Gehirndurchblutung. Vitamin E und Selen sind ebenfalls wichtige Antioxidanzien. Auch eine ausreichende Versorgung mit Mineralien ist wichtig, besonders mit Eisen und Zink.
- Phenylalanin, Gamma-Linolensäure, PABA sowie die Zellatmungsenzyme NAD und FAD unterstützen ebenfalls die Denkfähigkeit.
- Cholin bzw. Lecithin und Pantothensäure sind die Bausteine eines wichtigen Neurotransmitters im Gehirn.
- Das aus Bärlapp gewonnene Huperizin (*Huperizia serrata*) hat sich bei der Behandlung von Gedächtnisschwäche sehr bewährt.
- Bei einer Schwermetallvergiftung, insbesondere durch Aluminium, Quecksilber und Blei, ist eine Entgiftung erforderlich.
- Hilfreiche Pflanzen sind u.a. Ginkgo, Ginseng, Gotu Kola, Guarana, Johanniskraut und Rosmarin.

Gewichtsabnahme

Nimmt der Körper mehr Energie auf, als er verbraucht, so lagert sich in den Zellen Fett als Energiereserve ab, die im Bedarfsfall abgebaut werden kann. Große Fettreserven führen zu Übergewicht, worunter in den Industrieländern immer mehr Menschen leiden. Dies ist nicht nur ein ästhetisches, sondern ein ernstzunehmendes medizinisches Problem, denn Lebenserwartung und -qualität Übergewichtiger verringern sich aufgrund eines erhöhten Risikos, an Herzerkrankungen, Schlaganfällen, Diabetes und Krebs zu erkranken.

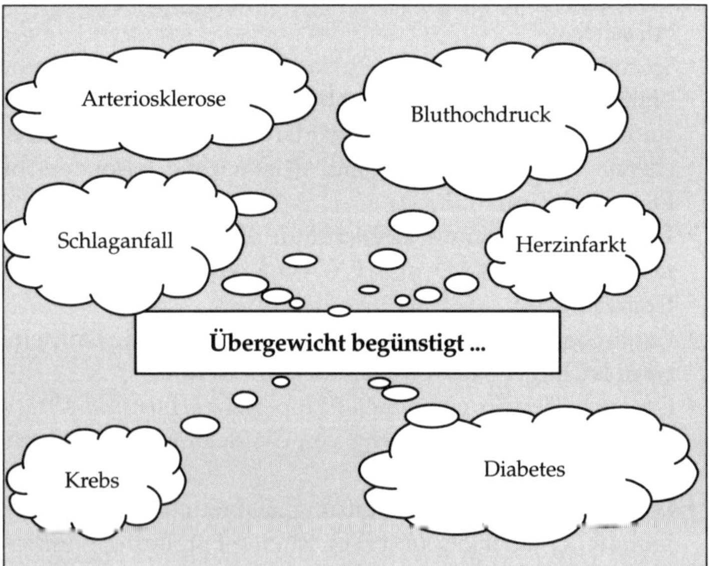

Abbildung 14: Gesundheitsrisiken bei Übergewicht

Zum Abnehmen sollten sogenannte Appetitzügler wegen der häufig schädlichen Nebenwirkungen gemieden werden. Auch die saisonal auf- und ebenso wieder abtauchenden neuesten Diäten erweisen sich oft als bestenfalls unbefriedigend, weil sie nur kurzfristige Erfolge aufweisen. Einseitige Diäten können darüber hinaus gefährliche Folgen für den Organismus haben, und die Gewichtsreduktionen gehen meist auf Flüssigkeitsverlust zurück, bedeuten also keine echte Abnahme. Will man dauerhaft Gewicht verlieren, braucht man einen langen Atem und muss in der Regel seine Ess- und Lebensgewohnheiten völlig umstellen.

Was kann man tun?

- Regelmäßiger, möglichst täglicher Sport, wie Radfahren, Schwimmen, Gymnastik, Gehen oder Joggen, von mindestens einer halben Stunde Dauer unterstützt eine Diät.
- Die Ernährung sollte fett-, zucker- und kalorienarm sein, dabei reich an Obst, Gemüse, Vollkornprodukten und Hülsenfrüchten.
- Nährstoffsupplemente können die Diät unterstützen, darunter ein Multivitaminpräparat, zusätzlich Vitamin C, Chrom, Zink, Carnitin, Arginin, Cholin, Spirulina, Koenzym Q_{10} und Gamma-Linolensäure.
- Unterstützend wirken Ballaststoffe, insbesondere Psyllium, und Guargummi.
- Chitosan bindet Fette und scheidet sie unverdaut aus. Es sollte aber nur über einen kurzen Zeitraum eingenommen werden.

Haare

Um schönes Haar zu erhalten, reicht die äußere Pflege nicht aus. Viel wichtiger ist der gesundheitliche Zustand der Haarwurzel (Follikel), aus denen das keratinhaltige Haar aufgebaut wird. Der Follikel ist von fettabsondernden Drüsen umgeben, die für die erforderliche Feuchtigkeit der Haare sorgen, und muss gut ernährt werden.

Was kann man tun?

- In jedem Fall ist die ausreichende Versorgung von Haut und Haaren mit den B-Vitaminen erforderlich. Auch die Vitamine E, C und A, Eisen, Kupfer, Zink, Selen, Silizium, essenzielle Fettsäuren, Lecithin, Gamma-Linolen- und Omega-3-Fettsäuren gehören zu einer gesunden Haarernährung.
- Bei Haarausfall können zusätzlich Biotin, Inositol, Folsäure, Calcium, Jod und Cystein erfolgversprechend sein. Wegen seiner durchblutungsstärkenden Wirkung empfiehlt sich auch die Einnahme von OPC.
- Bei vorzeitig ergrauendem Haar hilft PABA, das an der Pigmentbildung beteiligt ist.
- Pflanzliche Unterstützung erhält man von Brennnessel, Cat's Claw (bei Haarausfall als Nebenwirkung von Bestrahlung und Chemotherapie), Muira Puama, Schwarzkümmelöl (bei hormonell bedingtem Haarausfall) und Wacholder.

Harnwegsentzündungen

Blasen- und Nierenentzündungen werden überwiegend von Bakterien verursacht, die über die Harnwege in den Körper eindringen und unbehandelt bis in die Nieren hinauf wandern können.

Was kann man tun?

- Eine gute Vorbeugung gegen wiederkehrende Harnwegsinfekte ist eine ausreichende Flüssigkeitszufuhr, möglichst drei Liter am Tag.
- Unterkühlungen, ständiger Gebrauch von Medikamenten, insbesondere Schmerzmitteln, und Salz sind zu meiden.
- Enyzme wie Papain, Bromelain, Chymotrypsin, Trypsin und Pankreatin haben sich als wirksames Heilmittel bei Harnwegsentzündungen erwiesen.

- Häufig wird mit Zink therapiert.
- Die Phytotherapie bietet vor allem harntreibende Extrakte, die Nieren und Blase durchspülen. Hierzu gehören u.a. Bärentraubenblätter, Maisseide, Löwenzahn, Brennnessel, Petersilie, Sellerie, Spargel, Goldrutenkraut, Birkenblätter, Süßholzwurzel, Pfefferminzblätter sowie zur Heilung und Unterstützung Extrakte aus Chanca Piedra, Maracuja, Sägepalme, Wacholder oder Schwarzkümmelöl.

Herpes

Herpes-Infektionen sind weit verbreitet. Sie werden durch ein Virus ausgelöst, das in den Nervenzellen überlebt und meist in Stresssituationen, wenn die Abwehrkräfte geschwächt sind, aktiviert wird. Es gibt zwei Formen von Herpes-Infektion: das Herpes-simplex-Virus (HSV1) ruft Bläschen am Mund hervor, während HSV2 zu einer Genitalinfektion führt. Letztere ist in der Schwangerschaft gefährlich, da sie während der Geburt auf den Säugling übertragen werden und in ihm Schäden hervorrufen kann.

Was kann man tun?

- Eine immunstärkende Lebensweise (s. „Abwehrschwäche") wirkt dem Herpes-Virus entgegen. Besonders die Vitamine C und E sowie Zink, auch äußerlich aufgetragen, sind wirksam.
- Stress sollte vermieden bzw. es sollten Entspannungsstrategien angewendet werden.
- Die Aminosäure Arginin begünstigt das Herpeswachstum, während Lysin es hemmt. Daher ist eine Diät mit wenig Arginin und viel Lysin zu beachten. Entsprechende Nahrungsmittel sind Fleisch, Geflügel, Fisch, Milchprodukte, Eier, Hülsenfrüchte, Kartoffeln. Ungünstig hingegen sind Nüsse, Samen, Körner, Rosinen und Schokolade.

- Cat's Claw, Echinacea, Propolis, Süßholzwurzel, Tayuyawurzel und die äußerliche Anwendung von Teebaumöl und Melissenextrakt unterstützen die Behandlung von Herpes.

Hyperaktivität (ADHD)

Zunehmend klagen Grundschullehrer und Eltern über hyperaktive Kinder, die sich nicht konzentrieren und daher auch nicht lernen können, zappelig und impulsiv sind. In der Medizin spricht man bei diesem Syndrom von *attention-deficit hyperactivity disorder* (ADHD) oder deutsch vom Aufmerksamkeitsdefizit-Syndrom (ADS). Häufig begegnen diese Kinder einer verständnislosen Umgebung und werden für ihr auffälliges und unruhiges Verhalten bestraft und isoliert. Dabei können sie nicht anders. Auch wenn die Ursachen dieser zunehmenden Problematik nicht eindeutig geklärt ist, gibt es Möglichkeiten, ihr entgegenzuwirken.

Was kann man tun?

- Zu positiven Ergebnissen hat die Einnahme von OPC geführt.
- Die ausreichende Zufuhr von B-Vitaminen, insbesondere Thiamin und Pyridoxin, Zink, Magnesium, Calcium und essenziellen Fettsäuren (Fischöl, Nachtkerzenöl) ist erforderlich.
- Eine möglichst naturbelassene Ernährung, die frei von künstlichen Farb- und Geschmacksstoffen ist, kann hilfreich sein, ebenso der Verzicht auf phosphatreiche Lebensmittel.
- Die Möglichkeit einer Schwermetallbelastung sollte untersucht und ggf. eine Entgiftung vorgenommen werden.

Infektionen

Bei einem angegriffenen Immunsystem kann der Körper nicht verhindern, dass Bakterien, Pilze und Viren die normalen

Schutzwälle – wie die Haut und die Schleimhäute von Mund, Verdauungstrakt, Harn- und Atemwegen – überwinden und sich im Körper einnisten, wo sie schädlich und zerstörerisch wirken. Um dies zu verhindern, ist ein funktionierendes Immunsystem unerlässlich.

Was kann man tun?
- Infektionen und Entzündungen arbeitet man entgegen, indem man die Abwehrschwäche stärkt (s. „Abwehrschwäche").
- Eine ausreichende Versorgung mit den Vitaminen A, C, D, E und B_9 (Folsäure), mit Zink, OPC, Lysin, Enzymen, Gamma-Linolensäure, Omega-3-Fettsäure, Glutathion, Histidin, Cystein, kolloidalem Silber ist für die Abwehr und schnelle Beseitigung von Infektionen hilfreich.
- Infektionsverhindernde und entzündungshemmende Pflanzen sind u.a. Aloe vera, Cat's Claw, Catuaba, Chuchuhuasi, Petersilie, Iporuru, Jatoba, Johanniskraut, Maitake, Maracuja, Propolis, Reishi, Shiitake, Schafgarbe, Isländisch Moos, Gelbwurz, Süßholz, Teebaumöl, Nachtkerzenöl, Schwarzkümmelöl, Abuta, Senf, Ginseng, Weihrauch, Bockshornklee, Carqueja, Echinacea und Kohl.

Karies

Dass Karies, Zahnfäule, bei Kindern so weit verbreitet ist, weist auf ihre schlechte Ernährung hin. Karies ließe sich nämlich durchaus vermeiden. Ihre Hauptursache liegt im Konsum von zuviel raffiniertem Zucker. Dieser greift den Zahnschmelz an und zersetzt ihn schließlich, sodass die Zähne Löcher bekommen, in denen Bakterien ihr zerstörerisches Werk tun.

Was kann man tun?

- Eine zuckerfreie Ernährung mit ausreichend Proteinen, Calcium, Fluor, Vitamin C und D gibt der Kariesentwicklung keine Chance.
- Fluor härtet den Zahnschmelz, Calcium und Magnesium sind für den Zahnaufbau von Bedeutung. Beide Substanzen sind besonders für Kinder wichtig ist. Auch die ausreichende Versorgung mit Molybdän ist für die Zahngesundheit Voraussetzung.
- OPC wirkt bakteriellem Zahnbelag entgegen. Aus gleichem Grund ist auch die Wirkung von OPC-haltigem Rotwein im Mund von Vorteil.
- Grüntee-Extrakt wirkt Karies entgegen.
- Die lokale Anwendung von Teebaumöl bekämpft die Kariesentwicklung.

Kopfschmerzen/Migräne

Unter regelmäßigen Kopfschmerzen leiden viele Menschen. Dabei sind die Ursachen vielseitig und können durch Schlafmangel, übermäßigen Alkohol- und Nikotinkonsum, durch Verspannungen im Nacken oder durch Stress ausgelöst sein. Kopfschmerzen können aber auch Hinweise auf andere Erkrankungen geben, z.B. Augenprobleme, zu hohen Blutdruck oder Gehirnerschütterung. Sobald sie außergewöhnlich stark oder von Schwindel, Seh- oder Sprachstörungen, Depressionen oder Taubheitsgefühlen begleitet sind, sollte man unverzüglich einen Arzt informieren.

Bei der Migräne treten die Kopfschmerzen nur an einer Kopfseite auf und haben Begleiterscheinungen wie Übelkeit, Licht- und Lärmempfindlichkeit bis hin zu Sehstörungen und selten Lähmungserscheinungen. Migräne kann vererbt sein oder durch bestimmte Faktoren ausgelöst werden (siehe Abbildung 15).

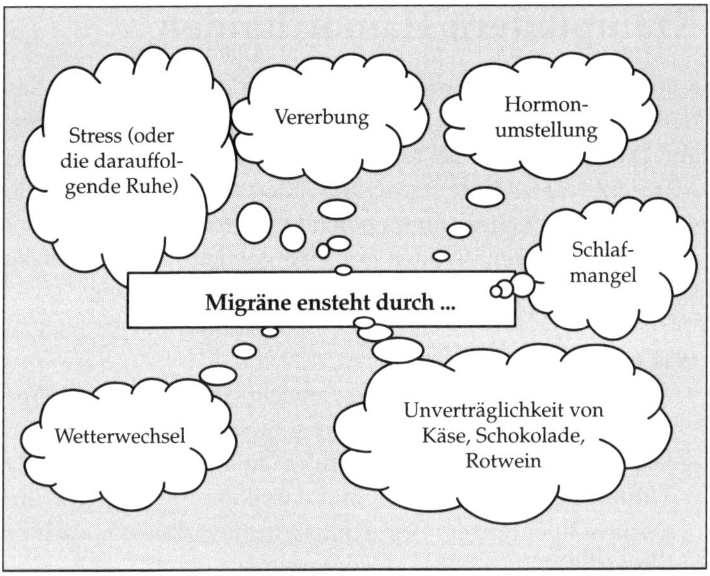

Abbildung 15: Die wichtigsten Ursachen der Migräne

Was kann man tun?

- Regelmäßige Bewegung an frischer Luft, Stressbekämpfung durch Entspannungstechniken und regelmäßige Muskelentspannungen bei langer Schreibtischtätigkeit sind hilfreich.
- Kühlende Kompressen, Wechselfußbäder, die äußerliche Anwendung von Pfefferminz-, Teebaum- und Eukalyptusöl können hilfreich sein.
- Melatonin kann Cluster-Kopfschmerzen lindern.
- Zur Vermeidung oder Linderung von Kopfschmerzen sollte der Körper ausreichend versorgt sein mit Pantothensäure, Niacin, Beta-Carotin, OPC, PABA, Magnesium, Eisen, Chrom, Alphaliponsäure, Omega-3-Fettsäuren.
- Pflanzliche Unterstützung können u.a. Nachtkerzen- und Schwarzkümmelöl, Rosmarin, Yerba Mate, Guarana, Tayuya, Damiana, Reishi, Maracuja, Laktobakterien und Sarsaparilla bieten.

Krampfadern/Hämorrhoiden

Krampfadern sind Venen, in denen sich das Blut staut. Meist treten sie in den Beinen auf; Hämorrhoiden sind Krampfadern am Darmausgang. Sie entstehen durch angeborene Venenschwäche, mangelnde Bewegung, überwiegend sitzende oder stehende Tätigkeiten, durch einen Überdruck in den Venen in der Schwangerschaft oder bei Übergewicht. Hämorrhoiden können auch durch chronische Verstopfung entstehen.

Was kann man tun?

- Regelmäßige Bewegung und Gewichtsabnahme bei Übergewicht vermindern das Risiko von Krampfadern.
- Die Einnahme von OPC zusammen mit Vitamin C wirkt der Thrombozytenaggregation und damit der Bildung von Blutgerinnseln entgegen. Beide Substanzen verbessern auch die Blutzirkulation, ebenso wie Vitamin E.
- Zur Stärkung der Venenwände und -klappen ist Zink hilfreich.
- Pflanzen, die der Blutplättchenverklumpung entgegenwirken, sind u.a. Knoblauch, Zwiebeln, Ingwer, Maracuja, Copaibaöl, Chuchuhuasi, Yerba Mate und Schwarzkümmelöl.
- Hilfreich ist auch die äußerliche Anwendung von Leinöl und Teebaumöl.

Krebs

Beim Krebs, an dem mittlerweile in den Industrienationen jeder Dritte erkrankt, handelt es sich um einen Prozess, bei dem das natürliche Zellwachstum plötzlich nicht mehr aufzuhalten ist. Die Zellteilung gerät außer Kontrolle, die Zellen wuchern und bilden Tumoren oder Knoten. In vielen Fällen liegt eine Beschädigung der DNS vor, die durch ein sogenanntes Karzinogen, eine krebserregende Substanz, ausgelöst wird.

Die Ursachen von Krebs sind vielfältig und noch längst nicht geklärt, gleichwohl weiß man, dass zu ungefähr je einem Drittel bestimmte Ernährungsfaktoren und Rauchen die Auslöser für diese schreckliche Krankheit sind. Mit einer Reihe von Verhaltens- und Ernährungsmaßnahmen kann man zum Schutz vor ihr beitragen und das Krebsrisiko senken.

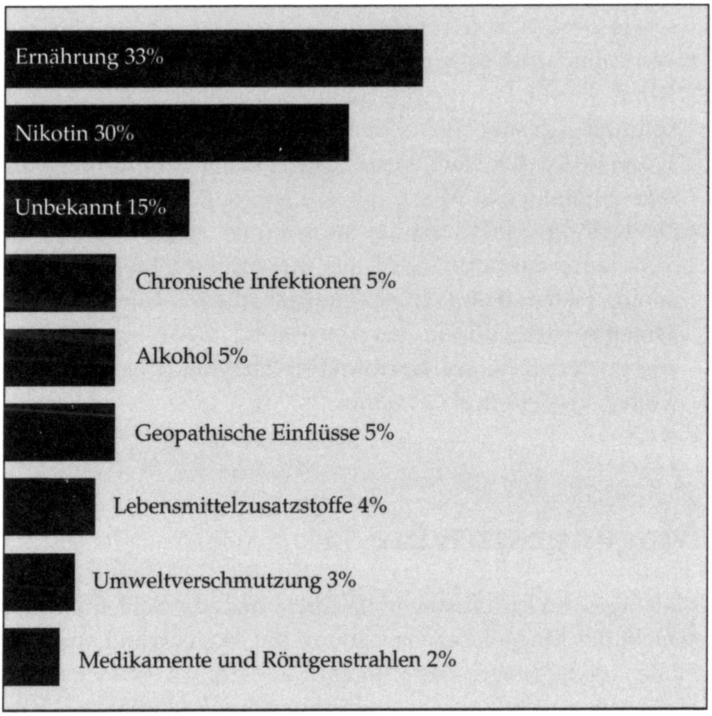

Abbildung 16: Die Ursachen von Krebs (Quelle: Doll, R., Cancer Res. 52/1992)

Was kann man tun?

- Rauchen einstellen.
- Den Körper mit ausreichend Antioxidanzien versorgen: OPC, Vitamin C, Vitamin A/Beta-Carotin, Vitamin E, Glutathion, Selen und Zink; des weiteren mit den Vitaminen D, B_6, (Pyridoxin), Vitamin B_3 (Niacin), Vitamin B_2 (Riboflavin), Va-

nadium, Molybdän, Calcium (Darmkrebs), Folsäure und Gamma-Linolensäure.

- Vorbeugend gegen Krebs ist eine Ernährung, die reichlich Ballaststoffe sowie dunkelgrünen Salat und Gemüse enthält, Kohl, insbesondere Brokkoli, Rosen- und Blumenkohl, Tomate, rote Bete, Möhren, Rüben, Zwiebeln und Knoblauch, Soja, fettarme Milchprodukte, Laktobakterien, frisches Obst sowie Obst- und Gemüsesäfte.
- Weiterhin sind folgende Pflanzen als krebshemmend bekannt: Reishi, Pau d'Arco, Süßholz, Sarsaparilla, Cat's Claw, Carqueja, grüner Tee, Chuchuhuasi, Ginkgo biloba Gelbwurz, Rosmarin, Nachtkerzenöl (Brustkrebs), Spirulina, Maitake, Shiitake und Maca.
- Weitere krebshemmende Substanzen sind Indole, Flavonoide, p-Cumarin, Genistein, Kaempferol, Inositol, Melatonin, PABA (Hautkrebs), Haifischleberöl, Koenzym Q_{10}, Omega-3-Fettsäuren, das Carotinoid Lycopin, Chitosan (möglicherweise bei Darmkrebs), Enzyme, Cholin (Leberkrebs), Cystein und Glutamin.

Magengeschwüre

Magengeschwüre entstehen dadurch, dass die Schleimschutzschicht des Magens beschädigt und die Magenwand an dieser Stelle von der Magensäure angegriffen wird. Es entwickelt sich ein Geschwür. Symptome sind Schmerzen, Sodbrennen, Völlegefühl, Übelkeit und Blutungen. Die Ursachen sind in Stress, Ernährungsdefiziten oder einer Infektion mit Helicobacter-Bakterien zu suchen. Manchmal reagiert der Magen auch auf ein Lebensmittel, das er nicht verträgt, mit einem Geschwür. Bestimmte Medikamente, etwa gegen Rheuma, können die Magenschleimhaut so stark schädigen, dass sich ebenfalls ein Magengeschwür entwickelt.

Was kann man tun?

- Vitamin A schützt die Magenschleimhaut; die Vitamine E und C beschleunigen die Heilung von Magengeschwüren, ebenso wie Zink und Kupfer.
- Bei Magengeschwüren sind einige Substanzen zu meiden, wie Nikotin, raffinierter Zucker, Kaffee, schwarzer Tee und Alkohol. Entgegen überkommener Vorstellung sind Milchprodukte meist nicht förderlich. Hingegen hilft der Saft aus rohem Kohl.
- OPC und Katechine können die für die Entstehung von Magengeschwüren verantwortliche Histaminproduktion verhindern. Glutathion und Bromelain wirken ebenfalls Magengeschwüren entgegen.
- Ein altes Hausmittel, das sich bei Magengeschwüren bewährt hat, ist der regelmäßige Verzehr von kleinen Mengen an Kalbsknochenfond, z.B. zum Frühstück mit Haferflocken. Hierzu verkocht man zerhackte Kalbsknochen, filtert den Fond und friert ihn in kleinen Würfeln ein, von denen man sich täglich eine Portion auftaut.
- Hilfreiche Pflanzen sind: Süßholzwurzel, Tomate, Copaibaöl, Cat's Claw, Aloe vera, Kamille und Schleimdrogen wie Leinsamen, Eibischwurzel und Malvenblätter.

Menstruationsbeschwerden

Fast jede Frau leidet unter gewissen Beschwerden vor oder während der Menstruation, z.B. unter krampfartigen Schmerzen im Bauch oder auch im Rücken. Die Gebärmutter zieht sich zusammen, um die Schleimhaut abzustoßen, was von Übelkeit, Durchfall und migräneartigen Kopfschmerzen begleitet sein kann.

Was kann man tun?

- Vitamin A, Vitamin K und die regelmäßige Einnahme von OPC können den Menstruationsschmerzen vorbeugen oder sie zumindest abmildern.
- Menstruationskrämpfe können durch Schwarzkümmelöl, Nachtkerzenöl, Magnesium, Vitamin E und Niacin gemildert werden.
- Hilfreiche Pflanzen sind Yams, Cat's Claw, Abuta, Johanniskraut, Chuchuhuasi, Muira Puima, Maracuja, Maca, Schafgarbe, Petersilie, Heloniaswurzel (*Helonias dioica*) Frauenmantel (*Alchemilla vulgaris*) und Gänsefingerkraut (*Potentilla anserina*).
- Kräutermischungen mit Kreuzkraut (*Senecio aureus*), Frauenmantel, Schneeball (*Viburnam opulus*) unterstützen einen ausgeglichenen weiblichen Hormonzyklus.

Morbus Crohn und Colitis ulcerosa

Morbus Crohn und Colitis ulcerosa sind chronisch entzündliche Darmerkrankungen, die in Schüben verlaufen. Während Morbus Crohn jeden Teil des Gastrointestinaltraktes befallen kann, häufig aber den unteren Dünndarm (Ileum) und den daran angrenzenden Dickdarm (Colon), betrifft Colitis ulcerosa nur den Dickdarm. Bei letzterer entzündet sich die Darmwandoberfläche und es kommt zu Geschwüren. Bei Morbus Crohn sind auch tiefere Darmschichten betroffen. Die Ursachen dieser Krankheiten sind noch nicht bekannt. Diskutiert werden u.a. psychische Faktoren, immunologische Veränderungen und Ernährungsgewohnheiten. Die Krankheit tritt schubweise auf. Nach einer längeren beschwerdefreien Zeit, der Remissionsphase, können plötzlich wieder Bauchschmerzen und schwere Durchfälle auftreten. Dies führt dazu, dass die Betroffenen Angst vor dem Essen bekommen und sich mangelhaft ernähren. Es kommt zu einem Gewichtsverlust. Durch das zögerliche Essen sind die Patienten unzureichend mit lebenswichtigen Vitaminen, Mineralstoffen und Spurenelementen versorgt, auch starke Eiweißverluste treten auf. Eine allgemeine Schwäche, Gewichtsverlust, Abwehrschwäche und eine verlangsamte Heilung sind die Folgen.

Was kann man tun?

- In Remissionsphasen ist eine ballaststoffreiche Ernährung mit wenig raffinierten Kohlenhydraten günstig.
- In einer akuten Entzündungssituation hat sich der Extrakt aus der grünlippigen Muschel, der den Wirkstoff Lyprinol enthält, häufig sehr bewährt, ebenso Fischöl (Omega-3-Fettsäuren), dessen regelmäßige Einnahme nachweislich die Rückfallquote deutlich vermindert.
- Der Mineralien- und Vitamingehalt sollte überprüft und mangelnde Substanzen ergänzt werden, insbesondere Vitamin B_{12}, die Vitamine A, D, E, K und C, Folsäure, Eisen, Zink, Kalium, Calcium und Molybdän. Weiterhin sind positive Wirkungen von Aloe vera und Laktobakterien beschrieben.

Fallbeispiel:

Herr R.D. schreibt: „Seit 16 Jahren leide ich an Morbus Crohn. Ich hatte bis zu 25 flüssige Stuhlgänge pro Tag, dazu Krämpfe und arthritische Entzündungen, die Folge der Krankheit waren. Seit zwei Wochen nehme ich einen Lyprinol-Extrakt aus der grünlippigen Muschel und bin seither schmerzfrei. Ich habe keine Krämpfe mehr und drastisch weniger Stuhlgänge. Ich fühle mich so wohl wie noch nie."

Muskelaufbau

Für Sportler ist der Zustand ihrer Muskeln manchmal entscheidend für Sieg oder Niederlage. Wie schädlich aber die muskelaufbauenden Anabolika sein können, ist auf traurige Weise belegt. Gleichwohl enthüllen die alljährlichen Skandale, dass Sportler sich mit gefährlichen Substanzen dopen. Dabei gibt es natürliche Wege, die Muskeln zu stärken.

Was kann man tun?

- Durch eine gute Versorgung mit dem Vitamin-B-Komplex, insbesondere mit Thiamin, Niacin, Pyridoxin und Pantothensäure, kann man in den Zellen den Energiestoffwechsel verbessern.
- OPC und Vitamin C unterstützen die Durchblutung in den Muskeln und sorgen für eine optimale Zellversorgung.
- Eine ausreichende Versorgung mit Vitamin E, Calcium, Kalium, Magnesium und Zink ist unerlässlich.
- Pflanzen, die den Muskelaufbau fördern: Suma, Gerstengrassaft, Kreatin, die Aminosäuren Arginin, Ornithin, Isoleucin, Leucin, Carnitin und Valin.
- Bei fortschreitendem Muskelschwund helfen Vitamin E, Inositol, Cholin und Lecithin.

Muskelkrämpfe

Muskelkrämpfe treten meist nachts infolge von Überbeanspruchung, Zerrung oder Austrocknung (Dehydration) auf. Häufig sind die Muskeln dann nicht gut durchblutet und erhalten deshalb nicht genug Sauerstoff und die nötigen Nährstoffe. Sportler, Kinder in der Wachstumsphase und Schwangere sind häufig betroffen.

Was kann man tun?

- Zur optimalen Versorgung von Muskeln gehören ausreichende Mengen von Vitamin E, Magnesium, Calcium, Natrium, Kalium, B-Vitamine, insbesondere Thiamin, Niacin und Pantothensäure.
- Für eine verbesserte Blutzirkulation sorgen OPC und Vitamin C.

- Hilfreich ist auch das Enzym Bromelain.
- Muskelentspannende Pflanzen sind Kava Kava, Iporuru, Ginkgo, Senfumschläge (äußerlich), Copaibaöl (äußerlich) und Chuchuhuasi.

Nägel

Wie Haare geben auch Nägel einen Hinweis auf den gesundheitlichen Zustand eines Menschen. Stumpfe, gerillte, brüchige Nägel sind oft ein Indiz, dass etwas nicht stimmt, z.B. eine Leber-, Nieren- oder Schilddrüsenerkrankung vorliegt, und dass die Nägel nicht ausreichend mit den erforderlichen Nährstoffen versorgt sind. Auch Allergien, aggressive Chemikalien in Putzmitteln oder Nagellack können Ursachen einer Nagelerkrankung sein.

Was kann man tun?

- Eine proteinreiche Ernährung mit Eiern, Hülsenfrüchten, Fisch, Milchprodukten und magerem Fleisch sowie Hefe unterstützt die Nägel.
- Eine ausreichende Versorgung mit B-Vitaminen, insbesondere Biotin, Vitamin A, Beta-Carotin, Vitamin E, Vitamin C, Calcium, Schwefel, Silizium, Eisen und Zink ist unerlässlich.
- Die Gesundheit der Haare kann man mit Cystein, Methionin, Gamma-Linolensäure (Nachtkerzenöl) sowie kaltgepresstem Sesam- oder Leinsamenöl unterstützen.

Nieren- und Blasensteine

Nieren- oder Blasensteine bestehen häufig aus Calciumoxalat oder aus Harnsäure und entstehen, wenn diese Salze in großen Mengen im Blut enthalten sind. Die Steine sind anfangs unauffällig, werden aber äußerst schmerzhaft, wenn sie aus der Niere in den Harnleiter gelangen und diesen reizen bzw. blockieren. Der Gehalt an Calcium und Oxalat im Urin gibt einen Hinweis auf das Risiko einer Entwicklung von Nierensteinen. Durch eine vernünftige Ernährung kann man dieses minimieren.

Was kann man tun?

- Vorbeugend sollte man ausreichend trinken: 3–4 l täglich.
- Die Ernährung sollte fett-, zucker- und salzarm, dafür ballaststoffreich sein und wenig Koffein und tierisches Eiweiß enthalten. Harnsäure- und oxalatreiche Nahrungsmittel wie Rharbarber, schwarzer Tee, Spinat, Sellerie, Möhren, Erdnüsse, Bohnen, Gurken, Petersilie und Pfeffer sollten gemieden werden.
- Oxalat wird durch Vitamin B_6 (Pyridoxin) abgebaut und von Magnesium gebunden, sodass eine Supplementierung mit diesen Substanzen hilfreich ist.
- Große Mengen an Vitamin C (über 6 g täglich) können Oxalat bilden, vor allem wenn die Dosis nicht in mehrere Gaben aufgeteilt ist.
- Hilfreiche pflanzliche Substanzen sind Chanca Piedra und Schwarzkümmelöl sowie harntreibende Extrakte aus Bärentraubenblättern, Maisseide, Löwenzahn, Brennnessel, Petersilie, Sellerie, Spargel, Goldrutenkraut, Birkenblättern, Süßholzwurzel und Pfefferminzblättern.

Osteoarthritis

Ab dem sechsten Lebensjahrzehnt tritt diese schmerzhafte Degenerationserkrankung auf, bei der das Knorpelgewebe, das die Knochen umgibt, sich aufgrund von Abnutzung auflöst, was zu einer Veränderung der Knochen führt. Betroffen sind vor allem Gelenke an den Fingern und Hüften, im Nacken und im Lendenwirbelbereich. Die Beweglichkeit lässt dadurch nach.

Was kann man tun?

- Trotz der Schmerzen sollte man gezielte, therapeutische Bewegungsübungen machen, um einer fortschreitenden Steifheit entgegenzuwirken.
- Eine mögliche Nahrungsmittel-Unverträglichkeit (z.B. gegenüber Kartoffeln, Tomaten und anderen Nachtschattengewächsen) sollte überprüft werden.
- OPC und Vitamin C bauen die Knorpelmasse wieder auf. Die regelmäßige Supplementierung von Vitamin E und Selen sowie Niacin verlangsamt den Abbauprozess.
- Hilfreiche Substanzen sind u.a. Chondroitin, Glucosamin, Kupfer, Schwefel, Vitamin A/Beta-Carotin, Pyridoxin, Bor, Glutathion, Cystein, Methionin, Histidin, Tryptophan, Cholin, Lecithin und Gamma-Linolensäure.
- Bewährt haben sich auch Extrakte aus der grünlippigen Muschel, Chlorella, Iporuru, Süßholzwurzel, Cat's Claw, Brennnessel, Chuchuhuasi, Gelbwurz, Jatoba, Ingwer, Sarsaparilla, Pau d'Arco, Nachtkerzenöl, Capsaicin (äußerlich), Yucca, Yerba Mate, Yams, Weihrauch, Tayuya und Ginseng.

Osteoporose

Von der Osteoporose, dem Verlust an Knochengewebe, sind vor allem Frauen nach den Wechseljahren betroffen. Nicht nur verlieren die Knochen bei ihnen durch den alterungsbedingten Mineralstoffverlust an Dichte, sondern der plötzliche Abfall des Östrogenspiegels beschleunigt diesen Prozess auch noch.

Was kann man tun?

- Schon früh kann man durch eine vitamin- und mineralstoffreiche Ernährung (mit insbesondere viel Calcium, Magnesium, Mangan, Silizium, Fluor sowie den Vitaminen A, C, D, K, Lysin und OPC), ausreichende tägliche Bewegung sowie den Verzicht auf bzw. eine Reduzierung von Koffein, Nikotin und Alkohol vorbeugen.
- Die ausreichende Versorgung mit dem Spurenelement Bor ist vor allem für Frauen wichtig.
- Calcium- und Vitamin-D-Supplementierungen können bei alten Menschen Knochenbrüche reduzieren.
- Hilfreiche Pflanzen: Soja, Sellerie und Brokkoli.

Parodontose

Auch sie scheint vor allem eine Zivilisationskrankheit zu sein, die Zahnfleischentzündung, aus der sich schließlich eine Parodontose entwickelt, die durch eine Schädigung des gesamten Zahnhalteapparats, also des Zahnfleischs und des Kieferknochens, gekennzeichnet ist und im Zahnverlust gipfelt. Ein Bakterienbelag (Plaque) auf den Zahnhälsen ruft die Entzündung und Zahnfleischbluten hervor. Geht man rechtzeitig dagegen vor, kann man den degenerativen Prozess anhalten.

Was kann man tun?

- Zucker sollte gemieden werden, da er die Nahrung der schädlichen Bakterien darstellt.
- Penible Mundpflege mit gründlichem Zähneputzen nach den Mahlzeiten, abendlicher Benutzung von Zahnseide sowie der regelmäßige Zahnarztbesuch zur Zahnsteinentfernung mindern das Parodontose-Risiko.
- OPC und Vitamin C stärken Bindegewebe, Knochen und Schleimhäute im Mund und reparieren angegriffenes Zahnfleisch.

- Folsäure und Koenzym Q_{10} unterstützen den Heilungsprozess bei Zahnfleischentzündungen.
- Hilfreiche Substanzen sind auch Enzyme, Calcium, Bockshornklee, Kamille, Myrrhe, Teebaumöl und Propolis.

Prämenstruelles Syndrom (PMS)

Das mittlerweile unter dem Kürzel PMS bekannte prämenstruelle Syndrom betrifft heutzutage viele Frauen. Es äußert sich in Kopf-, Rücken-, Bauchschmerzen, Depressionen, Spannungsgefühl, Gereiztheit, Heißhunger auf Süßes, Wasseransammlungen, Gewichtszunahme und empfindlichen Brüsten, wobei diese Symptome etwa zwischen zehn und vier Tage vor der Menstruation auftreten und durch ein aus dem Gleichgewicht geratenes Hormonsystem ausgelöst werden.

Was kann man tun?

- Die regelmäßige Einnahme von OPC vermag das Hormonsystem zu harmonisieren und Beschwerden zu lindern bzw. zu beheben.
- Die Supplementierung von Magnesium und Vitamin B_6 (Pyridoxin), sowie von Vitamin E, Calcium, Zink, Niacin und Gamma-Linolensäure ist hilfreich.
- Empfehlenswert ist die Einschränkung von Kaffee, Alkohol, Salz und tierischem Fett in der zweiten Zyklushälfte.
- Die Aminosäure Tryptophan wirkt Depression und Gereiztheit entgegen.
- Hilfreiche pflanzliche Substanzen sind Nachtkerzenöl, Schwarzkümmelöl, Muira Puama, Suma, Maracuja und Cat's Claw.

Prostatabeschwerden

Die Prostata, „Vorsteherdrüse“, umgibt beim Mann die Harnröhre an der Stelle, an der diese die Blase verlässt. Sie sondert ein Sekret zum Schutz der Spermien ab. Zwischen 40 und 50 Jahren leiden Männer unter einer Vergrößerung der Prostata. Zwar sind die meisten Geschwülste gutartig, aber schlimm ist der oft qualvolle Harndrang bei gleichzeitiger Unmöglichkeit zu urinieren.

Was kann man tun?
- Tierische Fette sollte man durch hochwertige kaltgepresste Pflanzenöle ersetzen.
- Wirkungsvoll kann man einer Zellgewebewucherung der Prostata durch die regelmäßige Einnahme von Sägepalmöl, Kürbiskern, Zink, Beta-Carotin und die Aminosäuren Glycin, Glutaminsäure und Alanin enthalten.
- Prostatakrebs kann man durch Genistein und Tomate vorbeugen.
- Hilfreich sind auch proteolytische Enzyme und Diuretika wie Maisseide, Brennnessel, Bärentraubenblätter, Löwenzahn, Petersilie, Sellerie, Spargel, Goldrutenkraut, Birkenblätter, Süßholzwurzel und Pfefferminzblätter.
- Bei Prostataentzündungen helfen u.a. Jatoba, Pau d’Arco, Chanca Piedra und Blütenpollen.

Psoriasis (Schuppenflechte)

Diese chronische Hautkrankheit äußert sich in kleinen schuppenden, leicht entzündlichen Hautrötungen, die stark jucken und besonders an Ellbogen, Knie, Kreuzbein, Beinen und Unterarmen sowie unter der Kopfhaut auftreten. Die Krankheit tritt in Schüben auf. Sie kann erblich sein oder durch Hautverletzungen, Infektionen, Nahrungsmittel-Unverträglichkeiten, bestimmte Medikamente wie auch durch Sonnenbrand hervorgerufen werden.

Was kann man tun?

- Die Einnahme von Gamma-Linolen- und Omega-3-Fettsäuren wirkt sich positiv auf die gestörte Haut aus.
- Psoriasis kann mit Vitamin-D-Kuren und UV-Bestrahlungen wirkungsvoll behandelt werden. Vitamin A, Zink und Selen sind ebenfalls sinnvolle Supplemente.
- Hilfreich sind Lein-, Nachtkerzen- und Schwarzkümmelöl, Johanniskraut, Gotu Kola, Vogelmiere (*Stellaria media*), Teebaumöl, OPC, Weihrauch, Sarsaparilla und Copaibaöl.

Rheumatoide Arthritis

Im Gegensatz zur Osteoarthritis liegt der rheumatoiden Arthritis eine Autoimmunreaktion zugrunde. Die Immunantwort des Körpers besteht in einer überschießenden Reaktion und greift die eigenen Gelenkknorpel an. Schwellungen, schmerzhafte Entzündungen der Knochenhaut, Steifheit der Gelenke bis hin zu Angriffen auf den Knochen sind die Folge dieses chronischen Prozesses. Die Entstehung dieser Krankheit, die überwiegend und mit zunehmendem Alter Frauen betrifft, ist multifaktoriell, d.h. verschiedene Faktoren spielen bei ihrer Entstehung zusammen. Auslöser können entzündete Mandeln oder Zahnwurzeln, Unterkühlung, verschleppte Infektionen oder Stress sein. Um Rheuma entgegenzuwirken, helfen Maßnahmen zur Immunharmonisierung.

Was kann man tun?

- Trotz der dabei entstehenden Schmerzen sollte man nicht aufhören, die betroffenen Gelenke so häufig wie möglich zu bewegen.

- Kälteumschläge wirken abschwellend und verlangsamen den Entzündungsprozess. Die äußere Anwendung von Arnika durchblutet und nimmt die Hitze.
- Eine ausreichende Versorgung mit Vitamin E, Omega-3-Fettsäuren, Gamma-Linolensäure, Pantothensäure, Pyridoxin, Vitamin A, Vitamin C und OPC, Selen, Kupfer, Zink, Glucosamin und Histidin ist für Linderung und Heilung unerlässlich.
- Hilfreich sind Enzyme, insbesondere Bromelain. Die Einnahme von Schwarzkümmelöl wirkt immunharmonisierend.
- Hilfreiche Substanzen sind des weiteren Vogelmiere, Yucca, Chuchuhuasi, Cat's Claw, Yerba Mate, Weihrauch, Rosmarin, Gelbwurz, Jatoba, Muira Puama, Laktobakterien, Nachtkerzenöl, Tayuya, Suma, Sarsaparilla, Iporuru, grünlippige Muschel, Fenchel, Senf, grüne Bohnen, Artischocke und Brennnessel.

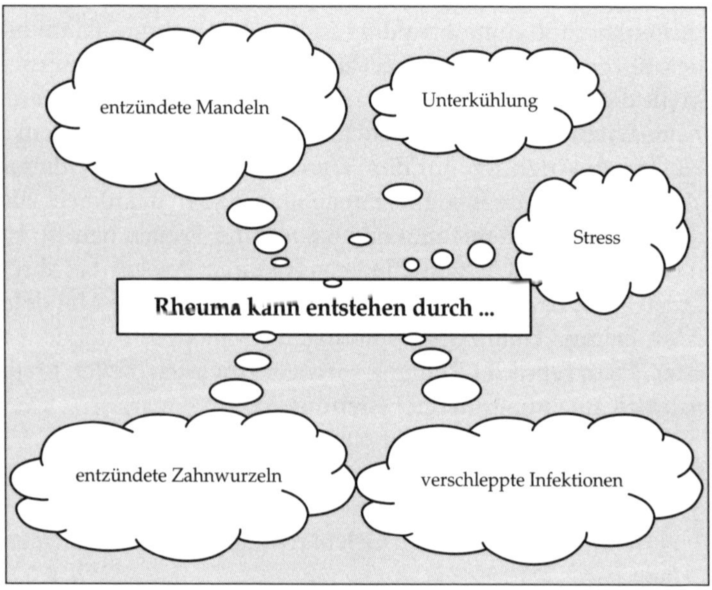

Abbildung 17: Wichtige Auslöser der rheumatoiden Arthritis

Schlafstörungen

Wie viel Schlaf man braucht, ist individuell verschieden. Manche Menschen brauchen bis zu zehn Stunden am Tag, andere wiederum sind nach fünf bis sechs Stunden ausgeschlafen. Wichtig ist, dass man sich nach dem Nachtschlaf ausgeruht fühlt und die Leistungsfähigkeit den ganzen Tag über anhält. Schlafstörungen liegen vor, wenn man nicht einschlafen kann bzw. in der Nacht immer wieder wach wird. Sie haben unterschiedliche Ursachen und können auf Stress, Sorgen, Angst und Depression, bestimmte Medikamente, hohen Koffein-, Alkohol- und Nikotinkonsum oder ein zu üppiges spätes Abendessen zurückgehen.

Was kann man tun?

- Schlafmittel sollte man meiden, da sie Abhängigkeiten erzeugen und den natürlichen Schlafrhythmus noch stärker durcheinander bringen.
- Desgleichen sollte man die Einnahme aufputschender Substanzen wie Koffein, Alkohol und Nikotin reduzieren.
- Leichte Bewegung am Abend und ein frühes Abendessen mit tryptophanreichen Lebensmitteln sind hingegen förderlich. Aus der Aminosäure Tryptophan geht der schlaffördernde Neurotransmitter Serotonin hervor. Enthalten ist sie in Milch, dunklem Blattsalat, Bananen, Eiern, Fisch, Soja und Walnüssen.
- Die Supplementierung von Melatonin, Tryptophan, Magnesium, den Vitaminen B_1, B_2, B_3 und B_6, Calcium, Koenzym Q_{10}, Kupfer und Inositol unterstützt den Schlaf.
- Hilfreiche Pflanzen sind auch Johanniskraut, Baldrian, Maracuja, Yerba Mate, Reishi, Kava Kava, Tomate und Catuaba.
- Möglicherweise können Entspannungstechniken helfen.

Unfruchtbarkeit

Die Unfähigkeit eines Paares, trotz regelmäßigen Geschlechtsverkehrs Kinder zu zeugen, kann viele Ursachen haben. Über- und Untergewicht können dabei ebenso eine Rolle spielen wie hormonelle Störungen oder Umwelt- und Ernährungsfaktoren. Neuesten Forschungen zufolge scheint die Anzahl der funktionsfähigen Samenzellen bei Männern in den Industrieländern zu sinken.

Was kann man tun?

- Eine gesunde, unbelastete Ernährung, der Verzicht auf Nikotin, regelmäßige Bewegung und stark eingeschränkter Alkohol- und Koffeingenuss sind förderlich.
- Essenzielle Nährstoffe werden in besonderem Maße gebraucht: bei Männern besonders Zink, Vitamin C, Chrom und Selen sowie Arginin und Gamma-Linolensäure; bei Frauen der Vitamin-B-Komplex, insbesondere Vitamin B_6 und Folsäure, sowie Vitamin E und Zink.
- Zudem bedarf es einer ausreichenden Versorgung mit Vitamin A/Beta-Carotin, Cholin, Lecithin, Mangan, Kupfer und Histidin.
- Unterstützende Pflanzen zur Steigerung der Fruchtbarkeit bzw. Libido sind u.a. Muira Puama, Maca, Iporuru, Cat's Claw, Carqueja, Damiana (Frauen), Schwarzkümmelöl, Rosmarin und Yohimbe (Männer).

Verstopfung

Verstopfung ist ein typisches „Zivilisationsphänomen". Eine ballaststoffarme Ernährung mit stark raffinierten und industriell verarbeiteten Nahrungsmitteln sowie mangelnde Bewegung sind die Ursachen für diese lästigen Beschwerden. Eine Folgeerkrankung chronischer Verstopfung ist die so genannte

Divertikulose, bei der sich durch das starke Pressen beim Stuhlgang Beutel in der Darmwand bilden, die sich nach außen wölben. Sie können sich schmerzhaft entzünden und zu Blutungen führen.
Um häufiger Stuhlgang zu haben, greifen die Betroffenen zu Abführmitteln und leiten damit einen gefährlichen Teufelskreislauf ein. Der Darm wird erst recht träge und bedarf weiterer Unterstützung. Diese sollte aber in einer Umstellung der Ernährungsgewohnheiten liegen.

Was kann man tun?

- Zusätzlich zu einer ballaststoffreichen Ernährung empfiehlt sich die Einnahme von Ballaststoff-Supplementen, etwa Präparaten aus Flohsamen und Leinsamen. Da diese Blähungen und Bauchschmerzen hervorrufen können, sollte man die Dosierung langsam steigern. Wichtig ist, dass die Präparate mit viel Flüssigkeit eingenommen werden.
- Regelmäßige Bewegung unterstützt den Darm.
- Abführend wirkt die Einnahme von Vitamin C (Ascorbinsäure). Auch in diesem Fall sollte man die Dosis allmählich steigern, um herauszufinden, wann der Stuhl weicher wird.
- B-Vitamine, insbesondere Pantothensäure und Folsäure, und Laktobakterien unterstützen die Darmtätigkeit. Bei einer durch die langfristige Einnahme von Abführmitteln bedingten Darmträgheit braucht der Körper Kalium.
- Zu den natürlichen Abführmitteln zählen u.a. Weizenkleie, Senfsamen, Yerba Mate, Tayuya, Pau d'Arco, Damiana, Blütenpollen, Chanca Piedra, Copaibaöl, Jatoba, Kelp, Cascararinde, Aloe, Faulbaumrinde, Sennesblätter und -früchte, Rhabarber, Süßholzwurzel und Pflaumen.

Wechseljahre

Mit den „Wechseljahren" oder auch dem „Klimakterium" bezeichnet man die Phase, in der der weibliche Körper die Östrogenproduktion einstellt. Bei Frauen um die 50 wird der Eisprung seltener und die Monatsblutungen hören schließlich auf. Begleitet ist diese Umstellung von Symptomen wie Stimmungsschwankungen, Hitzewellen, Herzklopfen, Schwindel, Gewichtszunahme, Gelenkschmerzen, Kopfschmerzen, Müdigkeit, Depressionen und Scheidenentzündungen.
Der Östrogenmangel kann zu einem Calciumverlust und damit zur Entwicklung von Osteoporose führen. Auch der Cholesterinspiegel kann sich nachteilig verändern.

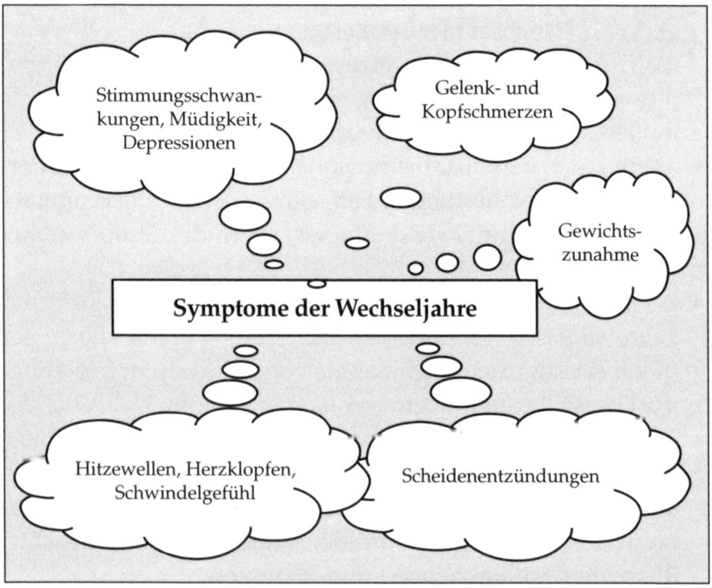

Abbildung 18: Die wichtigsten Symptome der Wechseljahre

Was kann man tun?

- Frauen in den Wechseljahren sollten ausreichend mit Calcium, Magnesium, Vitamin D und Vitamin K versorgt sein.

- Die regelmäßige Einnahme von OPC und Vitamin C stärkt Knochen und Bindegewebe und reguliert den Cholesteringehalt im Blut.
- Die in Nordamerika wild wachsende Traubensilberkerze (*Cimicifuga racemosa*) enthält natürliche Östrogene. Bei Hitzewellen, Angstzuständen und Schlafstörungen hilft Kava Kava, Johanniskraut bei Unruhe, Angst und depressiven Verstimmungen. Weitere pflanzliche Hilfe bieten Yams, Tang Kwei, Soja und Ginseng.
- Damit die Knochen stark bleiben, ist regelmäßiger Sport gerade während der Wechseljahre und auch danach wichtig.

Zahnfleischbluten

Blutungen beim Zähneputzen sind der erste Schritt zu einer Zahnfleischentzündung, aus der sich eine Parodontose entwickeln kann. Es wird durch den Bakterienbelag (Plaque) auf den Zahnhälsen hervorgerufen. Man sollte Zahnfleischblutungen ernst nehmen und mit einigen Maßnahmen darauf reagieren, um den Degenerationsprozess rechtzeitig aufzuhalten.

Was kann man tun?

- Zucker sollte gemieden werden, da er die Nahrung der schädlichen Bakterien darstellt.
- Penible Mundpflege mit gründlichem Zähneputzen nach den Mahlzeiten, abendlicher Benutzung von Zahnseide sowie der regelmäßige Zahnarztbesuch zur Zahnsteinentfernung mindern das Parodontose-Risiko.
- OPC und Vitamin C stärken Bindegewebe, Knochen und Schleimhäute im Mund und reparieren angegriffenes Zahnfleisch.
- Folsäure und Koenzym Q_{10} unterstützen den Heilungsprozess bei Zahnfleischentzündungen.

- Hilfreiche Substanzen sind auch Enzyme, Calcium, Bockshornklee, Kamille, Myrrhe, Teebaumöl und Propolis.

Zellschutz

Zigarettenrauch, Autoabgase, chemische Gifte in der Atemluft und im Trinkwasser, Röntgenstrahlen, die UV-Strahlen der Sonne, Nitrit- und/oder Nitratrückstände in Nahrungsmitteln sowie zunehmende Umweltgifte aller Art attackieren den menschlichen Organismus. Jede einzelne Zelle ist von den Angriffen der freien Radikale bedroht, die für das dramatische Ansteigen bestimmter Zivilisationskrankheiten verantwortlich sind. Die natürlichen antioxidativen Immunantworten reichen nicht mehr aus, um den Körper und seine Zellen zu schützen.

Was kann man tun?

- Angesichts der Gefahren durch Strahlen, insbesondere auch des wachsenden Ozonlochs, sollte man Sonnenlicht meiden bzw. Sonnencreme mit hohem Lichtschutzfaktor benutzen.
- Zum Schutz gegen Angriffe auf die Zelle sollte man sich zusätzlich mit ausreichenden Mengen an Antioxidanzien versorgen, insbesondere mit OPC, den Vitaminen C, E und Beta-Carotin, Zink und Selen.
- Eine gesunde Ernährung mit viel frischem Obst und Gemüse, hochwertigen pflanzlichen Ölen und Vollkornprodukten aus kontrolliert biologischem Anbau hält das Risiko von Schlackeablagerungen in den Zellen gering.
- Zu einer den Organismus schützenden Lebensweise gehören ausreichend Schlaf, regelmäßige Bewegung und die Vermeidung von Stress bzw. Beherrschung von Entspannungstechniken wie Meditation.
- Unterstützend wirken Pflanzen, die das Immunsystem stärken (s. „Abwehrschwäche", S. 286).

Anhang

Glossar

Adaptogen: Dieser 1947 von dem russischen Wissenschaftler N.V. Lazarev geprägte Begriff beschreibt eine Substanz, die drei Kriterien erfüllt: Sie darf die physiologischen Körperfunktionen kaum beeinträchtigen, muss die Widerstandskraft des Körpers gegenüber schädlichen Einflüssen aufgrund eines weiten Spektrums an physischen, chemischen und biochemischen Faktoren erhöhen und muss einen allgemein normalisierenden und harmonisierenden Einfluss auf den Organismus haben.

Alginate: wasserlösliche Salze der Alginsäuren, die in Algen zu etwa 10% enthalten sind. Sie dienen u.a. als Entfettungsmittel; sie quellen im Magen auf und rufen ohne nährenden Effekt ein Sättigungsgefühl hervor.

Anabolika: Verbindungen, die den Aufbau von Körpersubstanzen steigern. Natürliche Anabolika sind das Wachstumshormon Somatotropin, Testosteron und Insulin.

Analgetikum: schmerzstillendes Mittel

Anämie: Blutarmut; Verminderung der Anzahl roter Blutkörperchen (Erythrozyten)

Angina pectoris: Herzanfall mit starken Schmerzen im Brustkorb aufgrund von mangelnder Sauerstoffversorgung des Herzens; meist eine Folge von arteriosklerotisch verengten Herzkrankgefäßen

Antibiotikum: Arzneimittel mit antibakterieller Wirkung, das aus pflanzlichen Organismen wie Bakterien, Pilzen, Flechten und Moosen gewonnen wird, z.B. Penicillin

Antioxidanzien: Verbindungen, die die Oxidation von Stoffen hemmen, indem sie die Angriffe freier Radikale auf den Körper verhindern und so der Entstehung von beschleunigten Alterungsprozessen, Degenerationen und Krankheiten entgegenwirken. Natürliche Antioxidanzien sind u.a. OPC, Vitamin C, Vitamin E, Vitamin A und Beta-Carotin.

Arteriosklerose: Arterienverkalkung

Arthritis: entzündliche Gelenkerkrankung unterschiedlicher Ursachen mit Schmerzen, Schwellungen und Bewegungseinschränkungen

Arthrose: degenerative Gelenkerkrankung aufgrund von Überbeanspruchung des Gelenks und seiner Gewebe

ATP: Adenosintriphosphat; Energieträgersubstanz

Base: Lauge; anorganische chemische Verbindung, die mit Säuren unter Wasseraustritt Salze bildet

Benigne: gutartig, keine Metastasen bildend (bei Tumoren)

Blut-Hirn-Schranke: Kontrollinstanz bei der Blutzufuhr zum Gehirn, um das Eindringen schädlicher Substanzen zu verhindern.

Bentonit: Aluminiumsilikate; quellen mit Wasser bis zum Zehnfachen ihres Rauminhalts auf und entfalten eine starke Adsorptionsfähigkeit

Cholagogum: galletreibendes Mittel

Cystitis: Harnblasenentzündung

Darmflora: bakterielle Besiedlung der unteren Darmabschnitte. Eine gesunde Darmflora beugt Darmpilzen vor, die ihrerseits schwere Krankheiten hervorrufen können.

Demenz: Geistesschwäche, die durch organische Hirnschädigungen entstanden ist

Dermatitis: Hautentzündung

Diarrhö: Durchfall

Diuretikum: harntreibendes Mittel

DNS: Desoxyribonukleinsäure; Riesenmolekül, das Träger der Erbanlagen ist

Dysmenorrhoe: Menstruationsbeschwerden

Dystonie, vegetative: Beschwerdebild mit vielfachen Symptomen, wie Kopfschmerzen, Schwindel, Atem-, Magen- und

Herzbeschwerden, Müdigkeit u.a., die sich physiologisch nicht nachweisen lassen, sondern psychisch bedingt sind, z.B. durch Stress

Elektrolyt: u.a. Mineralstoffe in den Körperflüssigkeiten. Sie lassen sich in Anionen und Kationen trennen und können elektrischen Strom leiten. Für den Körper wichtige Kationen sind Calcium, Kalium, Magnesium, Natrium, wichtige Anionen sind Chlorid, Phosphat und Sulfat.

Elektrolythaushalt: Gesamtheit der Elektrolyte im Organismus. Ihr Verhältnis steht in engem Zusammenhang mit dem Wasserhaushalt und wirkt sich auf den osmotischen Druck, den Säuregrad des Blutes und der übrigen Körperflüssigkeiten sowie auf das Blutvolumen aus. Zu ihren Aufgaben zählen die Reizleitung im Nervensystem, die Sicherstellung von Muskelkontraktionen und stabilen Membranen.

Enteritis: Dünndarmentzündung

Enterokolitis: Dickdarmentzündung

Enzyme: Proteine, die als „Biokatalysatoren" biochemische Reaktionen im Körper in Gang setzen und beschleunigen

Essenziell: unentbehrlich, lebensnotwendig. Essenzielle Stoffe sind solche, die der Körper braucht, aber nicht selbst bilden kann. Sie werden mit der Nahrung zugeführt.

Flush: Hautrötung mit Hitzegefühl

Gastritis: Magenschleimhautentzündung

Cingivitis: Zahnfleischentzündung

Glycerin: alkoholischer Bestandteil sämtlicher natürlicher Fette und Öle

Glykogen: „tierische Stärke", aus Glucosemolekülen aufgebautes Kohlenhydrat, das vorwiegend in Leber und Muskeln gespeichert wird

Hämoglobin (Hb): roter Blutfarbstoff

Harnsäurespiegel: Konzentration von Harnsäure im Blut. Die Harnsäure ist das Endprodukt des Purinstoffwechsels.

HDL: Abk. für High Density Lipoproteins; hoch verdichtete Lipoproteine, sogenanntes „gutes" Cholesterin
Heparin: körpereigene blutgerinnungshemmende Substanz
Hepatitis: Leberentzündung
Herzinsuffizienz: Herz(muskel)schwäche, Unvermögen des Herzens, sich mit ausreichend Blut und damit Sauerstoff zu versorgen
Herzkrankheit, koronare: arteriosklerotische Veränderungen der Herzkranzgefäße (Verkalkung, Verfettung), was zu einem erhöhten Herzinfarktrisiko führt
Histamin: entsteht aus der Aminosäure Histidin, wird bei allergischen Reaktionen freigesetzt
Holistisch: den Menschen in seiner Gesamtheit betrachtend
Hydrophil: „wasserliebend", verbindet sich leicht mit Wasser
Hyperaktivität: besonders bei Kindern Störung des biochemischen Hirnstoffwechsel im Zusammenhang mit gestörtem Mineralstoffhaushalt. Das sogenannte „hyperkinetische Syndrom" äußert sich in Konzentrationsschwäche, nervöser „Zappeligkeit", Ticks und Aggressivität.
Hyperglykämie: erhöhter Glucosegehalt im Blut, z.B. bei Diabetes mellitus
Hypertonie: hoher Blutdruck
Hypoglykämie: zu geringer Blutzuckergehalt aufgrund einer Überproduktion des Hormons Insulin
Hypophyse: Hirnanhangsdrüse, reguliert die Hormondrüsen des Körpers
Hypotonie: niedriger Blutdruck

Immunsystem: Wehrt körperfremde schädigende Stoffe wie Bakterien und Viren ab und besteht aus speziellen Organen, Zellen und biologisch aktiven Komponenten. Feindliche Eindringlinge werden von Erkundungszellen, sogenannten Fresszellen (Makrophagen), entdeckt und aufgefressen (phagozytiert). Gleichzeitig produziert die Thymusdrüse spezielle Killerzellen, die ebenfalls den Kampf gegen die Krankheitserreger aufnehmen. Sind diese einmal unschädlich gemacht, können Erkrankungen nicht ausbrechen bzw. schneller heilen.

Indikation: Heilanzeige oder Grund für die Anwendung einer bestimmten Therapie

Infektion: Entzündung aufgrund von Krankheitserregern wie Viren, Bakterien oder Pilzen, die von außen in den Körper eindringen

Insulin: in der Bauchspeicheldrüse produziertes Hormon zur Senkung des Blutzuckerspiegels

Intrazellulär: innerhalb der Zelle befindlich

Karzinogen: krebserregend

Kashin-Beck-Erkrankung: degenerative Gelenkerkrankung, die in selenarmen Gebieten auftritt

Katabolismus: Gesamtheit aller chemischen und physikalischen Prozesse beim Stoffabbau des Stoffwechsels

Katalysator: Stoff, der eine chemische oder biologische Reaktion in Gang setzt, beschleunigt oder verlangsamt. Im Körper stellen Enzyme sogenannte Biokatalysatoren dar. Häufig bewirken sie, dass zwei Reaktionspartner zueinander gelangen und sich miteinander verbinden.

Katarakt: Trübung der Augenlinse (Grauer Star)

Koenzyme: Substanzen, die an Enzymreaktionen beteiligt sind oder diese auslösen, wie z.B. viele Vitamine und Spurenelemente

Kollagen: Gerüsteiweiß; stark quellender Eiweißkörper im Bindegewebe, in Knochen, Knorpel, Sehnen und Bändern

Kontraindikation: Gegenanzeige; Grund für die Nichtanwendung einer medizinischen Behandlung

Laxanzien: Abführmittel

LDL: Abk. für Low Density Lipoproteins; Lipoproteine von geringer Dichte, das sogenannten „schlechte" Cholesterin

Lecithine: Bestandteile der Zellmembranen

Lipide: Sammelbezeichnung für unterschiedliche Arten von Fetten, i.a. wasserunlöslich

Lipophil: „fettliebend", verbindet sich leicht mit Fett
Lipoproteine: sind für den Transport von Lipiden im Blut verantwortlich
Lutein: Carotinoid, das besonders die Augen vor den Angriffen der freien Radikale und UV-Strahlen schützen
Lycopin: Carotinoid, das zwar nicht in Vitamin A umgewandelt werden kann, aber eine sehr starke antioxidative Wirkkraft hat. Es ist u.a. in Tomaten enthalten und hemmt das Wachstum von Krebszellen.

Maligne: bösartig, bezogen vor allem auf Tumoren
Mannitol: nicht resorbierbarer Zuckeralkohol (z.B. in Algen, Pilzen, Oliven), wird als Süßungsmittel verwendet
Methylparaben: Konservierungsmittel
Morbus Crohn: Entzündung des Magen-Darm-Traktes unbekannter Ursache
Multiple Sklerose (MS): entzündliche Erkrankung des Zentralen Nervensystems

Neuralgie: Schmerzsyndrom, das durch einen gereizten Nerv hervorgerufen wird
Neurotransmitter: Botenstoffe des Nervensystems, die an den Synapsen, d.h. den Umschaltstellen von Nervenzelle zu Nervenzelle, die Erregung weiterleiten, z.B. Adrenalin, Serotonin, Dopamin
Nitrosamine: in vielen Nahrungsmitteln in geringen Mengen enthaltene Stickstoffverbindungen, die in hoher Konzentration krebserregend sein können
Obstipation: Stuhlverstopfung
Osmose (osmotisch): Austausch von Lösungen durch halbdurchlässige Scheidewände
Osteoarthritis: Knochen-, Gelenkentzündung; Verschleißerscheinung, bei der Knorpel, die den Knochen schützend umgeben, abgenutzt werden
Osteoporose: Knochenabbau, vor allem bei Frauen nach der Menopause aufgrund verminderter Östrogenproduktion

Pankreas: Bauchspeicheldrüse
Pankreatitis: Entzündung der Bauchspeicheldrüse
Parkinsonsche Krankheit: „Schüttellähmung"
Parodontitis: Entzündungen des Zahnhalteapparates
PMS (Prämenstruelles Syndrom): Beschwerden, die vor der Menstruation auftauchen, v.a. Spannungsgefühlen, Kopf-, Bauch- oder Rückenschmerzen, Stimmungsschwankungen und Migräne
Provitamin: Vorstufe eines Vitamins, das bis zu seinem Gebrauch in Körperzellen einlagert und anschließend umgewandelt wird
Pruritus: Hautjucken
Psoriasis: Schuppenflechte

Radikalfänger: Antioxidanzien, engl. „Scavenger"; Substanzen, die freie Sauerstoffradikale neutralisieren
Resorption: Aufnahme von Nährstoffen durch die Membran des Verdauungstrakts (Mund- oder Darmschleimhaut) ins Blut- oder Lymphsystem

Scavenger: Radikalfänger
Seborrhoe: Übermäßige Absonderung der Talgdrüsen, sogenannter Schmerfluss
Serotonin: Gewebshormon und Neurotransmitter, Vorstufe von Melatonin; spielt eine Rolle im Mechanismus von Hunger und Sättigung, bei Schmerz- und Gefühlsempfindungen sowie bei Lernen und Gedächtnis
Steroide: Hierzu gehören u.a. die Sterine (z.B. Cholesterin) und die Nebennierenrinden- und Sexualhormone
Synergie/synergistisch: Potenzierte Wirkung durch das Zusammenspiel von zwei oder mehreren sich ergänzenden Substanzen

Tremor: Muskelzittern
Toxizität: Giftigkeit, Giftwirkung, bezogen auf die Dosis einer chemischen Substanz

Vegetarismus: pflanzliche Ernährungsweise, bei der tierische Produkte gemieden werden. Man unterscheidet zwischen drei Formen:

- streng vegetarisch oder vegan: Sämtliche tierischen Produkte werden gemieden;
- lakto-vegetarisch: Milch und Milchprodukte werden auch verzehrt;
- ovo-lakto-vegetarisch: Zusätzlich zu Milch und Milchprodukten werden auch Eier gegessen.

Vitaminbedarf: Menge an Vitaminen, die der Körper täglich braucht, um seine Funktionen aufrechtzuerhalten

Vitaminstatus: aktuelle Menge an im Körper vorhandenen Vitaminen

Zivilisationskrankheiten: Krankheiten, die Folgeerscheinungen heutiger westlicher Lebensweise sind. Als Zivilisationskrankheit Nr. 1 gelten die koronaren Herzkrankheiten aufgrund von ungesunder Ernährung, Nikotin- und Alkoholkonsum.

Literatur

Bates, C.H.. Vitamin A. Lancet 345 (1995)

Biesalski, H.K. et al. (Hr.) : Vitamine. Stuttgart 1997

Burgerstein, Lothar: Burgersteins Handbuch Nährstoffe. Vorbeugen und heilen durch ausgewogene Ernährung. Heidelberg [9]2000

Fraser, D.R.: Vitamin D. Lancet 345 (1995)

Johnson, I.T. et al.: Anticarcinogenic factors in plant foods: a new class of nutrients ? Nutr. Res. Rev. 7 (1994)

Jones, Kenneth: Cat's Claw. Healing Vine of Peru. Seattle, Washington 1995

London, R.S.: Efficacy of alpha-tocopherol in the treatment of the premenstrual syndrome. J. Reprod. Med. 32 (1987)

Machlin, L.J. (Hr.): Handbook of Vitamins. New York [2]1991

Meydani, M.: Vitamin E. Lancet 345 (1995)

Mindell, Earl: Die Vitaminbibel für das 21. Jahrhundert. München 1999

Mindell, Earl: Die Nährstoffbibel. München 1999

Pflugbeil, Karl: Vital Plus. Das große Programm der Orthomolekularen Medizin. München [6]1990, S. 25

Münzing-Ruef, Ingeborg: Kursbuch gesunde Ernährung. Die Küche als Apotheke der Natur. München 1995

National Research Council (Hg.): Recommended Dietary Allowances (RDA), Adequate Intakes (AI). Washington [10]1989/1998

Pauling, Linus: Linus Paulings Vitaminprogramm. München 1986

Referenzwerte für die Nährstoffzufuhr. (Hg.): Deutsche Gesellschaft für Ernährung, Österreichische Gesellschaft für Ernährung, Schweizerische Gesellschaft für Ernährungsforschung, Schweizerische Vereinigung für Ernährung. Frankfurt am Main 2000

Rosenberg, H.: The Doctor's Book of Vitamin Therapy. Putnams 1974

Schauenberg, P., Paris, F.: Bestimmungsbuch Heilpflanzen. München 1978

Schimmel, Helmut: Bewährte Therapierichtlinien bei chronischen Erkrankungen, Bd. 1–4. Gießen 1985
Schimmel, Klaus-Christof (Hr.): Lehrbuch der Naturheilverfahren, Band II. Stuttgart 1986
Scholz, Heinz: Mineralstoffe und Spurenelemente. Stuttgart 1996
Shearer, M.J.: Vitamin K. Lancet 345 (1995)
Simons, Anne, Rucker, Alexander: Gesund länger leben durch OPC. München [4]2000
Simons, Anne: Maya-Medizin. Wie wir die Heilkraft des Regenwaldes hier und heute nutzen können. München 2000
Simons Anne, Diedrich, Carl-Michael: Das Teebaumöl-Praxisbuch. Bern, München, Wien [15]1999
Schünke, G., Kuhlmann, D., Lau, W.: Orthomolekulare Medizin. Vitamine, Mineralstoffe, Spurenelemente. Stuttgart 1997
Taylor, Leslie: Herbal Secrets of the Rainforest. The Healing Power of Over 50 Medicinal Plants You Should Know About. Rocklin CA 1998
Wenzel, Petra: Der Mensch und seine Darmflora. Therapeutikon 7 (11) Nov. 1993
Willard, Terry: Reishi Mushroom: Herb of Spiritual Potency and Medical Wonder. Issaquah, Washington 1990
Wrba, Heinrich, Pecher, Otto: Wirkstoffe der Zukunft. Mit der Enzymtherapie das Immunsystem stärken. Wien 1993

Register

Natur-Vitalstoff OPC: der Schlüssel zu Gesundheit, Schönheit und Leistungsfähigkeit in jedem Lebensalter

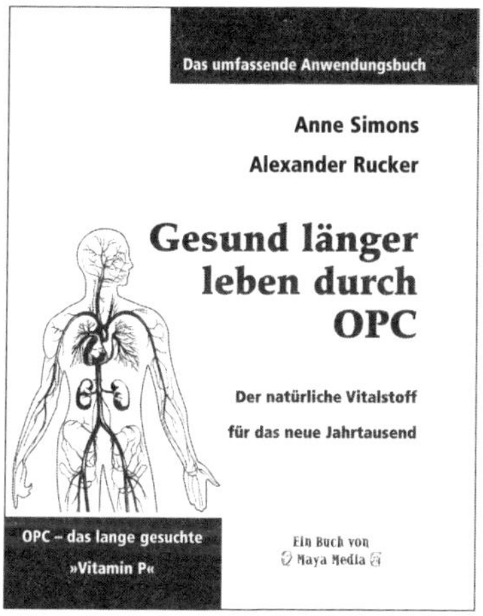

Anne Simons/
Alexander Rucker:
Gesund länger leben durch OPC
Sachbuch

180 Seiten
Hardcover
Innenteil zweifarbig

4. Auflage 2000 (OA 1999)
DM 39,90 / öS 297,– / sFr 36,50

ISBN 3-9806746-3-0

Das umfassende Buch zur Entdeckung und Anwendung des lange gesuchten »Vitamin P«. Mit zahlreichen Anwendungs- und Fallbeispielen erläutern die Autoren das erstaunliche Wirkungsspektrum von OPC:

- **Kraft seiner einzigartigen Kollagenwirkung verbessert OPC binnen kurzem eindrucksvoll den Gefäßzustand (z.B. bei Venenschwäche).**
- **Als stärkstes bisher bekanntes Antioxidans kann OPC Herz-, Kreislauf- und Gefäßproblemen, Allergien, Immunschwäche und Krebs vorbeugen.**
- **Durch OPC kann die Sehkraft bis ins hohe Alter erhalten und in vielen Fällen (z.B. bei Grauem Star) deutlich verbessert werden.**
- **Als neuer Vitalstoff in der Schönheitspflege lässt OPC Falten verschwinden und sorgt für ein jugendliches Aussehen.**

Das Heilwissen der Maya – natürliche Medizin gegen Herz- und Kreislaufkrankheiten, Krebs und andere Leiden

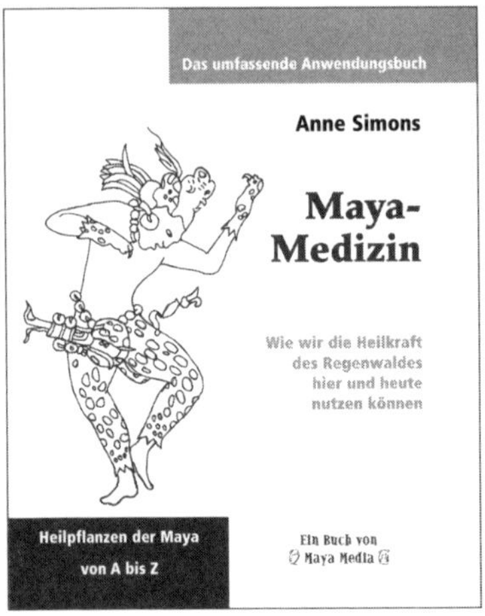

Anne Simons:
Maya-Medizin
Sachbuch

168 Seiten
Hardcover

Originalausgabe 2000
DM 29,90 / öS 222,– / sFr 26,50

ISBN 3-9806746-4-9

Seit Jahrhunderten verwenden die Maya Pflanzen des Regenwaldes, um sich gesund zu erhalten, zu regenerieren und zu heilen. Viele tropische Früchte und Kräuter sind mittlerweile auch bei uns verbreitet. Doch nur wenigen Europäern ist bewusst, dass die exotischen Speisen auch eine wissenschaftlich erwiesene Heilkraft besitzen. Oder wussten Sie schon, dass

- **Amaranth Erschöpfungszustände beseitigen kann?**
- **viele Regenwald-Pflanzen Impotenz und Unfruchtbarkeit besiegen, andere dagegen Verhütungsmittel sind?**
- **Bananen auch zur Behandlung von Zöliakie, PMS und zur Herzstärkung geeignet sind?**
- **man mit Kokosnussfleisch Dickdarmentzündungen und Magengeschwüre heilen kann?**